T0074114

Rabih Chaoui, Kai-Sven Heling

3D-Sonographie in der pränatalen Diagnostik

Rabih Chaoui, Kai-Sven Heling

3D-Sonographie in der pränatalen Diagnostik

—

Ein praktischer Leitfaden

2., erweiterte und aktualisierte Auflage

DE GRUYTER

Prof. Dr. med. Rabih Chaoui
PD Dr. med. Kai-Sven Heling
Praxis für Pränataldiagnostik
Friedrichstr. 147
10117 Berlin

ISBN 978-3-11-125144-8
e-ISBN (PDF) 978-3-11-125204-9
e-ISBN (EPUB) 978-3-11-125198-1

Library of Congress Control Number: 2023951906

Bibliografische Information der Deutschen Nationalbibliothek
Die Deutsche Nationalbibliothek verzeichnet diese Publikation in der Deutschen Nationalbibliografie;
detaillierte bibliografische Daten sind im Internet über http://dnb.d-nb.de abrufbar.

© 2024 Walter de Gruyter GmbH, Berlin/Boston
Einbandabbildung: Rabih Chaoui
Satz/Datenkonvertierung: L42 AG, Berlin
Druck und Bindung: CPI Books GmbH, Leck

www.degruyter.com

Für Kathleen, Amin und Ella Chaoui
Für Rajae, Anais, Reem und Anna Heling

Mit großer Freude stellen wir hiermit die zweite Auflage von „3D-Ultraschall in der Pränatalen Diagnostik, ein praktischer Leitfaden" vor. Wir möchten uns an dieser Stelle bei den Leserinnen und Lesern der deutschen und englischen Ausgabe bedanken, die uns über den praktischen Aspekt des Buches berichtet haben und wie wertvoll das Buch in deren klinischen Praxis war. Wir möchten uns auch bei unseren Kollegen in China bedanken, die unser Buch ins Mandarin übersetzt haben, damit es auch chinesischen Ärzten zugänglich ist. Dieses positive Feedback und unsere Leidenschaft hat uns dazu inspiriert und motiviert, diese zweite Auflage des Buches zu erstellen und den Inhalt auf der Grundlage unseres Wissens der letzten 8 Jahre zu erweitern und auf dem Erfolg der ersten Auflage aufzubauen.

Die erste dreidimensionale (3D) Ultraschall-Darstellung eines fetalen Gesichts wurde 1989 durchgeführt, ein Moment, der als Geburtsstunde der 3D-Sonographie gilt. Um das Jahr 2000, mit der Einführung schneller Prozessoren, begann die breite Anwendung der 3D-Sonographie. Heute bieten alle auf dem Markt vorhandenen High-End-Ultraschallgeräte die 3D/4D-Funktion als Option und mit speziellen 3D-Schallköpfen an.

Obwohl die meisten 3D-Anwendungen von einem Ultraschallhersteller zum anderen sich ähneln, berichtet dieses Buch über unsere Erfahrungen, die wir ausschließlich mit den beiden Ultraschallsystemen Voluson E10 und Expert 22 von General Electric HealthCare gemacht haben. Diese lassen sich auch auf alle neueren Systeme der Voluson-Serie übertragen.

Wir haben das Buch wie in der vorherigen Ausgabe in drei Hauptabschnitte unterteilt: Der erste Abschnitt beschreibt, wie man ein Volumen aufnimmt und darin navigiert, der zweite Abschnitt beschreibt verschiedene Modi der Volumendarstellung, während der dritte Abschnitt sich auf organspezifische Anwendungen der 3D-Modi konzentriert, wie z. B. Gehirn, Herz, Knochen, erstes Trimenon. Mit insgesamt 20 Kapiteln fasst das Buch das wichtigste zusammen, was man über den praktischen Einsatz von 3D in der pränatalen Diagnostik wissen sollte.

In dieser neuen Ausgabe haben wir mehr als 470 neue Abbildungen aufgenommen, um verschiedene Aspekte des 3D-Ultraschalls zu veranschaulichen, von der Erläuterung der verschiedenen Render-Modi bis hin zur Illustration der klinischen Anwendungen dieser Methoden. Es war schwierig auszuwählen, welche Bilder es am Ende in das Buch schaffen würden, aber wir wollten das Spektrum breit halten und die Anzahl auf 20–30 Bilder pro Kapitel begrenzen. Der Text wurde entsprechend angepasst und die seit der ersten Auflage gesammelten Erfahrungen der Autoren eingebaut.

Wir sind mehreren Personen für ihren bedeutenden Beitrag in unserer 3D-Ultraschallreise zu Dank verpflichtet. In erster Linie unserem Freund Dr. Bernard Benoit (Monaco), einem Giganten auf dem Gebiet der Ultraschall-Darstellung, der für uns eine große Quelle der Inspiration war und ist. Viele der 3D-Ultraschallprogramme hätten ohne seine enorme technische und künstlerische Erfahrung nicht entwickelt werden können. Wir möchten uns auch bei den Ingenieur- und Management-Teams von Gene-

https://doi.org/10.1515/9783111251981-201

ral Electric-HealthCare im Voluson Valley in Zipf/Österreich für die enge Zusammen-arbeit und die unermüdliche Unterstützung im Laufe der Jahre bedanken, insbesonde-re während der Covid-Pandemie. Wir danken unseren Patienten, die zu allen Bildern in diesem Buch beigetragen haben und die uns weiterhin motivieren, die Grenzen die-ser Technologie auszuloten. Dieses Buch wäre nicht möglich gewesen ohne das profes-sionelle Team des De Gruyter Verlags, insbesondere Dr. Bettina Noto, Jessika Kischke, Andreas Brandmair und Dr. Jo Nagel (L42 AG) die uns unermüdlich und mit großem Engagement unterstützt haben.

Wir hoffen, dass dieses Buch Sie dazu motiviert, die großartigen Möglichkeiten der Darstellung im 3D-Ultraschall auszuprobieren und Ihre künstlerische Ader bei der me-dizinischen Diagnose in der fetalen Medizin zu entdecken.

Berlin, Friedrichstrasse   Rabih Chaoui
November 2023   Kai-Sven Heling

Technische Ultraschallbegriffe

Alle 3D-Untersuchungen und Erfahrungen in diesem Buch basieren auf die Verwendung von Voluson-Ultraschallgeräten, die von der Firma General Electric, GE Health-Care, hergestellt werden. Die Bilder in diesem Buch wurden mit Voluson e10 und Expert 22 Geräten erstellt und die meisten Programme, die in diesem Buch vorgestellt werden, wie VCI®, TUI®, Magicut®, Glass-Body-Modus®, Silhouette®, HD-Live®, Omniview®, Sono-AVC®, VOCAL® und andere sind geschützte Namen. Um das Lesen zu erleichtern, haben wir entschieden das ®-Zeichen im gesamten Buch wegzulassen.

Einige Abkürzungen sind unten aufgeführt:

3D	Dreidimensionaler Ultraschall
4D	Vierdimensionaler Ultraschall
HD	High-Definition
Sono-AVC®	Sonographic Automatic Volume Calculation
Sono-VCAD®	Sonographic Volume Computer Aided Diagnosis
SRI®	Speckle Reduction Imaging
TUI®	Tomographic Ultrasound Imaging
V-SRI®	Volume-Speckle Reduction Imaging
VCI®	Volume Contrast Imaging
VOCAL®	Virtual Organ Computer-aided AnaLysis (VOCAL)

https://doi.org/10.1515/9783111251981-202

Inhalt

Teil I: **Grundlagen der 3D-Sonographie**

1 Grundlagen der Aufnahme von 3D- und 4D-Volumina

1.1 Einleitung

Der Wechsel von der reinen Untersuchung mittels 2D-Ultraschall zur Integration von 3D-Ultraschall in die tägliche Praxis ist mehr als nur der Wechsel des Schallkopfs oder die Aktivierung der 3D-Taste, es ist eine völlig andere Herangehensweise an die Untersuchung. Viele, auch erfahrene Untersucher führen zwar eine Untersuchung mental in 3D durch, generieren entsprechende 2D-Schnittbilder aus den verschiedenen Ultraschall-Perspektiven, und haben dennoch Bedenken den 3D-Ultraschall in ihre tägliche Arbeit zu integrieren. Oft sträuben sie sich dagegen, weil sie meinen, 3D sei eine Spielerei, es ist zeitaufwendig oder zu schwierig zu erlernen. Dieses Buch soll dazu beitragen, diese Einstellung zu ändern und 3D in die tägliche Arbeit zu integrieren. Die Anwendung von 3D sollte als eine Software verstanden werden, die mit ihren vielen Werkzeugen zu erlernen ist. Das praktische Erlernen des Umgangs mit dieser Software ist das Thema dieses Buches.

Die derzeitige 3D-Ultraschalltechnologie basiert auf moderne mechanischen oder elektronischen Schallköpfen, die ein Volumen (3D) oder eine Folge von Einzelvolumina (4D) aufnehmen können. Die in einem 3D-Volumen aufgenommenen Bildinformationen können dann auf verschiedene Weise auf dem Bildschirm dargestellt werden: entweder als ein einzelnes Bild oder mehrere 2D-Schnittbilder (siehe Kap. 2, 4, 5 und 6) oder als ein räumliches 3D-Volumenbild, mit Projektion der äußeren und/oder inneren anatomischen Details (siehe Kap. 3, 7–12).

Drei Schritte sind für die Bearbeitung eines 3D-Volumens von Bedeutung. Diese sind:
1. Volumenaufnahme,
2. Volumendarstellung, und
3. Volumenbearbeitung

Die „Qualität" eines Volumens, das die wichtigen Informationen enthält oder ein ideales 3D-Bild liefert, hängt nicht immer von der Fähigkeit der Nachbearbeitung, sondern manchmal auch von der Voreinstellung des 2D-Bildes vor Volumenaufnahme ab. In diesem Kapitel werden einige Aspekte der Bildoptimierung sowie einige Grundlagen der Volumenaufnahme erläutert.

1.2 Vorbereitung der Volumenaufnahme

Bei der Vorbereitung einer 3D-Volumen-Akquisition sollten fünf Schritte berücksichtigt werden. Diese Schritte sind:

https://doi.org/10.1515/9783111251981-001

1. Wahl der Bildmodalität (2D, Farbdoppler) und Optimierung des Bildes vor der Volumenaufnahme
2. Wahl der besten Referenz- oder Ausgangsebene unter der Vorstellung des zu erwarteten Ergebnisses
3. Wahl der Größe und Form der Volumenbox (Höhe und Breite der Box)
4. Aufnahmewinkel (Boxentiefe)
5. Volumenqualität (Auflösung)

1.2.1 Optimierung des 2D-Bildes vor Volumenaufnahme

Ein 3D-Volumen ist eine Sammlung benachbarter 2D-Bilder, und die Detailauflösung des gesamten Volumens verbessert sich mit der Auflösung jedes einzelnen Bildes. Daher ist vor der Aufnahme eines 3D-, 4D- oder STIC-Volumens eine Optimierung der 2D-Bilder wichtig, um am Ende gute Ergebnisse zu erzielen. Der Begriff „Referenzebene" oder „Aufnahmeebene" bezieht sich dann auf die 2D-Ausgangebene für eine 3D-Aufnahme. Zur Optimierung des Bildes gehört neben der Wahl der Liniendichte und der Bildfrequenz auch die korrekte Positionierung der „Region of Interest" in der Volumenbox. In diesem Fall sind sowohl die Wahl der Winkelbreite der Box als auch die Winkeltiefe (Aufnahmewinkel) von Bedeutung. Wird das Volumen in Kombination mit Farbdoppler aufgenommen, sollte der Untersucher auch die Optimierung der Farbdoppler-Einstellung, wie Geschwindigkeitsbereich, Persistenz und Bildrate berücksichtigen. Die Abb. 1.1 bis 1.3 sind Beispiele für die Bildoptimierung vor der Volumenaufnahme.

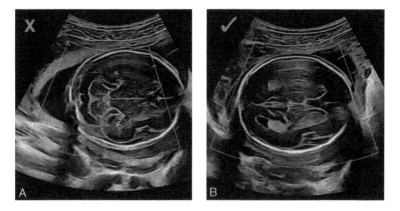

Abb. 1.1: Vor der Aufnahme eines 3D-Volumens muss das B-Bild optimiert und zentriert werden, um alle Informationen zu erfassen. (A): Die Box deckt nur einen Teil des Kopfes ab, und nach einer Volumenaufnahme fehlen Teile des Kopfes und des Gehirns im 3D-Volumen. (B): In diesem Bild ist der Kopf besser zentriert und enthält alle Informationen, so dass es für die 3D-Akquisition optimiert ist.

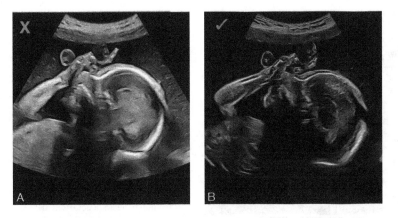

Abb. 1.2: (A): Das Bild ist nicht optimiert und erscheint zu „hell" mit geringem Kontrast für eine 3D-Akquisition im Oberflächenmodus. (B): Nach der Bildoptimierung erscheint das Fruchtwasser schwarz und transparent, und die Oberflächenkonturen sind gut definiert.

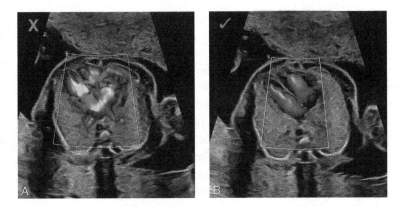

Abb. 1.3: (A): Die Farbdoppler-Einstellungen im linken Bild sind für die STIC-Akquisition nicht optimal, da eine hohe Farbverstärkung zusammen mit einem niedrigen Geschwindigkeitsbereich gewählt wurde. Das rechte Bild (B) zeigt das optimierte Bild vor der STIC-Akquisition.

1.2.2 Wahl der bestmöglichen Referenzebene bei Volumenaufnahme

Beim 3D-Ultraschall wird die beste Bildqualität innerhalb eines Volumens in der Referenzebene und in den Ebenen, die parallel zu dieser Ebene aufgenommen wurden, gefunden. Rekonstruierte orthogonale oder schräge Ebenen zur Referenzebene weisen eine geringere Bildqualität auf. Es ist wichtig, dass der Anwender das Endergebnis vor Augen hat, bevor er die Volumenaufnahme vorbereitet und durchführt. In manchen Fällen hilft es, die Aufnahme dann von einer anderen Perspektive durchzuführen.

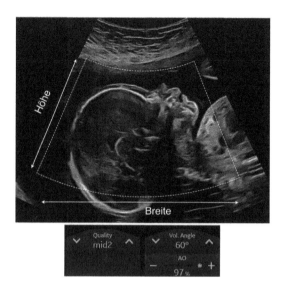

Abb. 1.4: Die Volumenbox hat drei Dimensionen: Höhe, Breite und Tiefe. Die Höhe und Breite des Volumens, wie hier gezeigt, werden durch die Wahl der Größe der Akquisitionsbox bestimmt. Die Tiefe der Volumenbox wird durch die Wahl des Aufnahmewinkels am Ultraschallgerät bestimmt.

1.2.3 Die Aufnahmebox oder Volumenbox

Die Volumenaufnahmebox oder Volumenbox beinhaltet im 2D-Bild bereits zwei Parameter des 3D-Volumens, nämlich die Höhe und die Breite (Abb. 1.4), die jeweils der x- und y-Achse entsprechen (Abb. 1.5). Es wird empfohlen, dass der Untersucher die Größe der Box so anpasst, dass alle interessierenden anatomischen Strukturen in der Box erfasst werden. Bei einer 4D-Aufnahme werden die Grenzen der Box nahe an der anatomisch interessierenden Region gewählt und können demnach direkt während der 4D-Darstellung korrigiert werden. Bei einer statischen 3D-Aufnahme ist es dagegen empfehlenswert, eine möglichst große Box zu wählen, um zu vermeiden, dass einige an die anatomische Region angrenzenden Strukturen nicht im Volumen eingeschlossen werden.

1.2.4 Aufnahmewinkel

Der Aufnahmewinkel bestimmt die Tiefe des endgültigen Volumens und entspricht dem Umfang des Schwenks innerhalb des Schallkopfs während der Volumenakquisition (Abb. 1.5). Der Aufnahmewinkel wird vom Untersucher vor der 3D-Volumenaufnahme durch Auswahl der Größe der Volumenbox ausgewählt. Es gibt keinen Goldstandard für den „besten" Aufnahmewinkel, aber die Wahl hängt hauptsächlich von der Anatomie des Zielorgans und der Art der Aufnahme ab. Bei dem gewählten Winkel handelt es sich um den gesamten Winkel des Volumens, und während der Aufnahme liegt die Hälfte des Winkels hinter und die andere Hälfte vor der Aufnahmeebene (Abb. 1.5). Die Größe und Form der Box variieren je nach untersuchtem Organ. Abb. 1.6

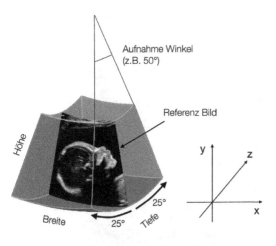

Abb. 1.5: Die Größe einer Volumenbox setzt sich aus Höhe, Breite und Tiefe zusammen. Der Aufnahmewinkels ist der Gesamtwinkel des Volumens, der sich bei der Akquisition zur Hälfte aus dem Winkel vor und zur Hälfte aus dem Winkel hinter der „Referenzebene" zusammensetzt. Die „Referenzebene" ist das Bild, das der Untersucher auf dem Bildschirm sieht, wenn er eine 3D-Volumenaufnahme aktiviert.

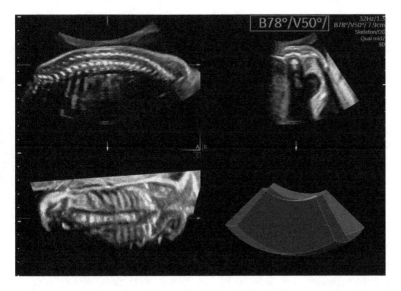

Abb. 1.6: Die Form der Volumenbox wird häufig durch die Form des untersuchten Organs bestimmt. Im Falle der Wirbelsäule und der Rippen ist der Kasten groß und hat eine eher geringe Tiefe. Die Größe der Volumenbox wird auf dem Bildschirm in Grad angezeigt, wobei B für die Breite 78° und V für die Volumentiefe 50° steht.

und 1.7 zeigen verschiedene Arten von Aufnahmeboxen. Bei der Volumenbox der fetalen Wirbelsäule beispielsweise ist die Box lang und der Aufnahmewinkel schmal (Abb. 1.6), während beim Herzen Breite und Tiefe fast gleich sind (Abb. 1.7).

Bei einer Echtzeit-4D-Untersuchung wirken sich die Größe der Volumenbox und der Aufnahmewinkel direkt auf die Volumenrate aus. Je größer die Box oder der Winkel ist, desto geringer ist die Volumenrate und langsamer die Darstellung. Bei 4D-Auf-

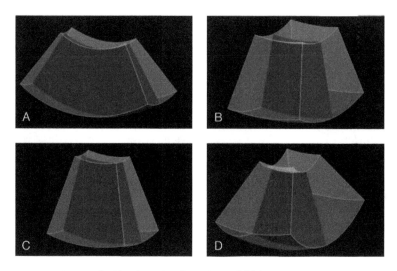

Abb. 1.7: Die Form der 3D-Volumenbox hängt hauptsächlich von der zu untersuchenden Region ab. (A): typische Volumenbox einer Wirbelsäule in der Längsschnittdarstellung. (B): Beispiel einer 3D-Box für ein fetales Gesicht. Die Box in (C) hat eine geringe Volumentiefe für eine STIC-Aufnahme; die große Box in (D) ist für die Aufnahme eines großen Körperteils wie des Kopfes oder des Abdomens mit Thorax oder des gesamten Feten in der Frühschwangerschaft gedacht.

nahmen wird daher empfohlen, sowohl die Volumenbreite als auch den Winkel so klein wie möglich und nötig zu halten, damit gleichmäßige und kontinuierliche Bewegungen zu verzeichnen sind.

1.2.5 Qualität der Volumenaufnahme

Die Detailauflösung innerhalb eines 3D-Volumens wird vom Anwender durch die Wahl der Qualität der Volumenaufnahme bestimmt. Dies wird indirekt durch die Dauer der Volumenaufnahme umgesetzt. Der Untersucher sollte beachten, dass innerhalb einer Volumenbox bei gleichem Aufnahmewinkel ein langsamerer Schwenk zur Aufnahme von mehr Bildern führt und eine bessere Auflösung liefert, während ein schnellerer Schwenk weniger Bilder aufnimmt, was ein Bild mit geringerer Auflösung zur Folge hat (Abb. 1.8). Da mehr Bilder in einer Volumenbox für die 3D-Berechnung bei langsamem Schwenk zur Verfügung stehen, führt dies zu qualitativ hochwertigeren Bildern der rekonstruierten B- und C-Ebenen in der multiplanaren Ansicht. Vergleichen Sie die oberen und unteren Bilder in Abb. 1.9. Es sollte auch bedacht werden, dass das beste Bild nicht immer durch die Wahl der maximalen Auflösung erreicht wird. Der Anwender sollte seine eigenen, bevorzugten Voreinstellungen finden. Ein schönes 3D-Gesicht eines Feten in der Mitte der Schwangerschaft wirkt besser, wenn die Hautoberfläche glatt ist, so dass eine etwas niedrigere Auflösung gewählt werden kann (Abb. 1.10). Für

Qualität Max
(Akquisitionszeit langsam)

Qualität niedrig
(Akquisitionszeit schnell)

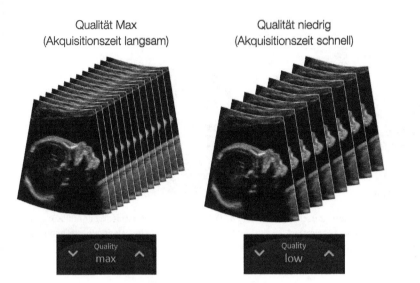

Abb. 1.8: Bei gleichem Volumenwinkel erfordert die Wahl der Auflösung „hohe Qualität" (hoch 1, hoch 2 oder max.) eine etwas längere Aufnahmezeit und führt zur Aufnahme vieler Bilder. Das Ergebnis ist dann ein Volumendatensatz mit hoher Auflösung. Eine Akquisition mit niedriger bis mittlerer Auflösung ist schnell und führt zur Aufnahme von weniger Bildern im Volumendatensatz und damit zu einer geringeren Volumenqualität.

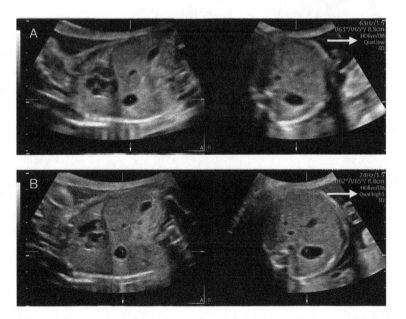

Abb. 1.9: 3D-Volumenaufnahme desselben Feten in niedriger Qualität (A) und hoher Qualität (B) mit erkennbaren unterschiedlichen Details in den beiden Volumina, wie z. B. bei Lebertextur und Magenrand.

Qualität: Niedrig   Qualität: Mittel   Qualität: Maximum

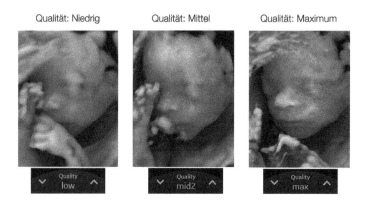

Abb. 1.10: Dasselbe fetale Gesicht nach einer statischen 3D-Akquisition in unterschiedlicher Auflösung in „niedriger", „mittlerer 2" und „maximaler" Qualität. Das Bild in der Mitte erscheint zufriedenstellend und zeigt, dass das beste Ergebnis nicht immer durch die Wahl der höchsten Auflösung erzielt wird.

Qualität: Niedrig   Qualität: Mittel   Qualität: Maximum

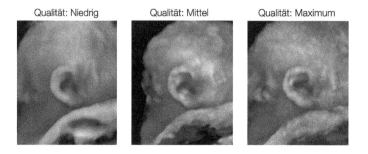

Abb. 1.11: Ohr eines Feten mit 31 SSW mit einer statischen 3D-Akquisition in verschiedenen Auflösungen bei den Qualitätsstufen „niedrig", „mittel 2" und „maximal". Das linke Bild ist für die Beurteilung der allgemeinen Form des Ohrs akzeptabel, das Bild in der Mitte erscheint zufriedenstellend und zeigt auch, dass die höchste Auflösung rechts nicht immer für das klinisch beste Ergebnis erforderlich ist. Auf dem Kopf und um das Ohr herum sind auch fetale Haare zu sehen.

die Darstellung von Fingern, Ohren oder eines Gesichts in der Frühschwangerschaft kann dagegen eine höhere Auflösung erforderlich sein (Abb. 1.11). Wir verwenden hohe und maximale Auflösung für Volumina mit multiplanarer Wiedergabe, z. B. für die tomographische Darstellung von anatomischen Details im Gehirn.

Abb. 1.10 zeigt einen Feten nach einer 3D-Aufnahme in niedriger Auflösung (links), mittlerer Auflösung (Mitte) und höchster Auflösung (rechts). Unserer Meinung nach hat das mittlere Bild eine gut ausreichende Qualität mit einer glatten Gesichtshaut, während das rechte Bild viele Details aufweist, die fast wie Artefakte erscheinen.

Bei 4D-Aufnahmen hat ferner die Aufnahmequalität einen direkten Einfluss auf die Volumenrate. Volumenraten von mehr als 5–8 Volumen/Sekunde sind wünschenswert, um fetale Bewegungen gleichmäßig und kontinuierlich darzustellen.

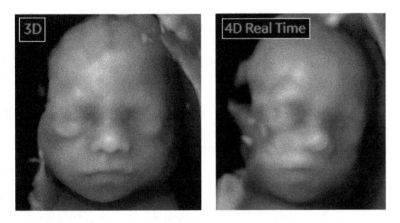

Abb. 1.12: Akquisition eines fetalen Gesichts mit statischem 3D (links, Qualität Mittel 2 und in Live-4D (rechts). Die Detailerkennung und Auflösung ist bei statischem 3D generell besser. Man vergleiche die Auflösung an den Lippen und den Nasenlöchern in beiden Bildern.

Für die statische 3D- und für die 4D-Untersuchung wird die Aufnahmequalität als niedrig, mittel, hoch und maximal bezeichnet, während sich die Aufnahmequalität bei der STIC-Aufnahme in der Dauer der Aufnahme widerspiegelt: 7,5, 10, 12,5 oder 15 Sekunden, und für e-STIC auch in niedrig, mittel, hoch und maximal. Abb. 1.12 zeigt den Unterschied bei demselben Feten nach einem statischen 3D-Bild (linkes Bild) und nach einer 4D-Untersuchung (rechtes Bild), die beide mit mittlerer Auflösung aufgenommen wurden.

1.3 Schallköpfe für die 3D/4D-Aufnahme

In den Anfängen der 3D-Technologie wurden herkömmliche Ultraschallsonden verwendet, mit denen der Untersucher manuell eine Reihe von parallelen Schichten aufnahm. Dabei schob man die Sonde einfach über den mütterlichen Bauch und nahm eine Reihe von aufeinanderfolgenden Bildern auf, die auf dem Ultraschallgerät zu einem 3D-Bild rekonstruiert wurden. Ein anderer Ansatz bestand darin, einen Positionssensor am Schallkopf anzubringen, während sich der Empfänger in einem externen Computer mit entsprechender Software befand. Das 3D-Volumen wurde aufgenommen, indem die räumliche Ausrichtung der Ebenen aufgezeichnet und das 3D-Ergebnis auf dem separaten Computer berechnet wurde. Heutzutage werden bei der Volumenaufnahme zwei Arten von Sonden verwendet, mechanische und elektronische Schallköpfe, die eine schnelle und zuverlässige 3D-Volumenaufnahme ermöglichen.

Mechanische Schallköpfe: Sie sind die am häufigsten verwendeten 3D-Sonden und bestehen aus einer einzigen Anordnung von 2D-Ultraschallkristallen (ca. 180), die auf einem im Schallkopf befindlichen mechanischen Rotationsmotor montiert sind. Die Aufzeichnung eines 3D-Volumendatensatzes wird durch Drücken der Taste „3D" oder „Freeze" am Ultraschallgerät eingeleitet. Während die Sonde über der zu untersuchenden Region stationär gehalten wird, dreht der mechanische Motor die Reihe der Kristalle in einem bestimmten räumlichen Intervall und mit einer bestimmten Geschwindigkeit. Das räumliche Intervall wird durch die Wahl des Aufnahmewinkels und die Geschwindigkeit durch die Volumenqualität bestimmt (s. o.). Bei einer 3D-Aufnahme wird ein einziger Schwenk durchgeführt, der ein einziges Bild (Volumen) ergibt, während bei einer Echtzeit-4D-Aufnahme eine Reihe einzelner Schwenks nacheinander aufgezeichnet und als ein einzelner Bewegungsablauf (Cine) dargestellt wird. Die größte Einschränkung dieses Schallkopfs ist die Zeit, die die mechanischen Teile für die Durchführung der Schwenk-Bewegung(en) benötigen. Die Aufnahme eines Volumens mit maximaler Auflösung kann mehrere Sekunden dauern, in denen sich entweder Fet oder Mutter bewegen können, was zu Bewegungsartefakten führt. Daher sind Sequenzen bei 4D-Untersuchungen in Echtzeit mit einer mechanischen Sonde langsam und erreichen Geschwindigkeiten von bis zu 4–5 Volumina pro Sekunde für ein fetales Gesicht. Einige Schallköpfe, die so genannten mechanischen Matrix-Schallköpfe, verfügen über drei oder fünf Anordnungen von Ultraschallkristallreihen auf dem Rotor, was eine bessere Auflösung ermöglicht.

Elektronische oder Matrix-Array-Schallköpfe: Es handelt sich um kompliziert hergestellte, vollelektronische Schallköpfe ohne den mechanischen Rotor im Inneren. Anstelle einer Reihe von Kristallen wird eine Fläche oder Matrix von Arrays ausgerichtet, die mehr als 8000 Kristalle enthält. Dies erklärt die viel höheren Kosten dieser Sonden und deren komplizierte elektronische Ansteuerung. Während bei einer normalen 2D-Untersuchung eine oder einige wenige benachbarte Reihen aktiviert werden, wird die 3D- oder 4D-Aufnahme durch die elektronische Aktivierung (fast) aller Kristallreihen erreicht. Das Fehlen jeglicher mechanischer Teile ermöglicht eine 4D-Untersuchung in nahezu Echtzeit und ohne erkennbaren Informationsmangel. Somit erreicht man eine Aufnahme, die zwei- bis viermal schneller ist als bei mechanischen 3D-Schallköpfen. Die Aufzeichnung eines einzelnen 3D- oder STIC-Volumens ist ebenfalls viel schneller als mit einem mechanischen Schallkopf. Kapitel 14 behandelt weitere Potenziale dieser Sonde.

1.4 Arten der Volumenaufnahme

Zurzeit stehen drei Arten der Aufnahme eines Volumendatensatzes zur Verfügung (Abb. 1.13), nämlich
1. Statische 3D-Aufnahme
2. STIC-Aufnahme, STIC ist dabei die englische Abkürzung für „räumliche und zeitliche Bildkorrelation" mit einem mechanischen oder elektronischen Schallkopf
3. Echtzeit-4D (Realtime) (oder auch live-3D oder live-4D genannt) mit einem mechanischen oder elektronischen Schallkopf

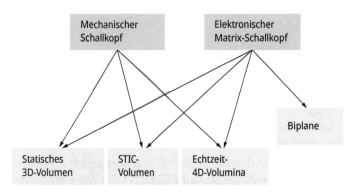

Abb. 1.13: Flussdiagramm der Möglichkeiten der Volumenaufnahme. Mit einem mechanischen oder elektronischen Schallkopf kann die Akquisition entweder mit statischem 3D-Volumen, STIC-Volumen oder 4D-Volumen durchgeführt werden. Darüber hinaus ermöglicht der elektronische Matrixsonde die Darstellung von Biplane-Bildern.

1.4.1 Statische 3D-Aufnahme

Prinzip: Das statische 3D bezieht sich auf ein einzelnes 3D-Volumen, das eine hohe Anzahl von benachbarten 2D-Ultraschallebenen enthält, ohne Information über Bewegungsabläufe (weder zeitlich noch räumlich). Derzeit ist dies die gebräuchlichste Form der Volumenaufnahme in der Geburtshilfe und Gynäkologie.

Potenzial: Diese Art der Untersuchung ist leicht zu erlernen und kann schnell durchgeführt werden, so dass der Untersucher mehrere Volumina aufnehmen und für eine spätere Analyse speichern kann. Statisches 3D wird in der Regel mit B-Bild aufgenommen, kann aber auch mit verschiedenen Farbdoppler-Voreinstellungen kombiniert werden. Das 3D-Rendering nach der Aufnahme ermöglicht verschiedene Darstellungs-Modi, die in den folgenden Kapiteln ausführlich erläutert werden.

Grenzen: Die wichtigste Einschränkung der statischen 3D-Aufnahme ist die fehlende Erfassung von Bewegungen, wie z. B. am fetalen Herzen oder von bewegungsbedingten Farbdoppler Blutflussveränderungen. Herzklappenbewegungen, Myokardkontraktilität und Strömungsereignisse können mit statischen 3D-Bildern nicht zuverlässig erfasst werden. Eine weitere Einschränkung ist das häufige Auftreten von Bewegungsartefakten während der Aufnahme, wie sie im fetalen Gesicht, an den Gliedmaßen, der Wirbelsäule oder in anderen Bereichen beobachtet werden (siehe Kap. 2, 3).

1.4.2 Aufnahme der räumlich-zeitlichen Bildkorrelation (STIC)

Prinzip: Die STIC-Akquisition ist eine langsame 3D-Akquisition mit einer Dauer zwischen 7,5 und 15 Sekunden und dient hauptsächlich der Aufnahme von Volumina eines schlagenden Herzens oder von Gefäßen mit Pulsation. Die Software ermöglicht die Berechnung der Herzfrequenz auf der Grundlage von Gewebebewegungen. Die aufgenommenen Volumina werden im System verarbeitet, wobei die systolischen Spitzen zur Berechnung der fetalen Herzfrequenz verwendet werden und die Volumenbilder dann entsprechend ihrem Timing innerhalb des Herzzyklus neu angeordnet werden, so dass eine Zeitschleife (Cineloop) eines einzelnen Herzzyklus entsteht. eSTIC ist die Bezeichnung für ein STIC-Volumen, das mit einer elektronischen Sonde aufgenommen wurde, die eine schnellere Aufnahme und höhere Auflösung ermöglicht. In diesem Buch wird der Begriff STIC sowohl für STIC als auch für eSTIC verwendet.

Potenzial: Zu den Vorteilen der STIC-Volumenaufnahme gehört die Möglichkeit, die Myokard- und Klappenbewegung zu beurteilen. Die 4D-Informationen sind innerhalb von Sekunden nach der Volumenaufnahme verfügbar. Sobald die Referenzebene optimal eingestellt ist, kann die STIC-Akquisition einfach durchgeführt werden. Die STIC-Aufnahme kann mit B-Bild, aber auch in Kombination mit verschiedenen Farbdoppler-Arten und mit B-Flow durchgeführt werden. Wenn die Bedingungen für B-Bild und Farbdoppler gut sind, kann STIC für die Offline-Analyse verwendet werden. Diese Möglichkeit, das Herz virtuell und offline zu untersuchen, ist eines der großen Potenziale dieser Technik. Die klinische Anwendung von STIC wird in Kapitel 19 behandelt.

Grenzen: Ein großer Nachteil einer STIC-Aufnahme besteht darin, dass ein einzelner Herzzyklus als Zeitlupe dargestellt wird. Aus diesem Grund kann diese Methode bei der Beurteilung von Arrhythmien, insbesondere von Extrasystolen, nicht eingesetzt werden. Eine weitere Einschränkung, insbesondere bei STIC und weniger bei eSTIC, ist die lange Aufnahmedauer (7,5–15 Sek.), die durch fetale Bewegungen oder mütterliche Atembewegungen gestört werden kann.

1.4.3 Echtzeit 4D mit einem mechanischen oder elektronischen Schallkopf

Prinzip: Die meisten 4D-Volumina werden heutzutage mit einer mechanischen Sonde mit integriertem Rotationsmotor aufgenommen (siehe erster Abschnitt in diesem Kapitel). Das Prinzip ähnelt der statischen 3D-Technologie, mit dem Unterschied, dass der Motor kontinuierlich rotiert und eine Reihe von Volumina aufnimmt, die fast wie eine einzige Bewegung dargestellt werden. Die Kombination einer Reihe von 3D-Volumina innerhalb eines Zeitintervalls wird als 4D bezeichnet. Mit einer elektronischen Sonde werden die Kristalle elektronisch gesteuert, es kommt kein Motor zum Einsatz. Zur Beschreibung dieser Methode werden verschiedene Begriffe verwendet, darunter Realtime-3D/4D oder Echtzeit 4D; in diesem Buch wird hauptsächlich der Begriff 4D verwendet.

Potenzial: Der größte Vorteil der 4D-Aufnahme ist die Möglichkeit, 4D-Volumina sofort in Echtzeit auf dem Ultraschallbildschirm während der Aufnahme darzustellen. Dies ist besonders beeindruckend, wenn das Gesicht, die Hände und die Füße eines sich bewegenden Feten gesehen werden. Das Öffnen der Augen, Gähnen oder andere Bewegungen lassen den Feten für die Eltern viel realer und menschlicher erscheinen. Diese Technik ist ideal für viele Untersucher, da die 3D-Bilder direkt auf dem Bildschirm erscheinen und unmittelbar beurteilt werden können. Die Geschwindigkeit der Bilderfolge bei einer 4D-Untersuchung ist mit einer elektronischen Sonde deutlich höher.

Grenzen: Die wichtigste Einschränkung bei der Art der Aufnahme mit einer mechanischen Sonde ist die Herausforderung, ein Gleichgewicht zwischen einer guten Qualität der 4D-Bilder einerseits und der Rotationsgeschwindigkeit des Motors andererseits zu finden, um einen nahezu lebendigen Eindruck zu vermitteln. Ein übliches, gut aufgelöstes Bild eines fetalen Gesichts in 4D zeigt 4 Volumina pro Sekunde, was bei weitem nicht den 15 Bildern pro Sekunde oder mehr entspricht, die für einen „Live"-Eindruck von Bildern für das menschliche Auge erforderlich sind. Infolgedessen erscheinen die Bewegungen oft nicht flüssig. Langsame Bewegungen der Arme und Beine des Feten oder Grimassen, Gähnen oder Augenöffnungen können mit dieser Technik gut verfolgt werden. Bei der Verwendung eines elektronischen Schallkopfes sind die fetalen Bewegungen deutlich flüssiger zu sehen, erreichen aber noch nicht den Eindruck einer Echtzeitdarstellung.

1.5 Zahlreiche Arten der Darstellung eines Volumendatensatzes

Nach der Akquisition kann ein Volumendatensatz je nach Fragestellung auf unterschiedliche Weise auf dem Bildschirm dargestellt werden, wie in Abb. 1.14 gezeigt und in den nächsten Kapiteln erläutert wird. Im Allgemeinen können zwei Arten der Darstellung unterschieden werden, entweder als Ebenen, bekannt als multiplanare Rekonstruktion oder als räumlich gerendertes 3D-Volumenbild. Bei der multiplanaren Rekonstruktion hat man die Wahl zwischen der Darstellung von drei senkrechten Ebenen, dem orthogonalen Modus (siehe Kap. 5), von parallelen Schnittebenen, dem tomographischen Modus (siehe Kap. 6), oder der Auswahl einer einzelnen Schnittebene. Die einzelne Ebene (manchmal auch „Anyplane" genannt) kann entweder aus dem Volumendatensatz extrahiert werden, nachdem man innerhalb des Volumens navigiert hat, (s. Kap. 2), oder sie kann erstellt werden, indem man diese Ebene aus dem Volumen „herausschneidet", z. B. durch Zeichnen einer geraden oder gebogenen Linie mit der Omniview-Anwendung (siehe Kap. 5). Wenn hingegen das gewünschte Ergebnis ein räumlich gerendertes 3D-Bild sein soll, können verschiedene Betrachtungsarten ausgewählt werden: zum einen kann die Oberfläche einer Region abgebildet werden (siehe Kap. 7) oder den Volumensatz transparent machen und hindurchschauen. Hierbei können je nach Fragestellung die Knochen (s. Kap. 8) oder die echoarmen Regionen (siehe Kap. 9–11) hervorgehoben werden. Wenn die Untersuchung mit Farbdoppler kombiniert wurde, kann der Glas-Body-Modus gewählt werden (siehe Kap. 12). Schließlich kann der Volumendatensatz auch für die Volumenberechnung von Strukturen verwendet werden (siehe Kap. 13).

1.6 Fazit

Heutzutage kann die Aufnahme von 3D-Volumina entweder mit einem mechanischen 3D- oder einem elektronischen Matrixschallkopf durchgeführt werden (Abb. 1.14). Vor Beginn der Aufnahme sollte der Untersucher entscheiden, welche Region untersucht werden soll, welches Ergebnis erwartet wird und entsprechend das Bild und die Art der Volumenaufnahme anpassen. Üblicherweise wird die Darstellung des 3D-Bildes durch die Auswahl der Voreinstellungen vor der Volumenakquisition gewählt, doch kann dies auch geändert werden, nachdem das Volumen aufgenommen und gespeichert wurde. In diesem Kapitel wurden die verschiedenen Schallköpfe, Aufnahmearten und Darstellungsmodi kurz vorgestellt, im nächsten Kapitel werden Letztere im Detail besprochen.

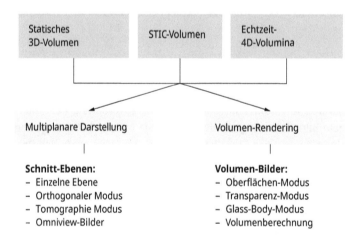

Abb. 1.14: Nachdem ein Volumendatensatz entweder als statisches 3D-Volumen, als STIC-Volumen oder als 4D-Volumen aufgenommen wurde, wie in der vorherigen Abbildung gezeigt, kann das Ergebnis auf dem Bildschirm auf verschiedene Weise dargestellt werden. Dieses Flussdiagramm zeigt die verschiedenen Optionen für das Rendering und die Darstellung von Volumina. Ein Volumendatensatz kann entweder als „Ebenen" dargestellt werden, was als multiplanare Rekonstruktion bezeichnet wird, oder als räumliches Volumen, was als „Volumenrendering" bezeichnet wird.

2 Orientierung und Navigation in einem Volumendatensatz

2.1 Einleitung

Die Akquisition eines 3D-Volumendatensatzes und dessen Darstellung auf dem Bildschirm sind die ersten Schritte bei der Offline-Verarbeitung von Volumenrohdaten. Die Darstellung des Ergebnisses auf dem Bildschirm kann auf zwei verschiedene Arten erfolgen: entweder im multiplanaren Modus oder im 3D-Rendering-Modus. In diesem Kapitel wird gezeigt, wie das Ergebnis eines 3D-Volumens auf dem Bildschirm im orthogonalen Modus dargestellt wird und wie man innerhalb des Volumens navigiert und verschiedene 2D-Bilder extrahiert. Die meisten Untersucher speichern das Volumen während der Untersuchung, um es am Ende der Untersuchung oder später zu bearbeiten. Um das erwartete Ergebnis aus den Volumendaten zu erhalten, muss der Anwender wissen, wie man durch das Volumen navigiert und die verschiedenen Werkzeuge der 3D-Software nutzen kann. Mit anderen Worten handelt es sich bei der 3D-Volumenmanipulation um die reine Anwendung einer digitalen Software, die in ihren Einzelheiten erlernt werden muss. Dieses Fachwissen kann durch die praktische Anwendung der Software kombiniert mit der Lektüre von Artikel und dem Besuch von 3D-Ultraschallkursen erworben werden. Ziel dieses Kapitels ist es, dem Benutzer Tipps zu geben, wie er durch das Volumen navigieren kann. Das räumliche 3D-Rendering eines Volumens wird im nächsten Kapitel behandelt.

2.2 Das Speichern und Exportieren von Volumendatensätzen

Oft wird das akquirierte Volumen vom Untersucher direkt während der Untersuchung bearbeitet. Dies birgt die Gefahr, dass das Volumen verloren geht, wenn einer der Knöpfe versehentlich gedrückt wird. Aus diesem Grund empfehlen wir, wenn ein gutes Volumen aufgenommen wurde, dieses direkt auf der Festplatte des Ultraschallgeräts zu speichern, bevor das Volumen weiterbearbeitet wird. Beim Speichern des Datensatzes auf der Festplatte sollte darauf geachtet werden, dass das richtige Dateiformat gewählt wird. Dies wird in der Regel durch die Konfiguration der Speichertasten erreicht, wenn das Ultraschallgerät in einer Abteilung/Arztpraxis installiert wird. Ein Volumen kann (fälschlicherweise) als Bild (TIFF, JPEG, PNG) oder korrekt als Volumendatensatz (.vol) gespeichert werden. Aufgenommene STIC- oder 4D-Volumina sollten als „Volume Cineloop" und nicht als 3D gespeichert werden. Wenn ein Volumen im falschen Format gespeichert wird, ist eine spätere Bearbeitung nicht möglich. Um festzustellen, ob ein Volumen oder ein Bild auf dem Gerät gespeichert ist, ist es am besten, verschiedene Bilder und Volumina aufzunehmen und diese am Ende der Untersuchung zu öffnen und zu bearbeiten. STIC- und 4D-Volumina verfügen über ein zusätzliches Zeitachsen-Symbol.

https://doi.org/10.1515/9783111251981-002

Wenn man ein Volumen bearbeitet hat, kann man mit der Funktion „Exportieren"
das Ergebnis als Bild (z. B. die Abbildungen in diesem Buch), als Videoclip (z. B. zur Verwendung für Patienten oder in wissenschaftlichen Vorträgen) oder als digitalen Datensatz
exportieren. Um ein Volumen oder eine Sammlung von Volumina von einem Fall auf ein
externes Laufwerk zu exportieren, empfiehlt es sich, die Daten als „unkomprimierte Volumendaten" und im Format „.4dv" zu exportieren. Man kann diese auch anonymisiert
speichern und exportieren. Das Speichern in diesem Format erleichtert die Auswahl der
Daten für den erneuten Import in ein Ultraschallsystem der gleichen Serie oder für die
Verwendung auf einem entfernten Computer mit der PC 4D-View® Software. Der Export
im digitalen 3D-Format (.obj, .xyz, .stl, .ply, oder andere) für die Verwendung auf einem
3D-Drucker oder zur Bearbeitung mit einer 3D Software ist ebenfalls möglich.

2.3 Orientierung in den drei orthogonalen Ebenen

Nach einer Volumenaufnahme erfolgt die 3D-Darstellung auf dem Bildschirm in den
meisten Fällen in einem multiplanaren Modus, normalerweise in den drei orthogonalen Ebenen (Abb. 2.1). Diese Ebenen werden als A, B und C bezeichnet. Ebene A wird

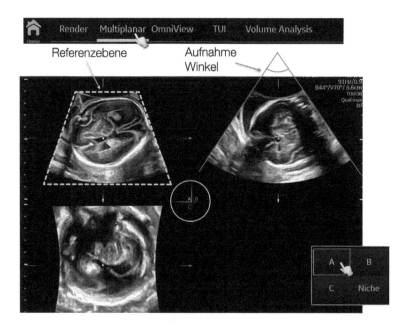

Abb. 2.1: Im orthogonalen Modus (multiplanar genannt) wird der Volumendatensatz als drei Ebenen dargestellt, die senkrecht zueinanderstehen. Die Referenzebene A ist oben links, die 90° vertikale Rotationsebene B oben rechts und die 90° horizontale Rotationsebene C unten links dargestellt. In Ebene B ist der
Aufnahmewinkel (Volumentiefe) an der Größe des Bildes zu erkennen. Man beachte, dass in der Mitte des
Bildes die Ebenen A, B und C dargestellt sind (Kreis), wobei die aktive Ebene grün dargestellt ist und die
nicht aktiven Ebenen ausgeblendet sind. Die Aktivierung der Ebene erfolgt über das Touchdisplay des Ultraschallgeräts, wie im unteren Feld rechts dargestellt.

oben links im Bild angezeigt und bezieht sich auf die Referenzebene während der Volumenaufnahme (siehe Kap. 1). Die Ebenen B und C sind digital rekonstruierte Ebenen und orthogonal zur Ebene A. Ebene B ist die 90°-Drehung und C entspricht der horizontalen Ebene. Der Akquisitionswinkel entspricht dem Öffnungswinkel von Ebene B, während die Breite des Kastens der Breite von Bild A entspricht. Das Bild in Ebene A hat die beste Qualität, da es direkt während der Volumenaufnahme erzeugt wurde, während die Bilder in den Ebenen B und C von geringerer Auflösung sind, da sie aus den digitalen Informationen berechnet wurden. Die Darstellung des 3D-Volumendatensatzes kann jedoch vom Benutzer unterschiedlich gespeichert (voreingestellt) werden, so dass unmittelbar nach der Aufnahme eines Volumens ein 3D-Rendering oder ein tomographisches Bild oder ein anderes Ergebnis auf dem Bildschirm erscheint.

2.4 Navigation innerhalb der orthogonalen Ebenen

Die Navigation innerhalb eines Volumens ermöglicht die Erstellung neuer Ebenen und kann somit eine Ultraschalluntersuchung simulieren. Für die Navigation werden in der Regel vier Tasten und der Trackball benötigt, wie in Abb. 2.2 dargestellt wird. Diese Funktionen werden aktiv, sobald das Volumen in einem beliebigen 3D-Modus geöffnet wird. Im orthogonalen Modus sind die auf dem Bildschirm sichtbaren Ebenen miteinander verbunden, und jede Änderung in einer Ebene wirkt sich auf die beiden anderen aus (Abb. 2.3–2.7). Die so genannte aktive Ebene wird als Startebene ausgewählt,

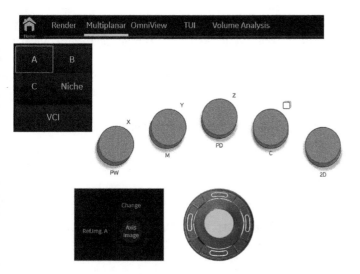

Abb. 2.2: Wenn man auf dem Touchdisplay den multiplanaren Modus wählt, öffnet sich ein Untermenü, das die A-, B- und C-Ebenen anzeigt. Falls gewünscht, kann VCI aktiviert werden. Mit den Tasten auf dem Tastenfeld kann die x-, y- oder z-Achse gedreht werden, eine Taste (C) ermöglicht zusätzlich das Scrollen durch die ausgewählte Ebene. Mit dem Trackball lässt sich die Position des Schnittpunkts auf dem Bildschirm verändern.

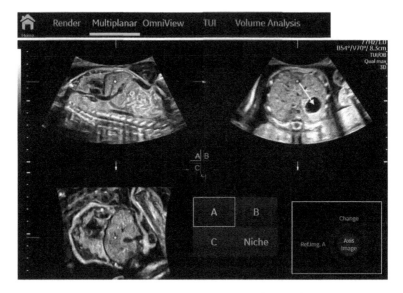

Abb. 2.3: Dieses und das nächste Bild zeigen, wie der Schnittpunkt zur Navigation innerhalb des Volumens verwendet werden kann. Der multiplanare Modus (orthogonaler Modus) ist ausgewählt. In den Feldern A, B und C wird der Punkt an der gleichen Stelle in den drei Ebenen angezeigt. In A wird er in Gelb, in B in Orange und in C in Cyan dargestellt. In diesem Beispiel schneiden sich alle drei Ebenen in der Leber. In Ebene B wird der Magen erkannt. Man wählt die Ebene B aus und verschiebt den Punkt in Ebene B (Pfeil), um ihn auf den Magen zu legen. Die Bilder in den Ebenen A und B ändern sich entsprechend, und das Ergebnis ist in der nächsten Abbildung dargestellt.

was an der grünen Farbe des Buchstabens A, B oder C für die entsprechende aktive Ebene zu erkennen ist (Abb. 2.3). Wenn in der aktiven Ebene navigiert wird, ändern sich die Bilder in den beiden anderen orthogonalen Ebenen. Der Anwender kann zur Fortsetzung der Navigation zu einer anderen Ebene wechseln, die dann zur aktiven Ebene wird. Im Allgemeinen kann die Navigation in einem 3D-Volumen auf drei Arten erfolgen:

1. Durch Verschieben des Schnittpunkts in einer Ebene (Navigation genannt),
2. durch Drehen der Achsen (Rotation genannt), oder
3. durch Scrollen oder Blättern durch das Volumen und Erhalten von parallelen Bildern (Translation genannt).

Die Ebenen werden mit A, B oder C bezeichnet (Abb. 2.1), während die Achsen mit x, y und z bezeichnet und in verschiedenen Farben dargestellt werden (Abb. 2.8, 2.9).

Navigation mit dem Schnittpunkt: Im orthogonalen Modus stehen die drei Ebenen A, B und C senkrecht zueinander und der Schnittpunkt aller drei Ebenen ist der auf dem Bildschirm dargestellte Schnittpunkt (Abb. 2.3). Dieser Punkt kann vom Anwender aktiv angeklickt und aus seiner Position verschoben werden, was zu einer Veränderung der beiden anderen Ebenen führt (Abb. 2.3, 2.4, 2.5). Da der Punkt in allen drei Ebenen immer dieselbe Struktur anzeigt, kann er je nach der interessierenden Region (Region of Interest) in jeder Ebene platziert und verändert werden. Eine solche Navigation kann immer in einer der A-, B- oder C-Ebenen durchgeführt werden. Die Abb. 2.3 bis 2.5 veranschaulichen eine schrittweise Navigation mit dem Schnittpunkt.

Rotation: Durch Auswahl einer der Achsen x, y oder z kann das Bild entlang dieser Achse gedreht werden (Abb. 2.6, 2.7, 2.8). Die Achsen können entweder mit einem der drei Knöpfe an der Maschine (Abb. 2.2) oder durch Auswahl einer der Linien mit dem Trackball (Abb. 2.9) gedreht werden. Die meisten Anfänger erlernen die Knopf-Rotations-Zuordnung durch „trial and error".

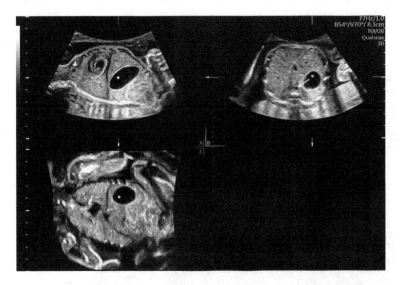

Abb. 2.4: Siehe vorherige Abbildung. Nachdem der Schnittpunkt in Ebene B auf den Magen verschoben wurde, haben sich die Bilder in A und C geändert und zeigen nun den Magen mit dem Punkt darin. Der Punkt ist in allen drei Ebenen immer an derselben Stelle zu sehen. Nun möchte der Untersucher z. B. die deszendierende Aorta darstellen. In Ebene B wird der Punkt auf die Aorta descendens verschoben (Pfeil), und es erscheinen zwei neue Ebenen A und C, wie in der nächsten Abbildung dargestellt.

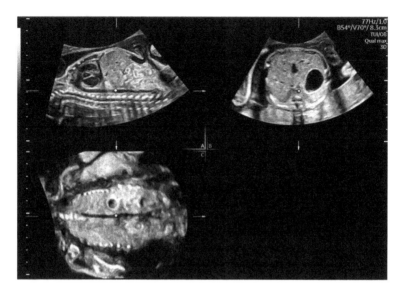

Abb. 2.5: Siehe vorherige Abbildungen. In dieser Abbildung befindet sich der Schnittpunkt nun in Ebene B in der Aorta, die auch in den Ebenen A und C zu sehen ist. Die Ebene A wurde zusätzlich gedreht, um die Aorta horizontal darzustellen.

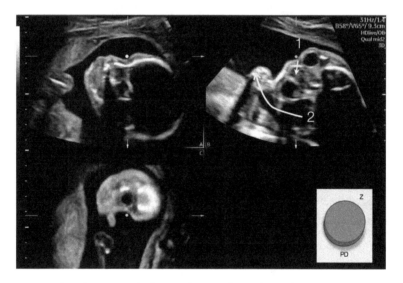

Abb. 2.6: 3D-Volumen eines fetalen Gesichts im orthogonalen Modus. Ebene A erweckt den Eindruck, dass das fetale Profil optimal eingestellt ist, aber die Ebenen B und C zeigen, dass die Ebene schräg ist. Zur Anpassung des Volumens wird der Schnittpunkt in Ebene B so verschoben, dass er auf der Nase liegt (1, kurzer Pfeil) (wie in Abb. 2.1 erläutert), und das Bild wird dann um diesen Punkt gedreht (2, gebogener Pfeil), indem der Drehknopf (z) gedreht wird (siehe unteres Feld), bis beide Augen horizontal sind und das Profil in Ebene A nun genau in der Mittellinie zu sehen ist, wie in der nächsten Abbildung dargestellt. Dieser Schritt in der Manipulation wird Rotation genannt.

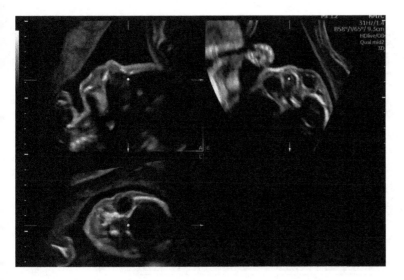

Abb. 2.7: Siehe vorherige Abbildung. Das 3D-Volumen in der vorherigen Abbildung wurde so angepasst, dass beide Augen in Ebene B horizontal sind. Im nächsten Schritt wurde die Ebene C angepasst, um die Gesichtsachse auszurichten und das Profil in Ebene A genau auf der Mittellinie zu erhalten.

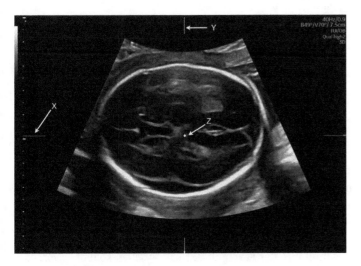

Abb. 2.8: Dieses Bild ist Teil eines 3D-Volumens im orthogonalen Modus und die Ebene A zeigt die drei Achsen x, y und z jeweils als horizontale Linie, vertikale Linie und als Punkt. In der nächsten Abbildung wurden diese Linien zum besseren Verständnis eingezeichnet.

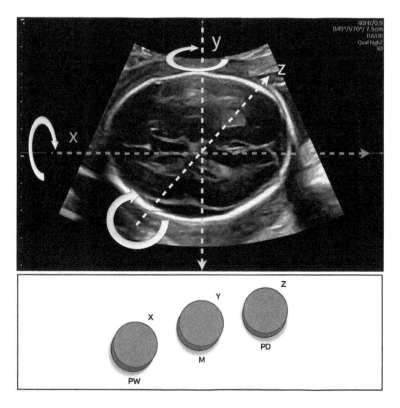

Abb. 2.9: Orthogonaler Darstellungsmodus mit den zum besseren Verständnis eingezeichneten Linien der x-, y- und z-Achse. Die Pfeile zeigen die Drehrichtungen an, die sich ergeben, wenn die x-, y- oder z-Tasten in eine der beiden Richtungen gedreht werden. Das untere Feld zeigt, dass die Knöpfe Pulse Wave-Doppler (PW), M-Mode (M) und Power-Doppler (PD) ihre Funktion ändern, wenn ein 3D-Volumen aufgenommen wird: sie werden zu Knöpfen für die x-, y- und z-Achsendrehung.

Translation: Nachdem man eine aktive Ebene auf dem Bildschirm ausgewählt hat, kann man durch Drehen des Translations-Drehknopfes (Scrollen) durch parallele Ebenen zur aktiven Ebene blättern (Abb. 2.10). Dieses Scrollen ähnelt einer Gleitbewegung mit dem Schallkopf während einer Live-Untersuchung.

„INIT", die Ausgangsposition und der Startpunkt: Nicht so selten kommt es vor, dass der Untersucher nach dem Drehen verschiedener Knöpfe und dem Verschieben des Schnittpunkts die Orientierung verliert (Abb. 2.11). Die einfachste Möglichkeit, die Orientierung wiederherzustellen, ist das Drücken der Taste „INIT" (für die Ausgangsposition), wodurch die Volumenanzeige in die Ausgangsposition (Abb. 2.11, 2.12) zurückkehrt, in der sie aufgenommen und gespeichert wurde.

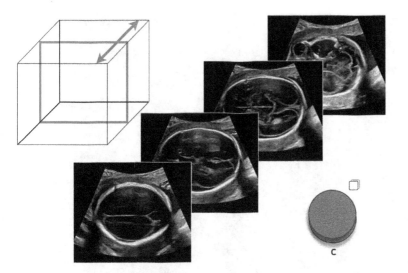

Abb. 2.10: Das Scrollen durch ein Volumen bedeutet, dass die angezeigten Bilder parallel zur Ausgangsebene liegen und das Scrollen einer Translations-Bewegung entspricht. Es ist ein Gleiten entlang einer horizontalen Achse (oberes linkes Schema). Das Schema unten rechts zeigt, dass die Farbdoppler-Taste (C) ihre Funktion ändert, wenn ein 3D-Volumen erfasst wird: sie wird nun zum Scrollen genutzt. Durch Drehen nach links und rechts wird das Volumen nach oben und unten gescrollt. Zusätzlich zu den bereits erläuterten Navigationsprogrammen, wie dem Schnittpunkt und den x-, y-, z-Drehungen, ist die Translation das dritte Werkzeug, das zur Navigation innerhalb eines 3D-Volumendatensatzes verwendet wird.

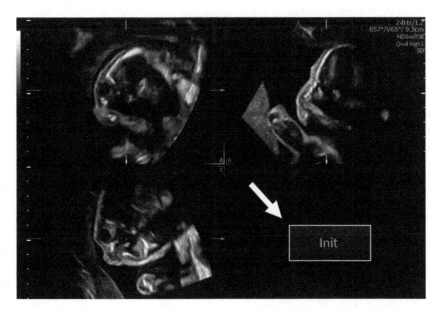

Abb. 2.11: Bei der Navigation durch ein Volumen mit Achsendrehung und Translation ging wie in diesem Fall zu sehen ist, die Orientierung verloren. Der Anwender kann durch Klicken der Taste „Init" auf dem Touchdisplay zur ursprünglichen Version der Bilder bei der Aufnahme des Volumens zurückkehren, ähnlich wie bei einer „rückgängig (= undo)"-Funktion.

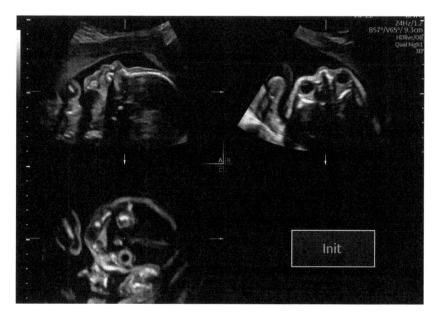

Abb. 2.12: Die Abb. zeigt das vorherige Bild nach Aktivierung der INIT-Funktion. Jetzt ist die frontale Darstellung des Gesichts zu sehen, so wie das ursprüngliche Volumen aufgenommen wurde.

2.5 Artefakte im multiplanaren Modus

Artefakte treten in der 3D-Sonographie häufiger als in der 2D-Sonographie auf. Sie treten während der 3D-Volumenaufnahme auf und sind entweder auf mütterliche Bewegungen wie tiefes Atmen, Lachen usw. oder häufiger auf fetale Bewegungen zurückzuführen. Artefakte, die während der Volumenaufnahme auftreten, lassen sich am besten in der B- oder C-Ebene im orthogonalen Modus erkennen (Abb. 2.13, 2.14). Während große Bewegungen leicht zu erkennen sind, führen kleine Bewegungsartefakte nur zu einer leichten Verzerrung des Bildes, die einer Entdeckung entgehen kann. Subtile Artefakte bei der Volumenaufnahme von Regionen wie dem Gehirn, dem Herzen, den abdominalen Organen oder dem Skelett bleiben oft verborgen. Der Untersucher sollte sich daher stets vor Augen halten, dass eine 3D-Untersuchung eine Rekonstruktion von einzelnen Aufnahmen ist, die bei der Durchführung von Messungen relevant werden kann.

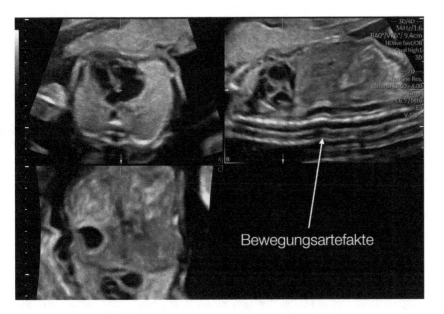

Abb. 2.13: Die Bilder in Ebene A werden direkt bei der Volumenaufnahme aufgenommen und sind kaum mit Bewegungsartefakten behaftet. Bilder in den Ebenen B oder C sind digital rekonstruierte Bilder aus benachbarten Bildern der Ebene A und können daher Bewegungsartefakte während der Aufnahme aufweisen. Die Bewegungen können von fetalen oder mütterlichen Bewegungen herrühren. Artefakte während der Volumenaufnahme lassen sich daher am besten in den Ebenen B und C erkennen.

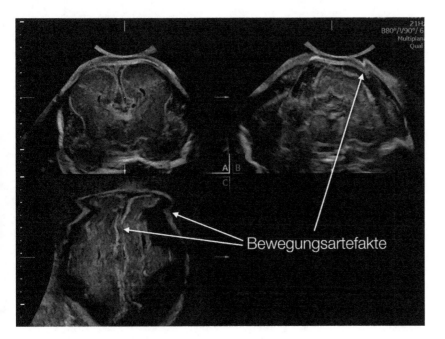

Abb. 2.14: Bewegungsartefakte werden in den Ebenen B oder C gut erkannt, wie in dieser 3D-Volumenaufnahme eines fetalen Gehirns zu sehen ist.

2.6 Fazit

Die Nachbearbeitung eines Volumens ist eine Voraussetzung für das Verständnis des 3D-Volumen-Ultraschalls. Die beiden wichtigsten Schritte sind die Orientierung und die Navigation innerhalb eines Volumens. Die Navigation innerhalb eines Volumens ist im multiplanaren Modus besser als im Rendering-Modus. Die beste Orientierung wird in den drei orthogonalen Ebenen, den sogenannten A-, B- oder C-Ebenen, erreicht, wobei der Schnittpunkt auf denselben Punkt in den drei Ebenen zeigt. Der Schnittpunkt kann zur Navigation innerhalb der Ebenen verwendet werden, während die x-, y- und z-Volumenachsen zum Drehen der Bilder innerhalb des Volumens verwendet werden. Mit der Blättern-Taste (Scrollen) kann man von einer Ebene zur nächsten bewegen und dabei eine parallele Translation vornehmen. Diese Basis-Schritte ermöglichen es, Ebenen aus einem Volumen zu generieren, insbesondere wenn sie im Live-Ultraschall nicht ideal dargestellt wurden. Sie eröffnen somit ein neues Gebiet der Ultraschalldarstellung. Die Navigation ermöglicht auch die Simulation einer Untersuchung aus einem gespeicherten Volumendatensatz, was bei der gemeinsamen Nutzung von Volumendatensätzen durch Spezialisten oder bei der Speicherung auf Speicherlaufwerken für eine spätere Auswertung genutzt werden kann.

Teil II: **3D-Darstellungsmethoden**

3 3D-Rendering und die Render-Modi

3.1 Einleitung

Die räumliche Rekonstruktion eines Volumendatensatzes mit Projektion eines 3D-Bildes auf den Bildschirm ist für viele Anwender ein Synonym für 3D-Ultraschall. Idealerweise werden dabei das Gesicht des Feten oder andere Körperteile wie Hände und Füße dokumentiert. In der Sprache der 3D-Software und der Terminologie wird diese räumliche Rekonstruktion und Projektion als „Rendering" bezeichnet. Das 3D-Rendering eines Ultraschall-Volumendatensatzes erfolgt nach einigen Regeln und mit verschiedenen Softwareanwendungen (Tools), die in diesem Kapitel erläutert werden. Das Verständnis einiger Grundlagen des Volumenrenderings und der Volumenmanipulation kann sehr hilfreich sein, um die besten Ergebnisse in den verschiedenen Render-Modi zu erhalten. Diese Modi werden in den Kapiteln 7–13 einzeln beschrieben.

3.2 Die Renderbox und die Orientierung innerhalb eines 3D-Volumens

In jedem multiplanaren Modus kann das Rendering eines 3D-Volumens ausgewählt werden, indem die Funktion „Rendering" auf dem Touchdisplay aktiviert wird. In den drei Ebenen (A, B und C) erscheint dann ein Rechteck, und in der rechten unteren Ecke wird ein zusätzliches viertes berechnetes 3D-Bild angezeigt (Abb. 3.1, 3.2). Diese Volumen-Rendering-Box, die in diesem Buch als „Renderbox" bezeichnet wird, kann in Höhe, Breite und Tiefe verändert werden. In der Renderbox kann der Untersucher die Informationen auswählen, die in die 3D-Berechnung einbezogen werden sollen (siehe Abb. 3.2 bis 3.6). Das Ergebnis ist sofort auf dem gerenderten 3D-Bild sichtbar. Alle Seiten des Kastens sind weiß, mit Ausnahme einer Seite, die in zwei Ebenen grün dargestellt ist (Abb. 3.2 bis 3.6). Dies ist die „grüne Linie" oder die „Projektionslinie" ähnlich wie bei einer Kamera, von der aus die Perspektive des 3D-Bildes gesehen wird. Um die Orientierung zu erleichtern, hat die Box zwei Orientierungspunkte, ein Rechteck und eine Raute, die ebenfalls in der 3D-Box angezeigt werden (Abb. 3.7). Mit zunehmender Erfahrung wird die Orientierung im 3D-Bild einfacher und der grüne Kasten mit den Orientierungspunkten kann aus dem 3D-Bild entfernt werden (Abb. 3.5–3.6). Auch die Perspektive, aus der das Bild in 3D dargestellt wird, kann verändert werden (Abb. 3.3–3.5). Um das Gesicht darzustellen, wird die Linie oft direkt im Fruchtwasser vor dem Gesicht platziert (Abb. 3.2). Die Abb. 3.3–3.5 zeigen Beispiele dafür, wie die Veränderung der Projektionslinie das Ergebnis beeinflusst. Unter bestimmten anatomischen Bedingungen (z. B. bei der Abbildung des Herzens) kann es erforderlich sein, die gerade Linie in eine Kurve zu verwandeln (Abb. 3.3). Dies wird durch Veränderung der Position eines Punktes erreicht, um eine gebogene Linie zu erhalten. Abb. 3.3 zeigt, wie die gerade Linie in eine gekrümmte Linie umgewandelt wird.

https://doi.org/10.1515/9783111251981-003

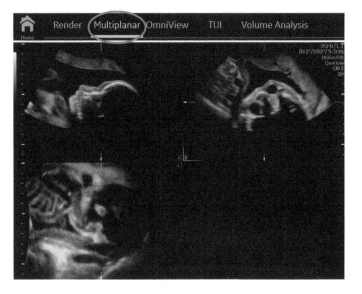

Abb. 3.1: Für dieses fetale Gesicht wurde ein 3D-Volumen aufgenommen, das im orthogonalen Modus dargestellt wird, wie im oberen Feld mit der Bezeichnung „Multiplanar" zu sehen ist. Um die 3D-Render-Darstellung des Gesichts anzuzeigen, muss die Funktion „Render" auf dem Touchdisplay gewählt werden.

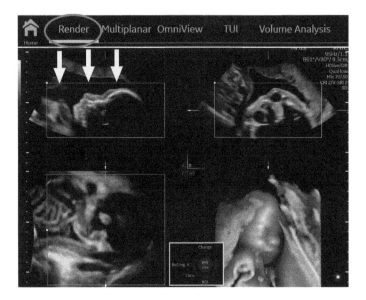

Abb. 3.2: Durch Auswahl der Render-Funktion auf dem Touchdisplay (Kreis) kann der Untersucher vom orthogonalen Modus zum Volumen-Rendering-Modus wechseln. In den Ebenen A, B und C erscheint dann eine Renderbox, das 3D-Bild wird erzeugt und im unteren rechten Feld dargestellt. Die Größe der Renderbox kann mit dem Trackball durch Ändern der Position einer der sechs Kanten der Box verändert werden. Die „grüne" Projektionslinie (Pfeile) zeigt die Perspektive der Darstellung im Volumen an, und kann in ihrer Form und Position verändert werden.

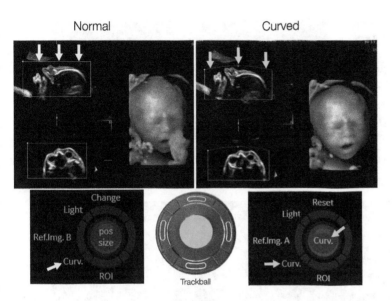

Abb. 3.3: Die Render-Box-Linie ist standardmäßig eine gerade Linie (normal), kann aber mit dem Trackball in eine gekrümmte (curved) Linie geändert werden. Das ermöglicht bestimmten Situationen besser gerecht zu werden, wie auf dem rechten Panel gezeigt wird. Die untere linke Schaltfläche in der Nähe des Trackballs aktiviert die gekrümmte Linie, mit der oberen Schaltfläche „Zurücksetzen" kann die gekrümmte Linie deaktiviert werden und die gerade Linie kehrt zurück.

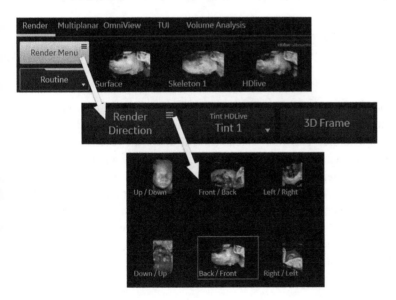

Abb. 3.4: Das Touchdisplay zeigt, wie man die Richtung der Render-Linie ändern kann. Die Position der Render-Linie in der 3D-Renderbox kann entsprechend der gewünschten Blickrichtung in das Volumen geändert werden. Standardmäßig ist die Darstellung von oben/unten ausgewählt. Um eine andere Render-Richtung auszuwählen, wählt man den Bereich „Render-Menü" und im Untermenü das Menü „Render-Richtung", das sechs Optionen enthält. Siehe nächste Abbildungen für verschiedene Darstellungen.

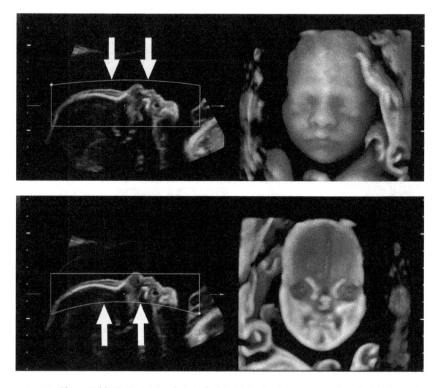

Abb. 3.5: Oberes Feld: Die Projektionslinie befindet sich im Fruchtwasser vor dem Gesicht (obere/untere Linie). In den unteren Bildern befindet sich die Projektionslinie hinter dem Gesicht (unten/oben), und es wird der so genannte Blick von hinten nach vorne angezeigt. Zur Erläuterung siehe die vorherige Abbildung.

Sobald die Renderbox an ihrer endgültigen Position im Volumen platziert ist und die erforderlichen Informationen enthält, kann sie für weitere Manipulationen „fixiert" werden. Mit dieser Auswahl verschwinden dann die Orientierungslinien (Abb. 3.7, 3.8). Mit anderen Worten, von dem gesamten erfassten Volumen stehen dann nur noch die innerhalb der Renderbox platzierten Informationen für weitere 3D-Volumen-Bearbeitungen zur Verfügung; die angrenzenden Informationen werden nicht mehr im 3D-Bild angezeigt. Nach diesem Schritt können mit dem Programm Magicut (elektronisches Skalpell) Teile des Bildes entfernt, die Lichtquelle verändert, das 3D-Ergebnis gedreht und nach Bedarf verschiedene Darstellungsmodi gewählt werden. Diese Aktionen werden als „Volumen-Manipulation" bezeichnet.

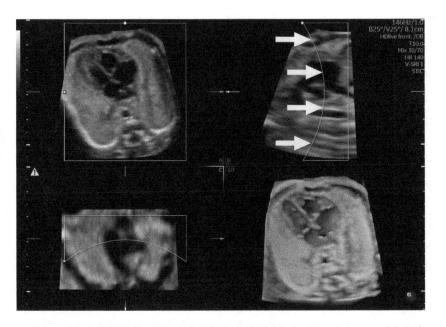

Abb. 3.6: In diesem STIC-Volumen ist die Projektionslinie (Pfeile) mit einer gekrümmten Linie (siehe Abb. 3.3) im Thorax direkt innerhalb des Herzens unterhalb der Aortenwurzel (Ebene B) platziert, die Richtungslinie wurde von vorne nach hinten gewählt (siehe Abb. 3.4). Dies ermöglicht die Darstellung des Vierkammerblicks bei einer STIC-Aufnahme und kann auch für den Farbdoppler-STIC verwendet werden.

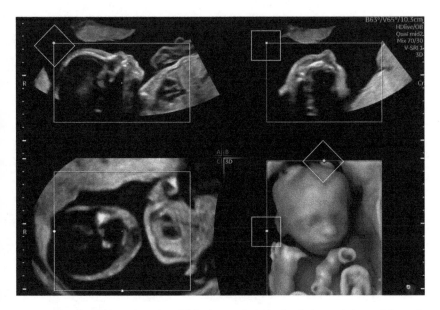

Abb. 3.7: Das 3D-Bild (unteres rechtes Feld) zeigt nur die in der Renderbox enthaltenen Informationen. Zur besseren Orientierung in der Renderbox werden zwei Markierungen auf der Box angezeigt, nämlich ein Quadrat und eine Raute.

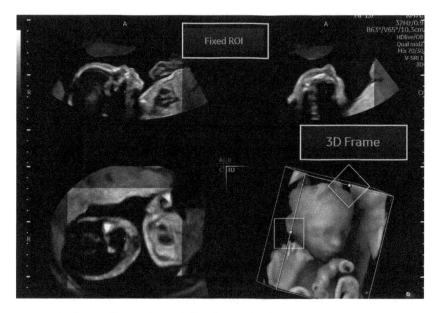

Abb. 3.8: In diesem Fall wurde die Renderbox „fixiert" oder „bestätigt", was bedeutet, dass der Inhalt des 3D-Bildes wie er im unteren rechten Quadranten gezeigt wird, das endgültige Ergebnis ist, das manipuliert werden kann. Die Linien der Renderbox in A, B und C werden nicht mehr angezeigt. Der 3D-Rahmen wird nur im 3D-Bild angezeigt, aber mit zunehmender Erfahrung kann der 3D-Rahmen deaktiviert werden, wie in allen Abbildungen in diesem Buch gezeigt.

3.3 Artefakte in der 3D-Darstellung

Artefakte in der 3D-Darstellung sind häufig das Ergebnis fetaler Bewegungen während der Volumenaufnahme und werden selten durch mütterliche Bewegungen verursacht. Diese Artefakte können beim 3D-Rendering direkt auf einem der angezeigten 2D-Bilder oder auf dem gerenderten 3D-Bild erkannt werden (Abb. 3.9). Während große Bewegungen offensichtliche Artefakte verursachen, die das Bild für die weitere Interpretation unbrauchbar machen, verursachen einige kleinere fetale Bewegungen leichte Bildverzerrungen, die möglicherweise nicht erkannt werden. Kleine Artefakte im Gesicht werden oft sofort erkannt, während kleinere Artefakte in anderen Regionen möglicherweise unentdeckt bleiben. Bei einer 4D-Untersuchung in Echtzeit kann der Untersucher sofort zu einem Bild ohne Artefakte wechseln, während er bei einer 3D-Untersuchung die Volumenaufnahme wiederholen muss. Abb. 3.9 zeigt einige 3D-Bewegungsartefakte.

Bewegungsartefakte

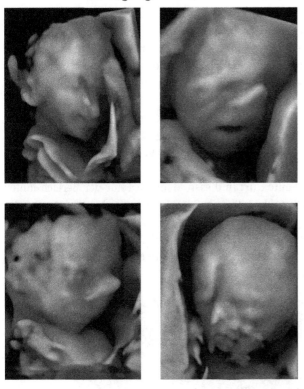

Abb. 3.9: Während der 3D-Volumenaufnahme haben sich diese Feten bewegt, was zu diesen offensichtlichen Bewegungsartefakten führte.

3.4 Verschiedene Rendering-Modi und deren Mischung

Die Renderbox bietet die Möglichkeit, Informationen aus dem aufgenommenen Volumendatensatz mit verschiedenen Rendering-Modi darzustellen. Das gerenderte 3D-Bild erscheint dann als 2D-Projektion auf dem Monitor mit dem Eindruck eines 3D-Effekts (wie alle 3D-Bilder in diesem Buch). Die Renderbox enthält oft Informationen von verschiedenen fetalen Strukturen, die unterschiedliche Ultraschalleigenschaften haben: Flüssigkeit ist echoleer, knöcherne Strukturen sind echogen und Gewebe ist hypoechogen. Sobald die Renderbox und die Projektionslinie ausgewählt sind, wertet das Ultraschallsystem alle Signale in der Tiefe der Box aus, die von der Projektionslinie aus gesehen werden, und der ausgewählte Modus zeigt die gewünschten Informationen an. Im Allgemeinen gibt es zwei Algorithmen für das 3D-Rendering mit unterschiedlichen Darstellungsarten: entweder Oberflächen- oder transparentes Rendering (Abb. 3.10). Die neue Software des Silhouette-Modus bietet beides, sowohl die Oberflächen- als auch eine transparente Darstellung, je nach Voreinstellung (s. Kap. 11).

3.4.1 Rendering im Oberflächenmodus

Beim Rendering im Oberflächenmodus (Abb. 3.10) werden hauptsächlich die Ultraschallsignale analysiert, die sich direkt hinter der Projektionslinie befinden. In der Regel wird die Projektionslinie im Fruchtwasser platziert, so dass die fetale Haut sichtbar ist. In Kapitel 7 werden die verschiedenen Anwendungen des Oberflächenmodus erörtert. Für die Darstellung im Oberflächenmodus stehen mehrere Rendering-Algorithmen zur Verfügung, die in diesem Abschnitt besprochen werden. Ihre Auswahl hängt von der darzustellenden Struktur und auch von „ästhetischen" Gesichtspunkten ab. Folgende Berechnungs- und Darstellungsmodi stehen zur Verfügung:

Glatte Oberfläche, Oberflächentextur: In diesen Modi wird nur der Bereich hinter der Projektionslinie dargestellt (Abb. 3.10, Abb. 3.11). Bei Oberflächentextur wird die exakte Grauskalainformation der Bilder dargestellt, bei Oberflächenglatt werden die Grauskalainformationen mit einem Filter leicht verwischt und weich dargestellt (Abb. 3.11). Dieser Render-Modus wurde früher häufig verwendet, aber inzwischen fast vollständig durch den HD-live-Modus ersetzt.

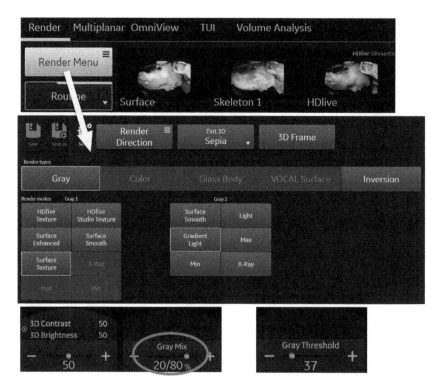

Abb. 3.10: Sobald der 3D-Darstellungsmodus ausgewählt ist, kann der Untersucher eine Mischung aus zwei Grauwert-Modi für das angezeigte Bild wählen (roter Kreis). Die auswählbaren Modi sind im Untermenü des „Render-Menüs" zu finden (Pfeil). Die nächsten drei Abbildungen zeigen die verschiedenen verfügbaren Renderings.

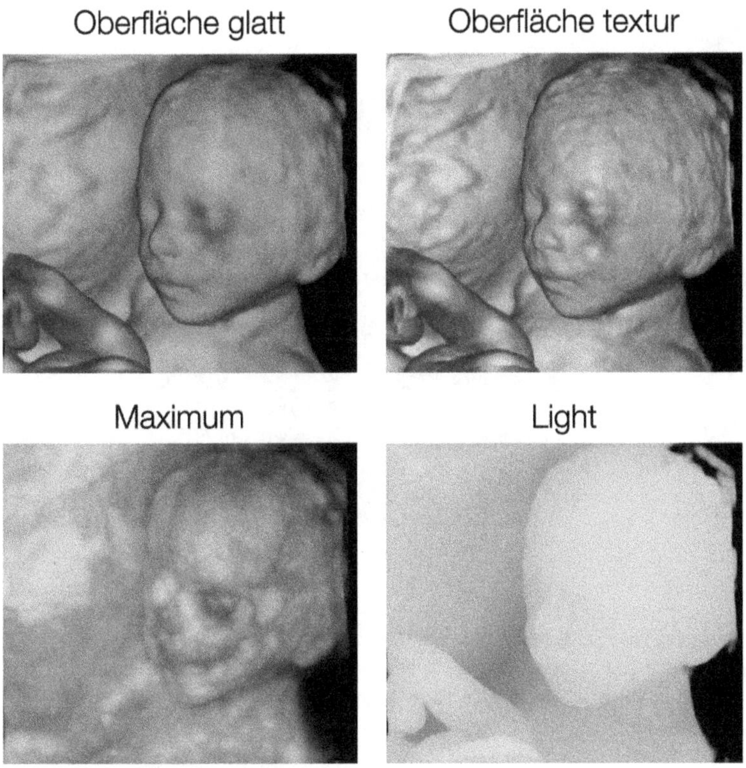

Oberfläche glatt | Oberfläche textur

Maximum | Light

Abb. 3.11: Das 3D-gerenderte Bild des selben Feten wird in verschiedenen Render-Modi wie „Glatte Oberfläche", „Oberflächentextur", „Maximum" oder „Licht" dargestellt. (Siehe vorherige Abbildung). Für diese Feten wurde 100/0 % Graumischung gewählt.

Lichtmodus: Hier werden Hell und Dunkel überwiegend so wiedergeben, dass Strukturen in der Nähe der Projektionslinie hell und tiefere Strukturen dunkel dargestellt werden (Abb. 3.11, unten rechts). Der Lichtmodus wird kaum noch verwendet, nur noch gelegentlich mit dem Inversion-Modus.

Gradienten Licht: In diesem Modus wird die Oberfläche so dargestellt, als ob sie von einer Lichtquelle mit Tiefenwirkung beleuchtet wird (Abb. 3.12, oben links). Strukturen, die senkrecht zum Einfall stehen, werden heller dargestellt als die anderen Einfälle. Gradienten Licht liefert die besten Ergebnisse, wenn ausreichend Flüssigkeit um die Struktur herum vorhanden ist. Dieser Render-Modus wurde früher häufig verwendet, aber inzwischen durch den HD-live-Modus (hautfarbener Modus) weitgehend ersetzt (s. unten).

HD-live: Der High-Definition (HD)-live-Modus wurde Jahre später nach dem Gradienten Licht eingeführt, um das Oberflächenbild zu verbessern und ein realistischeres, hautähnliches Bild zu erzeugen (Abb. 3.12). HD-live kann durch die Auswahl von HD-

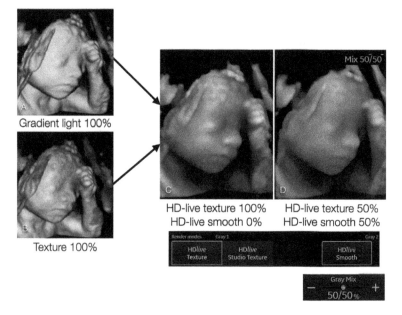

Gradient light 100%

Texture 100%

Mix 50/50

HD-live texture 100%   HD-live texture 50%
HD-live smooth 0%   HD-live smooth 50%

Abb. 3.12: Für die Darstellung von 3D-Bildern wird häufig eine Mischung aus zwei Grauwert-Modi gewählt. Die Abbildung zeigt ein fetales Gesicht in den Modi Gradient Licht (100 %) (A) und Oberflächentextur (B) (100 %). Durch die Einführung von HD-live wurde das hautähnliche Aussehen des Gesichts verbessert, was zu den beiden Bildern in (C) und (D) mit einer Mischung aus HD-live-Oberfläche und Glatt mit unterschiedlichen Anteilen führt.

live-Textur oder HD-live-Glatt verwendet werden und je nach gewünschtem Organ und Weichheit, in der Regel eine Mischung aus beiden. Dieser Modus ist inzwischen der am häufigsten verwendete für Oberflächenmodus. Darüber hinaus wurde der HD-live-Rendering-Modus weiterentwickelt und ein zusätzlicher Transparenzmodus namens Silhouette-Modus eingeführt, der nur mit dem HD-live-Modus kombiniert werden kann. In Kapitel 11 wird ausführlich beschrieben, wie die verschiedenen Werkzeuge des Silhouette-Modus verwendet werden.

3.4.2 Rendering in den Transparenz-Modi

Während im Oberflächenmodus nur die erste Schicht dargestellt wird, bieten die verschiedenen Transparenzmodi die Möglichkeit, bestimmte Details innerhalb der Box entsprechend ihrer Ultraschalleigenschaften hervorzuheben. Je nach Objekt von Interesse werden alle in der Renderbox enthaltenen Signale analysiert und entsprechend dargestellt.

Maximum-Modus: In diesem Transparenzmodus werden alle hyperechogenen Informationen in der Renderbox berechnet und projiziert (Abb. 3.13, oben links) (siehe auch

Kap. 8). Dieser Render-Modus wird zur Darstellung von Knochen verwendet und ist ideal für die Untersuchung des fetalen Skelettsystems (siehe Kap. 17), auch in Kombination mit VCI-A.

Minimum-Modus: In diesem Transparenzmodus werden echoleere Informationen berechnet und im gesamten Volumen dargestellt (Abb. 3.13, oben rechts) (siehe auch Kap. 9). Diese Methode ist ideal für die Darstellung von flüssigkeitsgefüllten Organen sowie vom Lumen von Herz und großen Gefäßen. Diese Methode wird nur noch selten verwendet.

Inversion-Modus: In diesem Transparenzmodus werden Strukturen mit echoarmen Signalen invertiert dargestellt und dann echogen sichtbar. Signale von benachbarten Strukturen werden unterdrückt (Abb. 3.13, unten links) (siehe Kap. 10). Dieser Rendering-Modus wird noch gelegentlich verwendet.

Röntgen-Modus: Dieser Modus ist ein Kontrastmodus-, der für die Darstellung vom Gewebe verwendet wird und als eine Mischung aus den Minimum- und Maximum- Transparenzmodi berechnet wird. Die idealen Regionen für diesen Modus sind parenchyma-

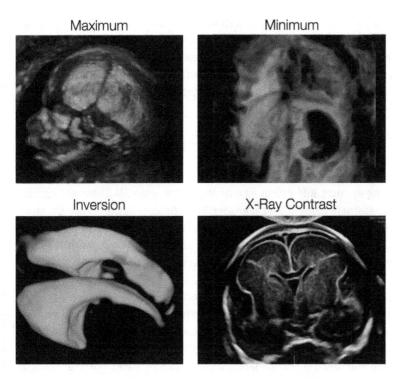

Abb. 3.13: Demonstration verschiedener Organe und Regionen unter Verwendung verschiedener Transparenzmodi wie Maximum-Modus (100 %), Minimum-Modus (100 %), Inversion-Modus und Röntgenkontrast-Modus. Siehe Text und entsprechende Kapitel zu den verschiedenen Modi.

HD-live + Silhouette

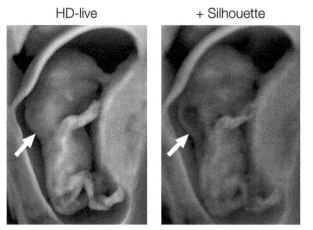

Abb. 3.14: Das linke Bild zeigt diesen Feten im ersten Trimenon mit erhöhter Nackentransparenz im Oberflächen-Modus und HD-live. Durch Aktivieren des Programms Silhouette und Erhöhen des Wertes auf einen bestimmten Wert wird die Haut transparent und die Flüssigkeit in der Nackenregion wird deutlicher.

töse Organe wie Lunge, Bauchorgane, Gehirn (Abb. 3.13, unten rechts), Plazenta und andere Regionen. Der Röntgen-Modus wird am häufigsten mit einer dünnen Schicht kombiniert, wie sie bei der Volume Contrast Imaging (VCI) verwendet wird (siehe Kap. 4). Er wird selten als eigenständiger Rendering-Modus verwendet.

Silhouette-Modus: Dieser vor kurzem eingeführter Modus wird zur Darstellung der Konturen von inneren Strukturen verwendet. Dieser Modus wird mit dem HD-live-Modus kombiniert und es kann dabei eine stufenweise Transparenz gewählt werden (Abb. 3.14). Dieser Modus ist zusammen mit dem Oberflächen-Modus in HD-live der am häufigsten verwendete Render-Modus und wird in Kapitel 11 separat besprochen.

3.5 Spezialeffekte in 3D: Rendering mit dynamischer Tiefe und Lichtquelle

Die 3D-Darstellung auf dem Bildschirm ist eine Projektion eines 3D-Bildes auf eine 2D-Oberfläche und erfordert keine stereoskopische Brille (wie sie heute in der Unterhaltungselektronik üblich ist). Um die räumliche Wahrnehmung des 3D-Bildes zu erhöhen, wurden zusätzliche Bildverbesserungen, die einen Tiefeneffekt erzeugen, entwickelt. Drei Funktionen sind dabei von besonderer Bedeutung:

3D-Rendering mit dynamischer Tiefe: Diese Software kann in Kombination mit sepiafarbenen Darstellungsmodi wie Oberfläche Glatt, Textur und Gradienten-Licht verwendet werden. Sie rendert Strukturen, die tief im Volumen liegen, mit den Farben Blau, Grau oder Schwarz; mit dem Farbwechsel zwischen Sepia und Blau kann eine Tiefenwiedergabe wahrgenommen werden. Häufig handelt es sich dabei um Fruchtwasser oder Flüssigkeit, die etwas bläulich erscheinen. Der Grad der Tiefe kann dabei eingestellt werden. Diese Farben können dann in Abhängigkeit von der Tiefe der untersuchten Regionen schattiert werden: nahe gelegene Bereiche werden heller und tiefere Bereiche dunkler dargestellt. Abb. 3.15 zeigt ein Beispiel ohne (a) und mit Tiefenwiedergabe in Grau (b) und Blau (c). In der Frühschwangerschaft lässt sich der gesamte Fet mit der Fruchthöhle mit dieser Tiefendarstellung leicht darstellen und sehr gut hervorheben.

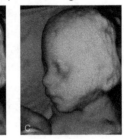

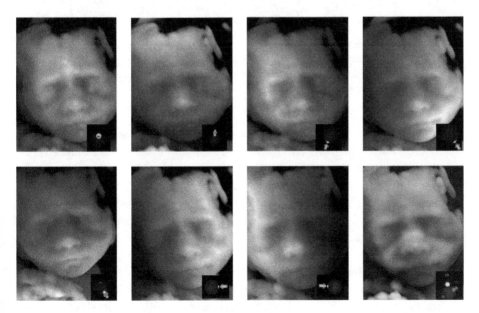

Abb. 3.15: Der Tiefeneffekt kann mit dem Programm „Dynamisches Tiefenrendering" verstärkt werden, welches zu den Strukturen in der Tiefe des Volumens eine blaue oder schwarze Farbe hinzufügt. Das Bild in (A) ist das rohe Bild und die Bilder (B) und (C) sind das Ergebnis nach dem Hinzufügen von Schwarz bzw. Blau. Der Grad der Einfärbung kann je nach den Tiefeninformationen im Bild eingestellt werden.

Abb. 3.16: Mit der modernen Software kann der 3D-Effekt durch den Einsatz einer Lichtquelle verstärkt werden. Ähnlich wie bei einer Taschenlampe kann die Lichtquelle in verschiedenen Positionen platziert werden, um dem Bild einen anderen Aspekt oder eine andere „Stimmung" zu verleihen. Für ein fetales Gesicht ist es ideal, die Lichtquelle im oberen Teil des Bildes zu platzieren. Das Bild unten rechts wurde mit Studiolicht aufgenommen, das aus einer Kombination von bis zu drei Lichtquellen besteht.

HD-live Studio

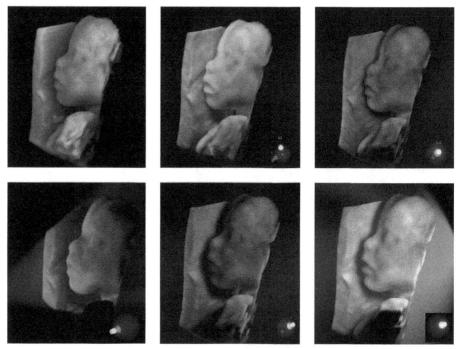

Abb. 3.17: Dasselbe fetale Gesicht in HD-live, aber mit nur einer Lichtquelle (oberes Feld links). Wenn das Programm HD-live Studio aktiviert ist, stehen drei Lichtquellen zur Verfügung, die separat platziert werden können, wie in den anderen Abbildungen gezeigt. Die verwendeten Lichtquellen sind in dem entsprechenden unteren Feld des Bildes zu sehen.

Lichtquelle: Die Option Lichtquelle wurde dem bereits erwähnten 3D-Rendering von Oberflächen hinzugefügt und ermöglicht es, das 3D-Bild mit einer Lichtquelle zu beleuchten. Im Normalfall erscheint das 3D-Bild so, als ob Licht direkt von vorne auf das Bild projiziert wird. Mit dieser Funktion „Lichtquelle" kann der Benutzer die Lichtquelle um eine Kugel bewegen, um das Bild aus verschiedenen Perspektiven, auch von hinten, zu beleuchten (Abb. 3.16, 3.17). Dieser Effekt ist besonders eindrucksvoll und liefert besonders in der Frühschwangerschaft gute Ergebnisse (Abb. 3.18, 3.19).

Mehrere Lichtquellen mit „HD-live Studio": Die Einführung einer Lichtquelle vor einigen Jahren (Abb. 3.16) bot die neue Möglichkeit, den 3D-Effekt in vielen Rendering-Bildern zu verbessern, insbesondere in Kombination mit HD-live. In einem neueren Softwareupdate wird eine Verbesserung dieses künstlerischen 3D-Ansatzes durch die Möglichkeit der gleichzeitigen Verwendung von bis zu drei Lichtquellen wie in Fotostudios ermöglicht und wird daher „HD-live Studio" genannt (Abb. 3.17–3.18). Der Anwender muss über ein gewisses Verständnis für die Verwendung dieser Lichtquellen verfügen, da die Position jeder Lichtquelle, ihr Abstand zum Objekt und ihr Typ separat verändert werden können.

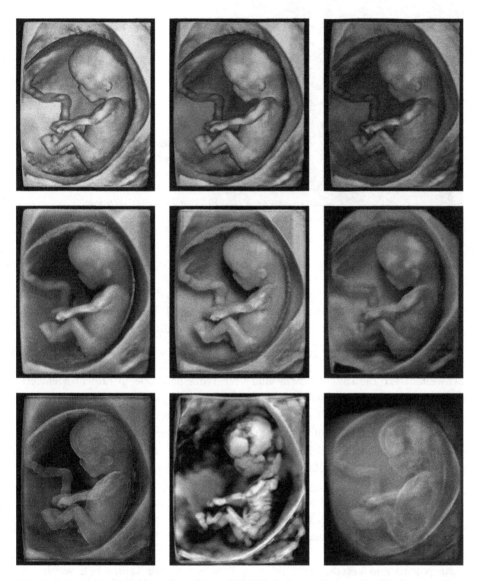

Abb. 3.18: Das gleiche 3D-Volumen dieses Feten mit 12 SSW wird in verschiedenen Kombinationen von Darstellungen wie Oberflächen-Modus, Gradient Licht, HD-live, Silhouette und Lichtquellen gezeigt.

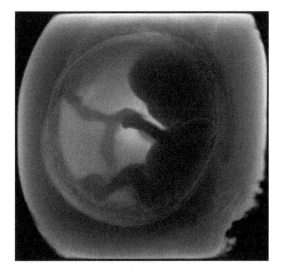

Abb. 3.19: 3D-Volumen desselben Feten aus dem vorigen Bild, dargestellt in einer Kombination aus Oberflächen-Modus mit HD-live-Oberfläche und kombiniert mit der Silhouette-Funktion. Die Lichtquelle wurde hinter dem Bild platziert, um diesen Gegenlichteffekt zu erzeugen.

3.6 Schwellenwert, Transparenz, Helligkeit und Farbskalen

Die Qualität eines 3D-gerenderten Bildes hängt vorwiegend von der Auflösung des 2D-Bilds bei Volumenaufnahme ab (siehe Kap. 1). Bei der 3D-Volumenmanipulation können einige Werkzeuge verwendet werden, um die Qualität des 3D-Bildes zu verbessern.

Schwellenwert: Die Funktion „Schwellenwert" (Threshold) oder „Grauschwellenwert" definiert den Grad der Grauskala, der bei der Darstellung der 3D-Bildberechnung verwendet wird. Dieser Regler kann vor allem dazu verwendet werden, schwache Rauschartefakte zu eliminieren, um Strukturen mit echten Signalen hervorzuheben. Ein sehr niedriger Schwellenwert (< 20) kann gewählt werden, um feine Strukturen wie die Amnionmembran oder die Nabelschnur sichtbar zu machen (Abb. 3.19). Ein mittlerer Schwellenwert (25–40) wird verwendet, um ein breites Spektrum an Grauskala-Informationen wie bei der fetalen Haut darzustellen, während ein hoher Schwellenwert (> 50) angewendet werden kann, um Knochen im Maximum-Modus oder andere Strukturen im Inversion-Modus hervorzuheben.

Transparenz und Verstärkung: Die graue Transparenzstufe kann erhöht werden, so dass das Bild in der Tiefe transparent erscheint. Mehr Grauskala-Informationen lassen sich auch durch Erhöhung der Verstärkung (Gain) erzielen, was jedoch häufig zu mehr Artefakten und weniger Details führt.

Helligkeit und Kontrast: Diese können bei den meisten 3D-Systemen nur geringfügig verändert werden und dienen der Verbesserung des Bildes.

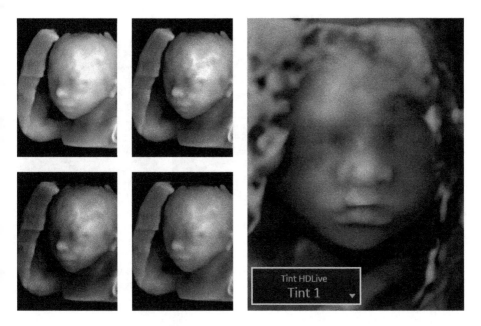

Abb. 3.20: In den 3D-Rendering-Modi können verschiedene Farben ausgewählt und vom Untersucher geändert werden. Die in den nächsten Bildern gezeigte Hautfarbe ist die am häufigsten verwendete Farbe, aber gelegentlich kann es interessant sein, andere Hautfarben auszuprobieren, indem man das Untermenü „HD-live Farbe" öffnet.

Farbtöne: Zur Einfärbung des 3D-Bildes können verschiedene Farbtöne gewählt werden, wie z. B. das bekannte Sepia, aber auch Grau, Eis oder verschiedene Hauttöne. Diese Einfärbung wird oft verwendet, um den 3D-Effekt zu verstärken (Abb. 3.20). Die meisten Nutzer haben nur eine kleine Anzahl von Farben, die sie regelmäßig verwenden. Auch für HD-live gibt es verschiedene Farbtöne, die angepasst werden können.

3.7 Magicut, das elektronische Skalpell

Grundlagen zu Magicut: Nur selten gelingt es dem Untersucher, ein so gutes 3D-Bild zu erhalten, dass es keiner weiteren Korrekturen oder Nachbearbeitung bedarf. In den meisten Fällen von statischen 3D-Volumina wird das Bild nach einigen Retuschen und dem Einsatz einiger der oben beschriebenen Werkzeugen der Manipulation verbessert. Dies ist oft notwendig, um bestimmte Gebiete besser sichtbar zu machen, oder einfach aus ästhetischen Gründen. Das elektronische Skalpell, Magicut genannt, kann aktiviert werden, nachdem das Bild fixiert worden ist (Taste „Fixiert Region of Interest"). Magicut bietet verschiedene Formen des Löschens von Informationen innerhalb des 3D-Volumens an, wie den „Radiergummi", das Schneiden im „inneren Kasten" oder das „freie Zeichnen"-Schneiden. Die Tiefe des Löschens kann zwischen voll und definiert gewählt

Magicut: Einfacher Fall

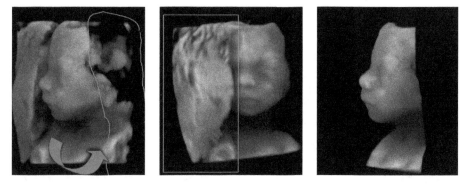

Abb. 3.21: Das elektronische Skalpell ist auch als „Magicut" bekannt. Nachdem ein Datensatz eingefroren wurde, kann das Volumen in alle Richtungen gedreht werden und nicht benötigte Informationen können gelöscht werden. In diesem einfachen Fall werden Details hinter dem Kopf entfernt und nach dem Drehen des Volumens wird auch der Bereich hinter dem Gesicht gelöscht, wodurch diese Profildarstellung entsteht. Siehe auch nächste Abbildung. Die Linien werden entweder mit dem Trackball oder mit der Hand auf dem Touchdisplay gezeichnet.

werden. Im Farbdoppler Glass-Body-Modus stehen weitere Funktionen zur Verfügung. Abb. 3.21 bis 3.24 zeigen Beispiele, bei denen Magicut verwendet wurde, um das optimale Bild zu erhalten.

Magicut volle Tiefe: Beim Magicut wählt man meistens das volle Löschen (full depth Magicut). Nach dem Fixieren des interessierenden Bereichs dreht der Untersucher das Volumen so, dass der zu löschende Bereich allein schwebend ohne dahinter liegende Strukturen dargestellt wird. Der zu entfernende Bereich wird nachgezeichnet, ohne die umliegenden Strukturen zu berühren und durch Bestätigen sofort gelöscht. Abb. 3.21 bis 3.24 zeigen Beispiele für die Verwendung des Werkzeugs Magicut, um das optimale Bild zu erhalten.

Magicut definierte Tiefe: Die andere Art von Magicut ist die „definierte" (oder selektive) Löschung, die es dem Anwender ermöglicht, einen bestimmten Bereich auszuwählen und schichtenweise zu löschen, ohne die dahinter liegenden Strukturen vollständig zu entfernen (Abb. 3.25). Hier wird nach der Auswahl der Funktion „definierte tiefe Magicut" das Gebiet umzeichnet (Abb. 3.25, Schritt 1) und mit dem Drehknopf die Tiefe schichtenweise bis zum gewünschten Ergebnis erreicht (Abb. 3.25, Schritt 2), dann wird mit der Taste fertig bestätigt (Schaltfläche „Done"). Abb. 3.25 zeigt ein Beispiel von Löschen mit definierter Tiefe.

Magicut: Schwieriger Fall

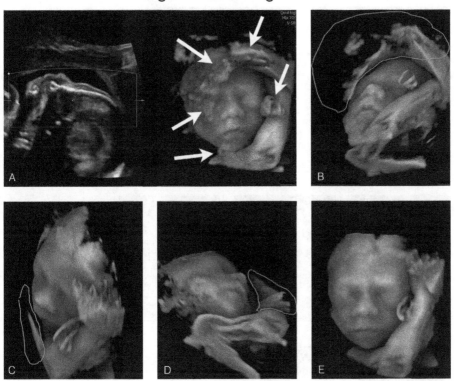

Abb. 3.22: Verwendung von Magicut zum Löschen nicht benötigter Strukturen, die das Gesicht verdecken (A). In diesem schwierigen Fall wird das Volumen zunächst fixiert (siehe Abb. 3.8) und durch schrittweises Drehen des Volumens werden verschiedene Bereiche selektiv ausgeschnitten, wie in den Feldern B bis E gezeigt.

Vorher   Nach Magicut

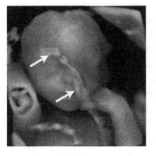 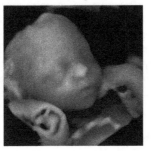

Abb. 3.23: Ein weiteres Beispiel für ein Gesicht vor und nach der Verwendung von Magicut zum Löschen der Nabelschnur, die das Gesicht bedeckt.

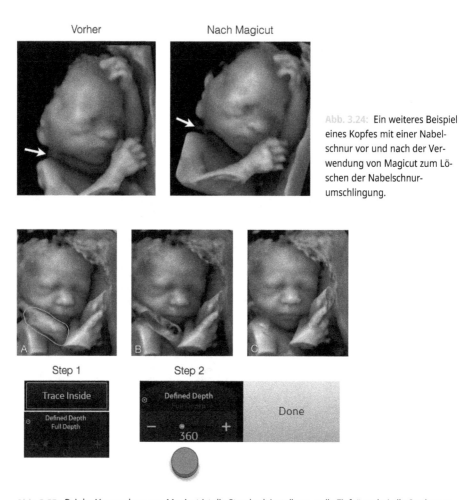

Vorher   Nach Magicut

Abb. 3.24: Ein weiteres Beispiel eines Kopfes mit einer Nabelschnur vor und nach der Verwendung von Magicut zum Löschen der Nabelschnurumschlingung.

Step 1   Step 2

Abb. 3.25: Bei der Verwendung von Magicut ist die Standardeinstellung „volle Tiefe", wobei alle Strukturen hinter dem ausgewählten Bereich gelöscht werden. In Situationen wie der in Bild A gezeigten liegt die zu entfernende Nabelschnur nahe am Gesicht. In solchen Fällen kann, wie in Schritt 1 gezeigt, „definierte Tiefe" anstelle von „volle Tiefe" gewählt werden, und der zu entfernende Bereich wird nachgezeichnet (A). Wie in Schritt 2 gezeigt, wird mit dem Touchdisplay oder dem Schieberegler die Löschtiefe schrittweise erhöht und das Ergebnis kann gleichzeitig verfolgt werden, bis das gewünschte Ergebnis erreicht ist. Die Taste „Fertig" auf dem Touchdisplay wird zur Bestätigung gedrückt. In diesem Beispiel musste das Volumen ein weiteres Mal gedreht werden, um die Nabelschnur aus einer anderen Perspektive bei „definierter Tiefe" auszuschneiden.

Magicut im Farbdoppler Glass-Body-Modus: Von besonderem Interesse ist die Verwendung von Magicut mit 3D-Volumina, die mit Farbdoppler aufgenommen und im Glass-Body-Modus dargestellt wurden. In solchen Fällen ist es möglich, entweder die Strukturen auf dem Grauskala-Bild oder die auf dem Farbdoppler oder beide zusammen zu löschen. Weitere Einzelheiten sind in Kapitel 12 zu finden.

3.8 Sono-Render-Live

Eine neu eingeführte Funktion namens „Sono-Render-Live" (Abb. 3.26) ermöglicht es, die Form der grünen Linie während des Volumen-Renderings automatisch zu ändern. Anstelle des komplizierten Löschens einiger Strukturen mit Magicut, wie in Abb. 3.26 gezeigt, erkennt die Software die freie Flüssigkeit zwischen dem Gesicht und der Vorderwand oder der Plazenta und platziert die (ebenfalls gebogene) Projektionslinie in diesem Bereich, sodass das Gesicht sofort erscheint. Zusätzlich interessant ist auch die Anwendung beim Vorliegen von Strukturen, wie in Abb. 3.27 dargestellt. Dieses Programm ist besonders wichtig bei einer live 4D-Untersuchung, bei der die Verwendung von Magicut zu zeitaufwendig und schwierig wäre.

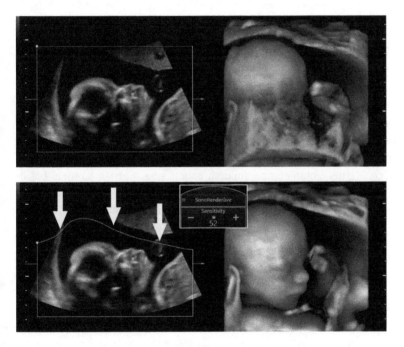

Abb. 3.26: Anstatt die Strukturen vor dem Gesicht manuell mit Magicut zu entfernen, erkennt das Programm „Sono-Render-Live" automatisch das Fruchtwasser und löscht die Informationen vor dem Fruchtwasser, sodass das Gesicht sichtbar wird. Wie im Panel zu sehen ist, ändert sich die grüne Linie von einer geraden zu einer gekrümmten Form (Pfeile), um sich an den Bereich von Interesse anzupassen. Die Empfindlichkeit dieses Programms kann ebenfalls eingestellt werden. Dieses Programm ist sehr interessant für den Einsatz in einer 4D-Echtzeituntersuchung, bei der die Verwendung von Magicut umständlich ist, während sich der Fet bewegt. Siehe nächster Fall.

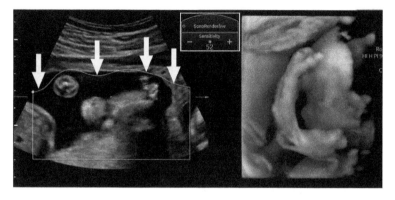

Die Verwendung von „Sono-Render-Live" ist in solchen Situationen interessant, weil es die Kurve an die Extremität vor dem Gesicht anpasst, wie an der gebogenen grünen Linie zu sehen ist.

3.9 Fazit

Das 3D-Rendering eines Volumens ist weitaus komplexer als das Navigieren in den verschiedenen Ebenen und erfordert eine intensive Einarbeitung in die 3D-Software und ihre verschiedenen Werkzeuge der Manipulation. Die Anwendung der Renderbox, der grünen Linie und der Orientierung sind die Grundlagen, die erlernt werden müssen, bevor andere Schritte der Volumenmanipulation angewendet werden können. Die in der Renderbox enthaltenen Ultraschallinformationen können in 3D entweder in einer Oberfläche oder in einer transparenten Darstellung angezeigt werden (Abb. 3.28). Das

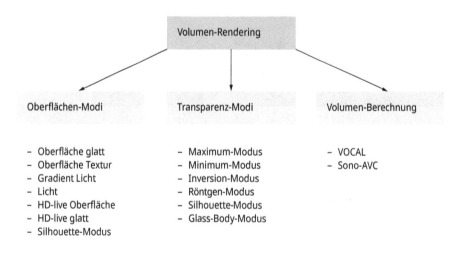

Flussdiagramm der verschiedenen Volumen-Rendering-Modi entweder im Oberflächen-Modus oder in den verschiedenen Transparenz-Modi mit den verschiedenen Darstellungen.

Programm Magicut wird verwendet, um das Bild zu bereinigen und die interessanten Strukturen hervorzuheben, während die Lichtquelle verwendet werden kann, um den räumlichen Eindruck zu verbessern. Die verschiedenen Render-Modi und andere Programme werden in den nächsten Kapiteln dieses Abschnitts besprochen.

4 Volume Contrast Imaging: VCI

4.1 Einleitung

Bei einer 3D/4D-Untersuchung mit der Darstellung von Schnittebenen kann es von gro-ßem Nutzen sein, anstelle einer einfachen Ebene eine 3D-Schicht zu erhalten. Dies ist das Prinzip des Volume Contrast Imaging (VCI), das den Vorteil hat, die Auflösung und den Kontrast zu erhöhen und Artefakte zu reduzieren. VCI findet am häufigsten bei einem statischen 3D-Volumen, aber auch bei einer STIC-Aufnahme Anwendung. VCI kann aber auch in Echtzeit-4D als VCI-A und VCI-C oder VCI-Omniview verwendet wer-den, indem eine Schicht der A-Ebene oder der C-Ebene oder einer Omniview-Ebene er-stellt wird. Die Rendering-Informationen innerhalb dieser Schicht können vom Unter-sucher ausgewählt werden, ähnlich wie beim Volumen-Rendering. Es kann dabei zwi-schen Maximal-, Oberflächen- oder anderen Modi gewählt werden kann (Abb. 4.1). Seit kurzem kann man auch VCI auf Farbdoppler Volumina anwenden. In diesem Kapitel werden wir den technischen Hintergrund einiger VCI-Funktionen erörtern und auf die verschiedenen Kapitel verweisen, in denen VCI demonstriert wird.

4.2 Grundlagen von VCI

Ein einzelnes rekonstruiertes 2D-Bild aus einem 3D-Volumen enthält sowohl echte In-formationen als auch Artefakte, die als „Rauschen" oder „Speckles" bezeichnet werden. Durch die Aktivierung der VCI-Funktion und die Auswahl einer dünnen Schicht wird die Bildauflösung erhöht, der Kontrast verbessert und die Artefakte reduziert (Abb. 4.1). Das Prinzip ist einfach und kann mit Hilfe einer Skizze (Abb. 4.2) ver-anschaulicht werden. In Abb. 4.2 stellen die hohen Amplitudenspitzen die eigentlichen Ultraschallinformationen dar, während niedrige Amplitudenspitzen Signale von Rauschartefakten darstellen. Vergleicht man zwei direkt benachbarte Bildebenen, so findet man auf den Bildern die echten Informationen sowohl an denselben Stellen als auch mit der gleichen Intensität, während sich die Artefakte in Intensität und Position unterscheiden. Durch die Überlagerung direkt benachbarter Bilder werden die wichti-gen Informationen über die anatomischen Strukturen verbessert und gleichzeitig das zufällig auftretende Rauschen in den verschiedenen Schichten reduziert oder manch-mal sogar eliminiert (Abb. 4.2). VCI wird über das Touchdisplay des Ultraschallsystems aktiviert (Abb. 4.3). Nach der Aktivierung steht ein neues Render-Untermenü zur Ver-fügung. Beispiele sind in den Abb. 4.1, 4.4 und 4.5 dargestellt. In diesen Fällen werden zwei Ebenen der fetalen Lunge mit Leber und Gehirn im Tomographie-Modus dar-gestellt. Bei den Bildern auf der linken Seite handelt es sich um die ursprünglichen Vo-lumenbilder, während die Bilder auf der rechten Seite das Ergebnis nach Aktivierung der VCI mit Kontrastverstärkung zeigen.

https://doi.org/10.1515/9783111251981-004

Rohes Bild · Mit VCI

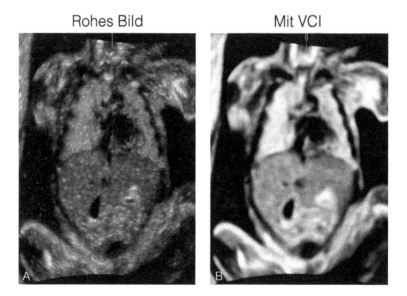

Abb. 4.1: 3D-Volumen mit einer frontalen Darstellung von Lunge, Herz, Zwerchfell und Leber. Das linke Bild zeigt ein Rohbild im Tomographie-Modus. Das rechte Bild zeigt das Bildergebnis nach Aktivierung des Volume Contrast Imaging (VCI) mit erhöhtem Kontrast und besserer Detailerkennung.

Starke Signale aus anatomischen Strukturen

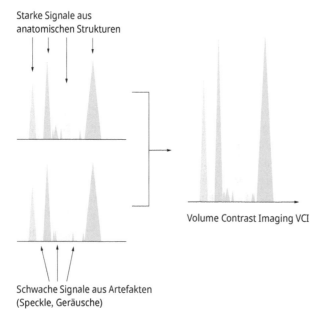

Volume Contrast Imaging VCI

Schwache Signale aus Artefakten
(Speckle, Geräusche)

Abb. 4.2: Prinzip des Volume Contrast Imaging (VCI). Das VCI-Bild wird aus mehreren benachbarten Bildern konstruiert (hier werden zwei gezeigt). Die Signale der echten Gewebeinformationen sind stark (hoch) und in den benachbarten Bildern an der gleichen Stelle vorhanden, während Signale des Rauschens und Artefakte schwach sind und an unterschiedlichen Stellen erscheinen. Die Summe zweier benachbarter Bilder (VCI) erhöht die Intensität der echten Signale, während Rauschen und Artefakte fast verschwinden.

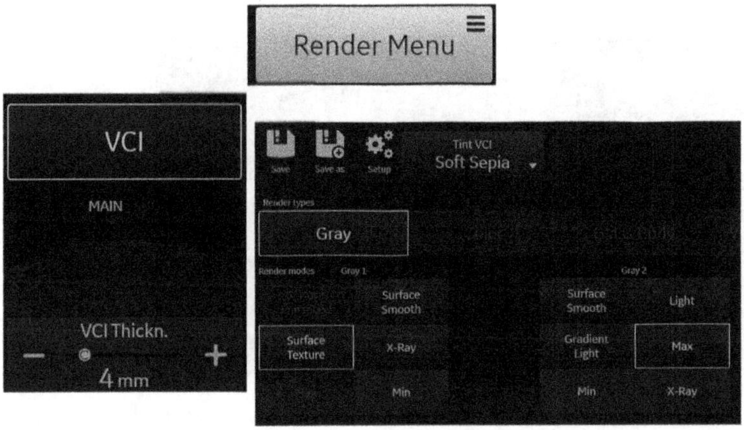

Abb. 4.3: Sobald die VCI-Funktion auf dem Touchdisplay aktiviert ist, erscheint die VCI-Schichtdicke und kann von 1 bis 20 mm verändert werden. Die Darstellung der VCI-Informationen kann im Untermenü des Render-Menüs ausgewählt werden. Es stehen vier Modi zur Verfügung: Licht-, Minimum-, Maximum- und Röntgen-. Der Maximum-Modus wird für Knochen verwendet, während der Röntgen-Modus für die Verstärkung von Gewebesignalen verwendet wird.

4.3 Statisches VCI

VCI kann auf jedem multiplanaren, tomographischen oder einzelne Ebenen Display (wie in Omniview) angewendet werden, mit dem Ziel Bildqualität und Kontrast zu verbessern (siehe Beispiele in Kap. 5 und Kap. 6). Auch wenn das entstandene Bild wie eine Ebene erscheint, ist es in Wirklichkeit eine dünne Schicht. Die Schichtdicke kann vom Anwender je nach der darzustellenden Information zwischen 1 und 20 mm gewählt werden. In diesem Buch wurden die meisten Bilder, die in einer der multiplanaren Modi dargestellt wurden, durch Hinzufügen des VCI-Modus erstellt, oft mit einer Schichtdicke von 1–3 mm.

Die Render-Information in der Schicht kann z. B. als Oberflächen-, Maximum-, Minimum-, oder Röntgen-Modus (Abb. 4.3) ausgewählt werden. Dies ist ähnlich wie beim regulären 3D-Rendering mit dem in den Abb. 4.4 bis 4.10 gezeigten Ergebnis. Es ist zu vermerken, dass z. Z. beim VCI keine HD-live-Funktion und Silhouette-Modus zur Verfügung stehen.

Röntgen-Modus: Dieser Modus eignet sich ideal zur Kontrastverbesserung von Gewebe und wird bei der Darstellung von Gehirn, Lunge, Niere, u. a. verwendet. In den meisten Fällen wird eine dünne Schicht von 1–5 mm gewählt (siehe Beispiele in den Abb. 4.1 und Abb. 4.4–4.8).

Rohes Bild   Mit VCI

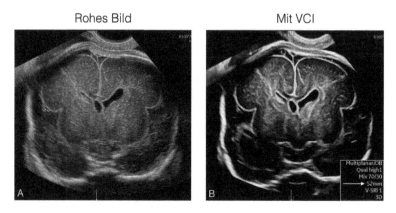

Abb. 4.4: Zwei Bilder eines statischen 3D-Volumens eines Gehirns im Tomographie-Modus, links als Rohbild. Das rechte Bild zeigt das Ergebnis nach Aktivierung des VCI (hier 2 mm dick) (Pfeil), welches ein detaillierteres Bild mit besserem Kontrast liefert.

Maximum-Modus: Dieser Modus ist ideal für die Darstellung der Knochen wie Wirbelsäule, Extremitäten, langen Röhrenknochen oder der Schädelknochen (Abb. 4.6, 4.9, 4.10). Eine gute Schichtdicke wird zwischen 5–20 mm gewählt.

Minimum-Modus: eignet sich für den Einsatz bei echoleeren Strukturen und kann gut mit dem Röntgenmodus kombiniert werden.

Oberflächen-Modus: Dieser Modus wird selten mit VCI verwendet, da für die Darstellung einer Oberfläche selten eine dünne Schicht notwendig ist (Abb. 4.9). Stattdessen ist ein standardmäßiges 3D- oder 4D-Bild in der Regel nützlicher, da der 3D-Effekt des Oberflächen-Modus verstärkt wird, wenn das Volumen größer ist. Gelegentlich wird der Oberflächen-Modus mit dem Röntgenmodus und dem Maximum-Modus kombiniert (Abb. 4.9, 4.10).

4.4 VCI bei Farbdoppler-Anwendung

Seit kurzem ist es möglich, VCI auch beim Farbdoppler-Volumen anzuwenden. Durch die Bildung einer Schicht aus Grauskala- und Farbdopplerinformationen erhält das Bild einen räumlicheren Aspekt, wie er aus dem Glass-Body-Modus bekannt ist (Abb. 4.11–4.13). Wählt man eine kleine Schichtdicke (1–5 mm) (Abb. 4.11), erscheint die Farbe wie ein dünne 3D-Schicht vor dem Hintergrund, wählt man dagegen eine dicke Schicht (10–20 mm), kann man eine größere Tiefe darstellen (Abb. 4.12–4.13) und in einem Herzvolumen z. B. die Kreuzung der großen Gefäße gut demonstrieren (Abb. 4.12). Abb. 4.13 zeigt zwei Feten mit einem Aneurysma der Vena Galeni, bei denen die vaskuläre Läsion durch eine dicke VCI-Schicht gut hervorgehoben ist.

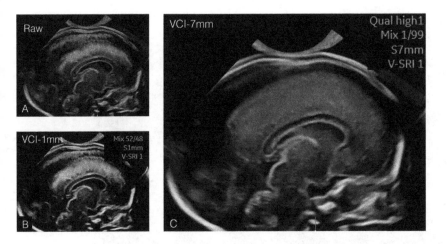

Abb. 4.5: Drei Bilder eines statischen 3D-Volumens eines Gehirns im Tomographie-Modus, wobei in (A) das Rohbild gezeigt wird. In (B) das Ergebnis nach Aktivierung des VCI (hier 1 mm) mit einem Mix aus Röntgen und Oberflächen-glatt, die das Bild klarer und kontrastreicher macht. In (C) wurde die Dicke der VCI-Schicht auf 7 mm und der Röntgenanteil auf fast 100 % erhöht, was zu einem glatteren Bild geführt hat.

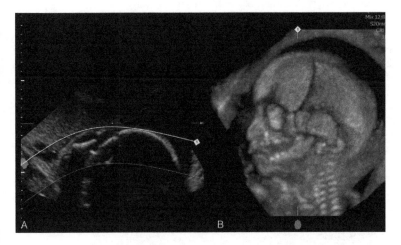

Abb. 4.6: VCI mit Maximum-Modus. Seitliches statisches 3D-Bild des fetalen Kopfes mit einer VCI-Schicht von 20 mm und Maximum-Modus, welches die Schädelknochen mit den entsprechenden Nähten zeigt.

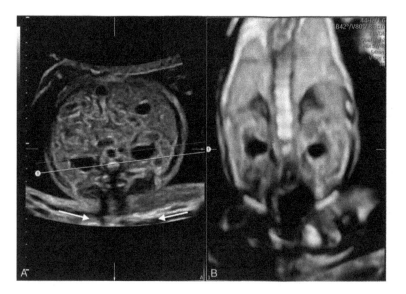

Abb. 4.7: VCI mit Minimum-Modus: Aufnahme auf der Ebene des Abdomens mit Darstellung der Nieren im Tomographie-Modus. Die Kombination einer 2 mm VCI-Schicht mit dem Minimum-Modus hebt das echoarme Nierenbecken hervor und zeigt das Vorhandensein einer leichten Pyelektasie.

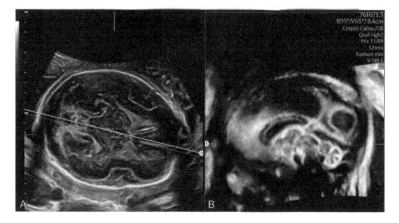

Abb. 4.8: VCI mit Röntgen-Modus: Corpus callosum und Vermis werden mit dem Omniview-Werkzeug rekonstruiert, das Ergebnis wird durch die Wahl einer VCI-Dicke von 2 mm im Röntgen-Modus verbessert.

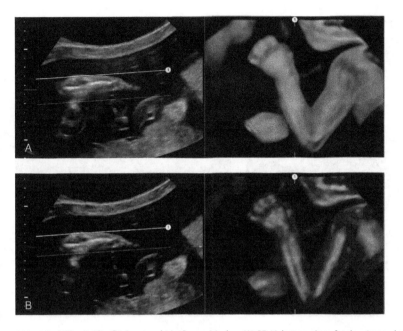

Abb. 4.9: VCI mit Oberflächen- und Maximum-Modus: (A) 3D-Volumen eines fetalen Arms, das den Arm mit Omniview und einer VCI-Schichtdicke von 14 mm mit Oberflächentextur und Gradientlicht zeigt. (B) Die gleiche Aufnahme mit einer auf 11 mm reduzierten Schichtdicke und mit Maximum-Mode-Rendering.

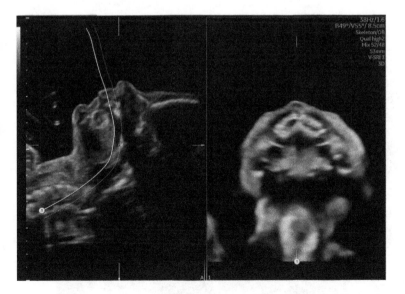

Abb. 4.10: Darstellung des harten Gaumens mit einer gekrümmten Omniview-Linie und einer VCI-Schicht von 3 mm. Die Darstellung wurde als eine Mischung aus Maximum- und Oberflächen-Modus gewählt.

Rohes Bild

Mit VCI

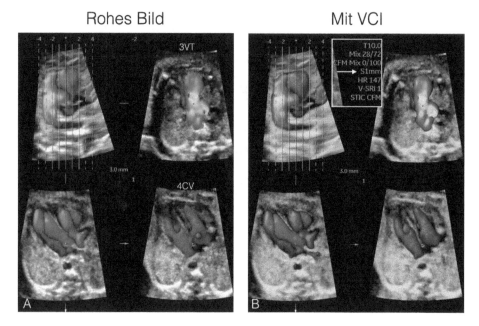

Abb. 4.11: STIC-Volumen im Tomographie-Modus in Farbdoppler mit Vierkammerblick (4CV) und Dreigefäß-Trachea-Blick (3VT). In der rechten Abbildung ist die Dicke von 1 mm dargestellt, was nicht nur eine höhere Auflösung und einen höheren Kontrast der B-Bild Informationen, sondern auch ein volumetrisches Erscheinungsbild des Farbdopplers erkennen lässt. Man vergleiche mit der nächsten Abbildung.

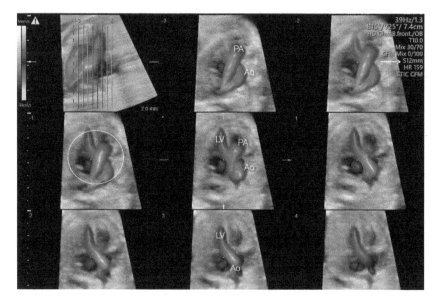

Abb. 4.12: STIC-Volumen im Tomographie-Modus mit Farbdoppler in der Systole, mit Darstellung von Aorta (Ao) im Fünf-Kammer-Blick und Pulmonalarterie (PA) im Dreigefäß-Trachea-Blick. In diesem Fall wurde ein VCI mit einer Dicke von 12 mm (Pfeil) gewählt, wodurch die Kreuzung von Gefäßen in mehreren Ebenen gleichzeitig sichtbar wird (Kreis). LV linker Ventrikel.

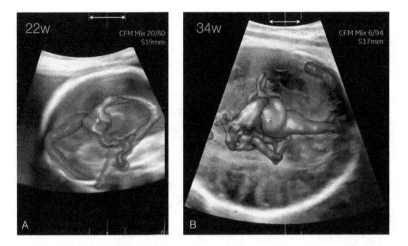

Abb. 4.13: Stark auffällige fetale Hirngefäße bei zwei Feten mit einem Aneurysma der Vena Galeni (Stern) mit 22 (A) und 34 (B) SSW mit multiplanarem Modus und VCI von 19 bzw. 17 mm (Doppelpfeil), wodurch die abnormen Hirngefäße räumlich besser dargestellt werden. VCI in Farbe ist einfacher anzuwenden als der 3D-Glass-Body-Modus.

4.5 4D mit VCI-Omniview

Bei einer Echtzeit 4D-Untersuchung kann der Untersucher eine gerade oder gebogene Omniview-Linie entlang der interessierenden Region zeichnen und eine entsprechende Schnittebene in Echtzeit erhalten. Das Ergebnis kann durch die Kombination mit VCI von entsprechender Dicke verbessert werden (Abb. 4.15). Die Autoren haben gute Erfahrungen mit dieser Technik gemacht und verwenden sie bei Screening-Untersuchungen. Bei einem Feten mit Schädellage kann die Online-Rekonstruktion des Corpus callosum oder des Vermis direkt durch die Auswahl einer geraden Linie mit einer dünnen Schicht von 1–3 mm und des Röntgen-Modus erreicht werden. Eine weitere Möglichkeit ist die Kombination von VCI mit dem Maximum-Modus zur Darstellung von Schädelknochen mit Nähten (Abb. 4.14) oder der Wirbelsäule mit Rippen (Abb. 4.15). Mehr dazu in Kapitel 14 über das Potenzial des elektronischen Schallkopfes.

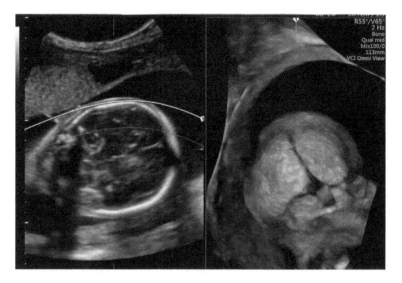

Abb. 4.14: VCI in Echtzeit 4D: Seitliche Ansicht des Schädels in 4D. Eine gekrümmte Omniview-Linie wurde seitlich zum Schädel gezogen und eine Schicht von 13 mm Dicke wurde ausgewählt. Die Maximum-Modus-Darstellung ermöglicht dann eine direkte Abbildung der Schädelknochen mit der Koronarnaht.

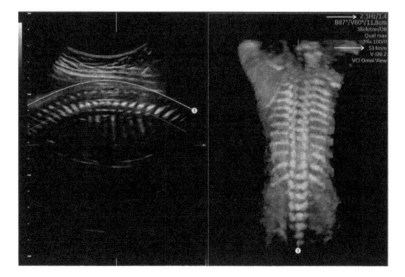

Abb. 4.15: VCI in live 4D mit Darstellung von Wirbelsäule und Rippen mit 4D-Ultraschall und gebogener Omniview-Linie und VCI von 14 mm.

4.6 4D mit VCI-A

VCI der A-Ebene ist eine Untersuchungstechnik mit einer dünnen Schicht anstelle einer einzelnen 2D-Ebene. Diese Technik kann zwar mit einem mechanischen Schallkopf durchgeführt werden, aber die Ergebnisse in Qualität und Geschwindigkeit können deutlich besser mit einem elektronischen Matrixschallkopf (siehe Kap. 1) erzielt werden (Abb. 4.16–4.20). Bei VCI-A können Schichtdicke und Darstellungsart je nach Bedarf verändert werden. Das VCI-A kann zur Untersuchung der fetalen Lunge, des Herzens, der Nieren, des Gesichts, des Gehirns und anderer Organe eingesetzt werden. Unserer Erfahrung nach kann die Kombination dieser Technik mit dem Röntgen-Modus verwendet werden, um die Kontrastunterscheidung zwischen benachbarten Regionen wie Herz zu Thymus, Myokard zu Lumen (Abb. 4.16), Corpus callosum zu Kortex oder Nieren zu Darm zu verbessern. Das Skelettsystem kann bei der Live-Untersuchung gut hervorgehoben werden, wenn es mit dem Maximum-Modus kombiniert wird (Abb. 4.17–4.20).

Normal

Azygos

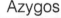
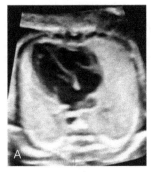
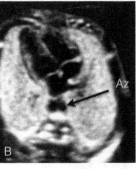

HLHS

AVSD

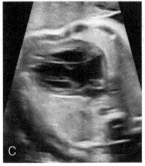
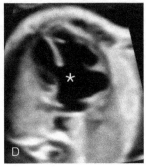

Abb. 4.16: VCI-A in live 4D mit Tissue Mode Rendering. Untersuchung des Vierkammerblicks im VCI der A-Ebene, genannt VCI-A, mit Röntgen-Modus. In (A) ein normales Herz, in (B) ein Herz mit Azygos (Az) Kontinuität hinter dem Herzen. In (C) ein Fet mit hypoplastischem Linksherz Syndrom (HLHS) und D) ein Fet mit atrioventrikulärem Septumdefekt (AVSD) (Stern).

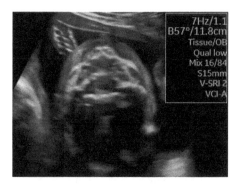

Abb. 4.17: VCI-A der transversalen Ebene des Ober-kiefers in Echtzeit 4D bei einer Schichtdicke von 15 mm im Maximum-Modus mit Ober- und Unter-kieferregion und dem harten Gaumen.

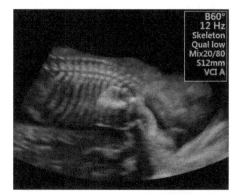

Abb. 4.18: VCI-A der Wirbelsäule und des Schulter-blatts in Echtzeit 4D bei einer VCI-Schichtdicke von 12 mm im Maximum-Modus.

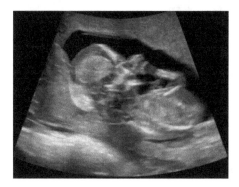

Abb. 4.19: VCI-A Aufnahme in Echtzeit 4D mit einer Schichtdicke von 12 mm im Maximum-Modus bei ei-nem Feten im ersten Trimester, mit der Schädel, Ge-sicht und die Extremitäten-Knochen in einem Bild gezeigt werden.

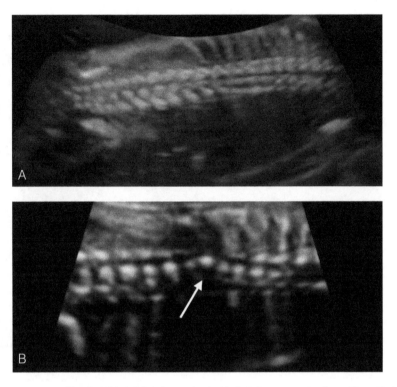

Abb. 4.20: VCI-A der Wirbelsäule in koronaler Ansicht bei einem normalen Feten (A) und bei einem Feten mit einem Keilwirbel (Pfeil) in (B).

4.7 Fazit

VCI ist eine interessante zusätzliche Funktion für 3D- und 4D-Untersuchungen, die schnell eine 3D-Schicht zur Darstellung bringt, anstatt die vielen Schritte der Rendering-Modi zu durchgehen. In Kombination mit Omniview erhöht sich das Anwendungspotenzial, vor allem wenn gebogene Linien verwendet werden. Die Autoren finden, dass VCI-Funktion im allen multiplanaren Darstellungen Anwendung finden sollte. Auf die Anwendung der VCI-A Untersuchung wird im Kapitel 14 über die Matrixsonde separat eingegangen.

5 Multiplanare Darstellung I – Orthogonaler Modus und Omniview-Schnittbilder

5.1 Grundlagen

Ultraschalldiagnostik basiert nach wie vor auf der Darstellung von typischen Schnittebenen, die eine diagnostische Aussage haben. Die meisten Untersucher erwarten daher die Einstellung solcher „typischen" Ebenen und einige empfinden nach wie vor tomographische oder orthogonale Bilder als eher ablenkend. Die Darstellung des fetalen Profils, des Vierkammerblicks, des Corpus callosum oder des Längsschnittes der Wirbelsäule u. ä. zählen zu den Beispielen für Standardebenen. Einige Ebenen dagegen lassen sich im Routine-Ultraschall nicht bei jeder Lage eines Feten einstellen, obwohl sie vom Untersucher dargestellt und dokumentiert werden sollten. Anstatt während des Live-Ultraschalls mühsam zu versuchen, die optimale 2D-Ebene zu bekommen, kann es hilfreich sein, einen Volumendatensatz aufzunehmen und die gewünschte Ebene aus dem Volumenblock zu extrahieren. In diesem Kapitel soll aufgezeigt werden, wie sich aus einem 3D-Volumen nachträglich Bilder in verschiedenen Modi rekonstruieren lassen. Die in Kapitel 2 erläuterte Navigation innerhalb eines Volumens ist dabei eine große Hilfe und die in Kapitel 4 erläuterte VCI-Technik verbessert die Bildqualität. In diesem Kapitel werden zwei Methoden, der orthogonale Modus und die Omniview-Funktion, besprochen, die es ermöglichen, typische Schnittebenen aus einem Volumendatensatz herauszuarbeiten. Der Tomographie-Modus wird im nächsten Kapitel behandelt.

5.2 Multiplanare Rekonstruktion und die Darstellung von Schnittbildern

Die Darstellung einzelner Bilder aus einem digitalen Volumendatensatz kann auf unterschiedliche Weise erfolgen. In der Sprache der Bildgebung ist der allgemeine Begriff für eine solche Technik die „multiplanare Rekonstruktion" oft mit MPR abgekürzt. Im 3D-Ultraschall unterscheidet sich die verwendete Nomenklatur von Hersteller zu Hersteller leicht. Bei dem von den Autoren verwendeten System wird der Begriff „multiplanar" oft als Synonym für den orthogonalen Modus verwendet. In diesem Buch werden wir den Begriff 2 „multiplanare Rekonstruktion" oder „multiplanare Darstellung" als Dachbegriff verwenden und die verschiedenen Modalitäten getrennt behandeln:

Derzeit stehen die folgenden drei Modalitäten der MPR im Volumen-Ultraschall zur Verfügung:

- Einzelne oder mehrere Bilder im orthogonalen Modus (2 oder 3 senkrecht zueinanderstehende Bilder) (Abb. 5.1–5.4).
- Einzelne oder mehrere Bilder im Tomographie-Modus (parallele Bilder).
- Einzelne Schnittbilder durch selektives Schneiden innerhalb des Volumens mit Werkzeugen wie „Omniview".

https://doi.org/10.1515/9783111251981-005

Mit letzterem ist es nicht nur möglich innerhalb des Volumens mit einer geraden Linie zu schneiden, sondern auch eine gebogene Linie oder eine beliebige aus mehreren Punkten bestehende Linie zu zeichnen und eine entsprechende nicht gerade Ebene zu erhalten.

Um die Qualität der rekonstruierten Bilder zu verbessern und Artefakte zu reduzieren, wird empfohlen die Funktion Volume Contrast Imaging (VCI) in allen multiplanaren Darstellungen hinzuzuschalten (Abb. 5.3–5.5), wie in Kapitel 4 beschrieben. Eine Alternative dazu bietet das 3D-Volume-SRI-Filter zur Reduktion von Rauschartefakten (Speckles).

5.3 Praktisches Vorgehen beim orthogonalen Modus

Schon bei Aufnahme eines Volumens kann auf dem Touchdisplay die Voreinstellung gewählt werden, ob das Ergebnis im orthogonalen Modus, im Tomographie-Modus (oder in einem 3D gerenderten Modus) darzustellen ist. Sobald das Volumen aufgenommen ist, werden die drei senkrechten Bilder dargestellt (Abb. 5.1, 5.2). Der Anwender sucht zunächst nach der am besten erkannten Struktur, um mit der Manipulation zu beginnen. In manchen Situationen ist es hilfreich durch das Volumen zuerst zu blättern (scrollen) oder durch die verschiedenen Ebenen mithilfe des Schnittpunkts zu navigieren, wie in Kapitel 2 erläutert. Für die Orientierung sollte der Untersucher sobald

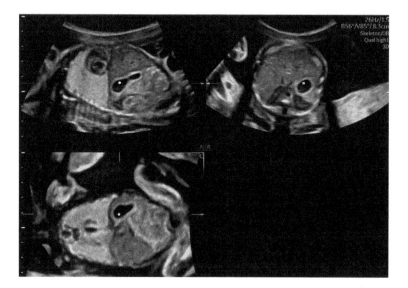

Abb. 5.1: Thorax und Abdomen eines Feten im orthogonalen Modus . Um eine gute Orientierung zu haben, wurde eine gut erkennbare Struktur wie hier der Magen gewählt. In einer Ebene (A, oben links) wurde der Schnittpunkt so verschoben, dass er im Magen liegt, und die Bilder (B) und (C) wurden so verändert, dass der Magen nun sichtbar ist. Der Schnittpunkt zeigt in allen drei Ebenen immer auf dieselbe Stelle und kann somit zur Navigation verwendet werden.

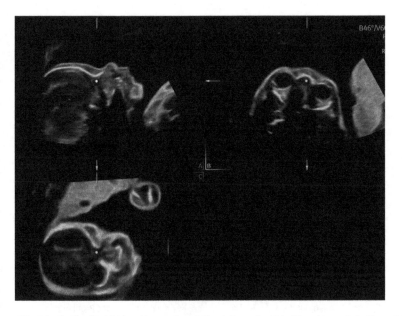

Abb. 5.2: Fetales Gesicht in orthogonaler 3D-Darstellung. Der Schnittpunkt wurde in Ebene A in der Nähe der Nase platziert und ist nach Korrektur der Ebenen auch in den beiden anderen Bildern zu sehen.

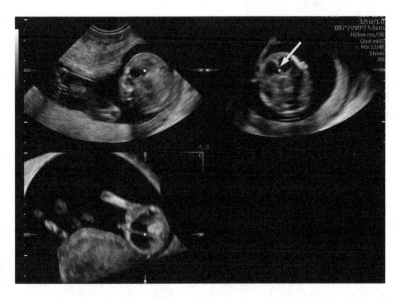

Abb. 5.3: Schrittweise Rekonstruktion einer Ebene aus einem 3D-Volumendatensatz am Beispiel der Nase und der Nackentransparenz. Bei einer transvaginalen Untersuchung ist es oft schwierig die ideale mediosagittale Darstellung eines Profils zu erhalten. Die Akquisition des Fetalen Gesichts wurde von der Seite aufgenommen. Die Volume Contrast Imaging (VCI)-Funktion ist aktiviert (siehe Kap. 4), der Schnittpunkt liegt auf der Falx cerebri (Pfeil in B), einer leicht erkennbaren Struktur. In der Ebene C unten ist die Falx schräg. Das untere Bild wird dann gedreht, bis die Falx horizontal liegt, wie in der nächsten Abbildung gezeigt.

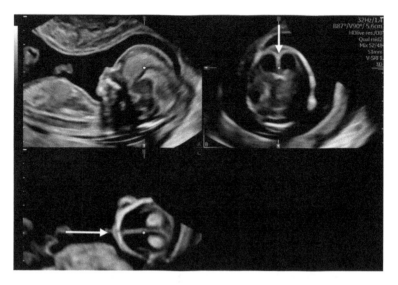

Abb. 5.4: Fortführung der letzten Abbildung. Jetzt ist die Falx in allen drei Ebenen gut ausgerichtet und der Schnittpunkt ist in allen drei Ebenen auf der Falx cerebri zu sehen. In der Ebene A ist das Profil nun gut zu erkennen, die nächste Abbildung zeigt das Endergebnis.

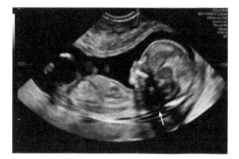

Abb. 5.5: Ergebnis eines fetalen Profils, das aus dem 3D-Volumendatensatz einer schrägen Darstellung des fetalen Gesichts rekonstruiert wurde. Das Nasenbein und die Nackentransparenz sind nun deutlich sichtbar und die Nackentransparenz kann gemessen werden.

das Bild, das der idealen Ebene am nächsten kommt, erhalten ist, die y-Achse (Rotation) um die interessierende Struktur entlang drehen, um sie in einer der typischen fetalen Achsen (Falx, Wirbelsäule, Aorta usw.) auszurichten.

Abb. 5.3 bis 5.5 zeigen Schritt für Schritt, wie aus einem transvaginal aufgenommenen Volumen des fetalen Gesichts ein idealer mediosagittaler Blick mit der Nackentransparenz und dem Nasenbein erzeugt wird. Wegen der eingeschränkten Manipulation des Schallkopfs bei einer transvaginalen Untersuchung konnte das fetale Profil zunächst nicht eingestellt werden, so dass ein 3D-Volumen aufgenommen wurde. Nach Aktivierung des VCI wurde in einem ersten Schritt die Falx cerebri gesucht (B-Ebene in Abb. 5.3) und entlang der y-Achse ausgerichtet. In der C-Ebene ist die Falx noch schräg und wird im nächsten Schritt entlang der x-Achse ausgerichtet (Abb. 5.4, 5.5). In dieser Ebene ist das Profil deutlich sichtbar (Abb. 5.5) und ermöglicht nun die Darstellung und ggf. Messung des Nasenbeins und der Nackentransparenz.

Abb. 5.6 zeigt, wie die intrakranielle Transparenz durch Manipulation eines Volumens eines fetalen Kopfes mit 12 SSW in einer Schnittebene rekonstruiert wurde. Abb. 5.7 zeigt die Darstellung des Oberkiefers durch Manipulation eines Volumens ei-

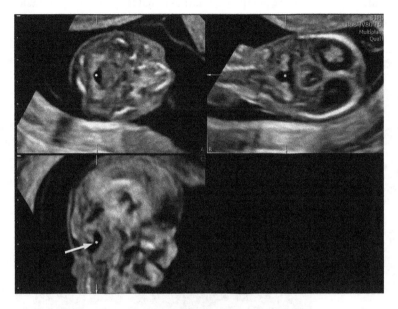

Abb. 5.6: Rekonstruktion der intrakraniellen Transparenz (Pfeil) aus einer transversalen Darstellung des Gehirns mit 12 SSW mit Volumendrehung und Navigation.

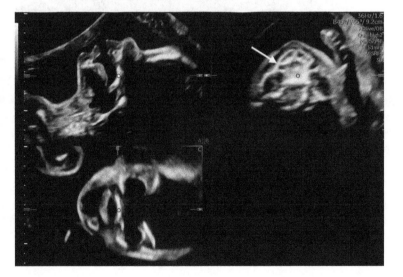

Abb. 5.7: 3D-Rekonstruktion des Oberkiefers mit hartem Gaumen im orthogonalen Modus. Nach dem Verschieben des Schnittpunkts am harten Gaumen im Bild in (A) wird das Gesicht in der Ebene C so angepasst, dass es horizontal liegt. Mit diesen Verschiebungen werden Oberkiefer und harter Gaumen in Ebene B deutlich sichtbar (Pfeil).

nes Feten im zweiten Trimenon und Kombination mit VCI (1 mm) zur Hervorhebung der Befunde. Abb. 5.8 bis 5.10 zeigen die Verwendung des orthogonalen Modus zur Darstellung eines Double-Bubble-Zeichen bei Duodenalatresie, Kleinhirnwurm bzw. Aortenbogen. In all diesen Fällen wurde mit dem Schnittpunkt navigiert, in die ideale Ebene des Interesses gedreht und VCI zur Kontrastverstärkung hinzugefügt.

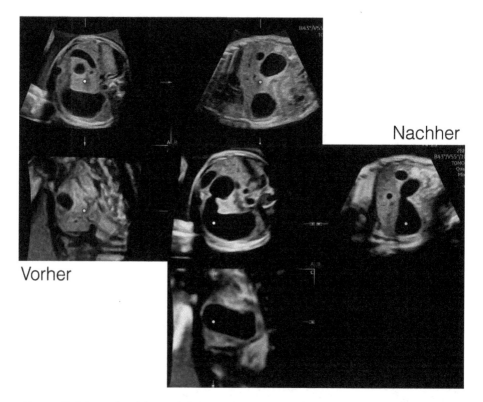

Nachher

Vorher

Abb. 5.8: 3D-Volumen des Abdomens bei einem Feten mit Duodenalatresie und Double-Bubble-Zeichen. Im Rohbild auf der linken Seite (vorher) ist der Double-Bubble-Zeichen nicht gut zu erkennen, aber wenn der Schnittpunkt in den Ebenen A und dann B verschoben wird, erscheint das typische Bild des Magens, der mit dem Duodenum verbunden ist.

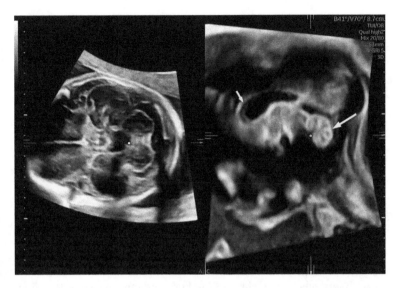

Abb. 5.9: Rekonstruktion des Kleinhirnwurms (langer Pfeil) und des Corpus Callosum (kurzer Pfeil) in der Mittellinie des Gehirns aus einer transversalen 3D-Volumenaufnahme und Navigation mit dem Schnittpunkt.

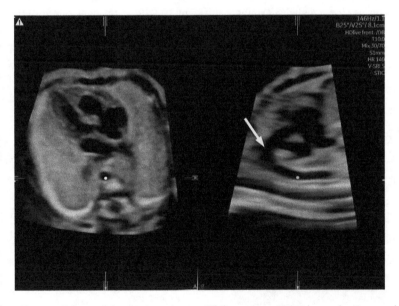

Abb. 5.10: Rekonstruktion des Aortenbogens (Pfeil) aus einem STIC-Volumen des Herzens, das in einer transversalen Vierkammerblick-Ebene aufgenommen wurde. Der Schnittpunkt wurde auf der Aorta descendens platziert, um die Volumendrehung zu erleichtern.

5.4 Praktisches Vorgehen zur Erstellung einer „beliebigen Ebene" mit Omniview

Eine gute Alternative für die Darstellung einer einzelnen Ebene (genannt „beliebige Ebene" oder „anyplane") ist die Verwendung der Omniview-Funktion. Dieser Modus wird über das Touchdisplay aktiviert (Abb. 5.11). Zuerst sollte das Bild im orthogonalen oder Tomographie-Modus ausgerichtet werden, um die interessierende Struktur einigermaßen zu identifizieren. Im Anschluss kann der Anwender durch die Auswahl der „Linienfunktion" direkt eine Linie im Volumen zeichnen und gleichzeitig das rekonstruierte Bild entlang der Linie erhalten. Da das rekonstruierte „Omniview-Bild" gleichzeitig erscheint, kann eine Anpassung der gezeichneten Linie direkt vorgenommen werden. Es können bis zu drei Linien auf demselben Bild gezeichnet werden, die durch unterschiedliche Farben und die Zahlen 1,2 und 3 gekennzeichnet werden können (Abb. 5.12, 5.13). Nachdem eine Linie gezeichnet und fixiert worden ist, kann sie parallel verschoben, gekippt oder gedreht werden. Eine Omniview-Linie kann als gerade, gebogene, frei gezeichnete oder aus mehreren Punkten bestehenden Linie (Polyline) gezeichnet werden (Abb. 5.11 rechts). Das resultierende Bild kann entweder als projizierte Linie oder auch als gestreckte Linie dargestellt werden, was bei einer nicht geraden Linie zu unterschiedlichem Ergebnis führen kann. Zur Verbesserung der Bildqualität empfiehlt es sich, mögliche Artefakte mit dem 3D-VSRI-Filter oder durch Aktivieren des VCI-Modus zu reduzieren. Es ist wichtig zu betonen, dass die Anwendung

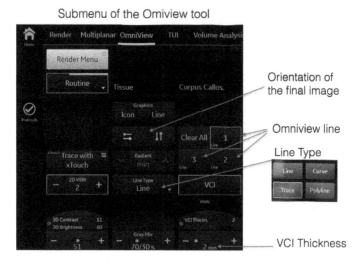

Abb. 5.11: Touchdisplay und Untermenü von Omniview: Wenn die Funktion Omniview ausgewählt wird, erscheint das in dieser Abbildung dargestellte Menü. Man kann hier dann, eine der drei Omniview-Linien (1, 2, 3) auswählen, dann Volume Contrast Imaging (VCI) mit entsprechender Dicke aktivieren (siehe Kap. 4) und die Linienform auswählen, sei es eine gerade Linie, eine gebogene, eine gezeichnete oder eine Polyline. Im Untermenü „Render-Menü" können die verschiedenen Graumischungen ausgewählt werden, wie in Kapitel 4 erläutert.

des Omniview-Modus nicht nur auf ein statisches 3D-Volumen beschränkt ist, sondern auch in einem 4D- oder STIC-Volumen eingesetzt werden kann.

5.5 Typische Anwendungen des Omniview-Modus

Der Omniview-Modus kann für alle Arten von Volumina und alle zu untersuchenden Organe verwendet werden, wie die Beispiele Abb. 5.12 bis 5.23 zeigen.

Thorax und Abdomen: Abb. 5.12 zeigt, dass Omniview ideal für die Darstellung von intrathorakalen- und intraabdominalen Organen geeignet ist und typische Schnittebenen dokumentiert. Abb. 5.13 zeigt eine einfache Möglichkeit zur Hervorhebung der Nieren in einem Volumen.

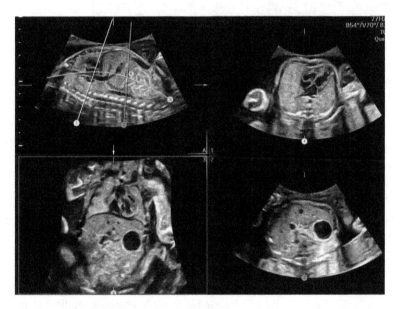

Abb. 5.12: Anwendung von Omniview auf ein 3D-Volumen von Thorax und Abdomen. Der Benutzer kann bis zu drei Linien zeichnen. In diesem Fall haben zwei Linien transversale Ebenen oberhalb des Herzens (gelbe Linie, 1, rechts oben) und auf Höhe des Magens (magentafarbene Linie, 2, rechts unten) erzeugt. Die dritte horizontale Linie (zyanfarben) ist eine frontale Darstellung von Thorax, Lunge, Zwerchfell, Magen, Leber und Darm (3 – linkes unteres Feld). Während die Ebenen 1 und 2 aus geraden Linien entstanden, wurde die Linie 3 als (gebogene) gezeichnete Linie gewählt.

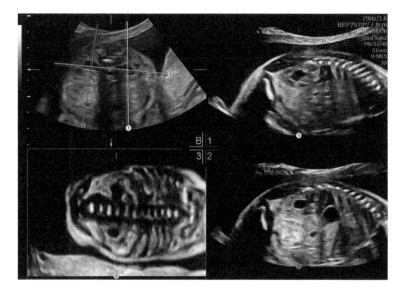

Abb. 5.13: Verwendung von Omniview bei der Darstellung von Nieren. Das 3D-Volumen wurde in der dorsoanterioren Lage des Feten aufgenommen, die Nieren befinden sich links und rechts der Wirbelsäule. Zwei Omniview-Linien wurden parasagittal (1, gelb, 2, magentafarbene Linie) und eine koronal (3, cyan) gezeichnet, so dass die Nieren aus verschiedenen Perspektiven hervorgehoben werden.

Fetales Skelett: Die fetale Wirbelsäule und die Schädelknochen lassen sich durch die Kombination von Omniview mit VCI und Maximum-Modus gut zeigen, wie in Abb. 5.14 und 5.15 zu sehen ist. Je nach untersuchtem Organ und Lage des Feten kann entschieden werden, ob eine gerade oder gebogene Linie gewählt werden soll. Der Oberkiefer mit dem harten und weichen Gaumen kann meistens gut mit dem orthogonalen Modus dargestellt werden (Abb. 5.7), aber in einigen Situationen kann es zuverlässiger sein, Omniview für die gezielte Darstellung mit einer gebogenen oder einer gezeichneten Linie heranzuziehen (Abb. 5.16).

Fetales Gehirn: Abb. 5.17 bis 5.19 zeigen Beispiele für fetale Neurosonographie, bei denen der Omniview-Modus eine schnelle Rekonstruktion des Corpus callosum, des Kleinhirnwurmes und eine frontale Ansicht auf das Cavum septi pellucidi und andere Strukturen ermöglicht.

Fetales Herz: Der Omniview-Modus kann am fetalen Herzen bei einer STIC-Aufnahme entweder im B-Bild (Abb. 5.20) oder im Farbdoppler (Abb. 5.21) angewendet werden. Typische Schnittebenen wie der Vierkammerblick und Dreigefäß-Trachea-Blick können mit dieser Funktion gut und schnell dargestellt werden (Abb. 5.20, 5.21). Ein direkter Blick auf die atrioventrikulären Klappen kann die Darstellung des Klappenapparates demonstrieren.

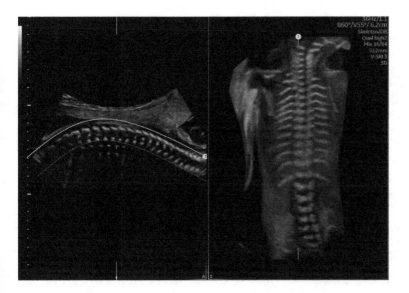

Abb. 5.14: Eine gekrümmte Omniview-Linie wurde auf ein 3D-Volumen gezeichnet und die Funktion VCI mit einer 12-mm-Schicht aktiviert. Für die Knochen wurde im Render-Menü der Maximum-Darstellungsmodus gewählt, der in diesem Fall die Wirbelsäule und die Rippen sichtbar macht.

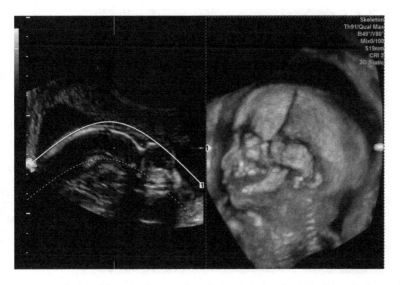

Abb. 5.15: Die Schädelknochen lassen sich nach einer lateralen Akquisition eines fetalen Kopfes und der Verwendung von Omniview gut darstellen, hier als gekrümmte Linie mit 19 mm Breite und Maximum-Darstellungsmodus.

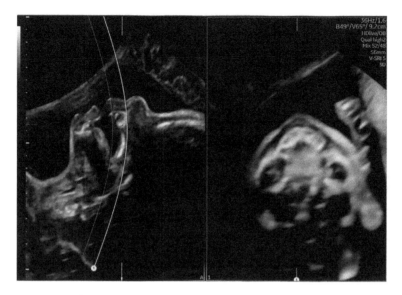

Abb. 5.16: Nach einer 3D-Volumenaufnahme eines Gesichts von unten kann der Oberkiefer mit hartem Gaumen durch Verwendung einer gebogenen Omniview-Linie, einem VCI von 6 mm und in diesem Fall mit Maximum-Modus dargestellt werden. (Vergleiche mit Abb. 5.15).

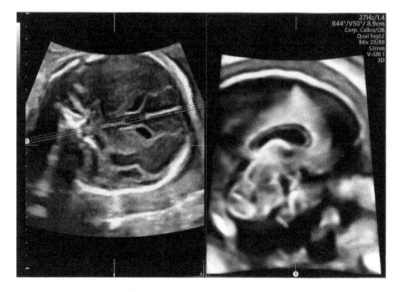

Abb. 5.17: Omniview mit VCI zur Darstellung des Corpus Callosum. Die Falx cerebri und das Cavum septi pellucidi werden als Orientierungsstrukturen verwendet.

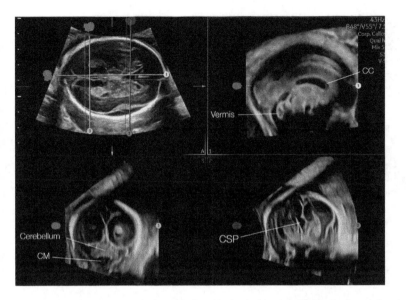

Abb. 5.18: Nach einer transversalen statischen 3D-Akquisition eines fetalen Kopfes wurden drei Omniview-Linien gezogen, um (1) das Corpus Callosum (CC) in einer sagittalen Ebene, (2) das Cavum septi pellucidi (CSP) in einer frontalen Ebene, und (3) das Kleinhirn und die Cisterna magna in einer weiter posterioren frontalen Ebene darzustellen.

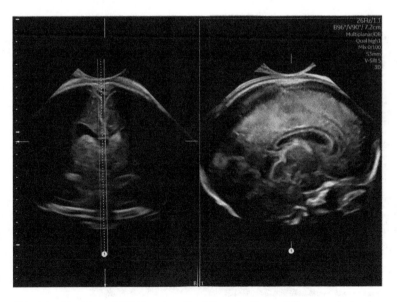

Abb. 5.19: Omniview mit VCI (3 mm) zur Darstellung des Corpus Callosum nach einer transvaginalen Volumenaufnahme.

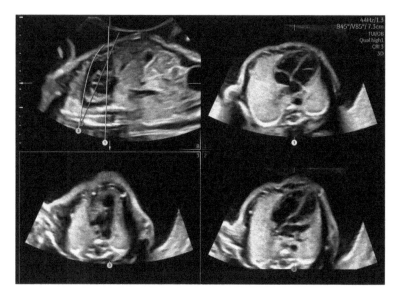

Abb. 5.20: Omniview kann auch für das fetale Herz verwendet werden. In diesem Fall wird die Orientierungsebene im oberen linken Feld angezeigt, drei Linien werden gezeichnet, das Ergebnis wird in den anderen drei Feldern angezeigt. Die gelbe Linie ist die transversale Darstellung des Vierkammerblicks (1), die magentafarbene Linie schneidet die Ebene des Fünfkammerblicks (2), und die gebogene zyanfarbene Linie schneidet die Ebene des Dreigefäß-Trachea-Blicks (3).

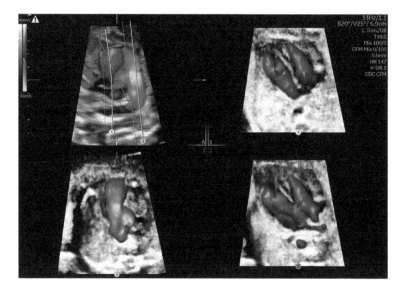

Abb. 5.21: Omniview kann hier auch mit STIC in Kombination mit Farbdoppler verwendet werden. Im oberen linken Feld werden drei Linien in der Orientierungsebene eingezeichnet; das Ergebnis wird in den anderen drei Feldern als Vierkammerblick (gelb), Fünfkammerblick (magentafarben) und Dreigefäß-Trachea-Blick (zyanfarben) dargestellt.

Frühschwangerschaft: Bei frühen Feten und Embryonen, die vor 14 SSW untersucht werden, bekommt man bei einer transvaginalen Untersuchung selten gleich alle interessierenden Ebenen. In solchen Fällen hilft die Omniview-Linie dabei, die gewünschte rekonstruierte Ebene zu erhalten. Abb. 5.22 zeigt ein Beispiel für eine rekonstruierte intrakranielle Transparenz . Interessant aber noch nicht von klinischem Wert ist das Freihandzeichnen einer Omniview-Linie, wie im Beispiel eines gestreckten Embryos (Abb. 5.23).

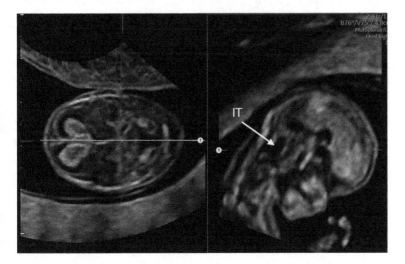

Abb. 5.22: Auf einem Volumen eines fetalen Gehirns in Frühschwangerschaft kann die Omniview-Linie die intrakranielle Transparenz zeigen (Pfeil).

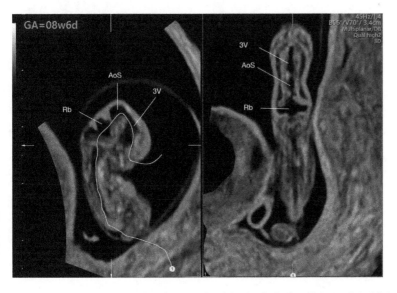

Abb. 5.23: Eine interessante Anwendung von Omniview ist die Freihandlinie. Am Beispiel eines Embryos in der 9. Schwangerschaftswoche kann die gezeichnete Linie einen gestreckten und projizierten Feten mit Gehirn und Körper zeigen. 3. V: dritter Ventrikel; AoS: Sylvischer Aquädukt; Rb: Rhombencephalon.

5.6 Fazit

Das Navigieren in den verschiedenen Ebenen innerhalb eines Volumendatensatzes erfordert eine gewisse Lernkurve. Durch Blättern und Drehen innerhalb des Volumens kann man verstehen, wie man die gewünschte Ebene leicht erreichen und die benötigten Details hervorheben kann. In unserer Lehrtätigkeit haben wir festgestellt, dass der Untersucher, sobald er sich an die Navigation innerhalb eines Volumens gewöhnt hat, diese Technik problemlos für Routineuntersuchung verwenden kann. Insbesondere der Einsatz von Omniview kann in eine Live-Untersuchung integriert werden. In diesem Buch werden viele Beispiele für die Verwendung der verschiedenen Multiplanar- oder Omniview-Modi vorgestellt.

6 Multiplanare Darstellung II – Tomographie-Modus

6.1 Grundlagen

Nachdem im vorherigen Kapitel die multiplanare Rekonstruktion von orthogonalen sowie einzelnen Ebenen behandelt wurde, fokussiert dieses Kapitel auf dem anderen multiplanaren Darstellungsmodus, dem Tomographie-Modus. Der Tomographie-Modus (auch Tomographic Ultrasound Imaging TUI genannt) ist pränatal einer der am häufigsten verwendeten Modi zur multiplanaren Rekonstruktion. Bei diesem Modus werden in einem Übersichtsbild parallele Schnittebenen nebeneinander dargestellt, ähnlich wie bei der CT- und MR-Bildgebung. Sein häufiger Einsatz in der fetalen Neurosonographie hat seine Anwendung in den letzten Jahren in der Fetalmedizin stark vorangetrieben. Ein Vorteil der Volumensonographie ist die Möglichkeit Volumenblöcke digital zu speichern und nachträglich diese zur Nachbearbeitung oder Analyse zu verwenden, u. a. mit dem Tomographie-Modus. Obwohl es sich bei einer Ultraschalluntersuchung immer noch um eine dynamische Online-Untersuchung handelt, bei der Ebenen in Echtzeit unmittelbar beurteilt werden, glauben wir, dass die tomographische Darstellung von Ultraschallbildern in Zukunft immer mehr an Bedeutung gewinnen wird. Dies gilt nicht nur für die Dokumentation eines Befundes, sondern auch im wachsenden Bereich der Automatisierung von Ultraschalluntersuchungen. Letztere ist die Grundlage, auf der Anwendungen wie Sono-CNS bzw. Sono-VCAD aufbauen, die typische CNS bzw. Herzbilder aus einem Volumendatensatz generieren. In diesem Kapitel beleuchten wir verschiedene Aspekte der Darstellung im Tomographie-Modus. Die Software Sono-CNS wird in diesem Buch nicht weiter besprochen. Sono-VCAD wird kurz im Kapitel 19 behandelt.

6.2 Praktisches Vorgehen

In Kapitel 5 wurde der orthogonale Modus mit der Darstellung von drei senkrechten Ebenen und dem Schnittpunkt zur Navigation innerhalb des Volumens vorgestellt (Abb. 6.1). Eines der anderen wichtigen Programme zur Navigation ist die „Translation" innerhalb des Volumens, das sogenannte Scrolling oder Blättern (siehe Kap. 2). Der Anwender, der an einem Navigieren mit parallelen Ebenen interessiert ist, kann alternativ den Tomographie-Modus anwenden. Die tomographische Darstellung ist eine multiplanare Darstellung des Volumens in parallelen Ebenen, ähnlich wie bei den tomographischen Bildern der Workstation von CT und MRT. Nach der Aktivierung der Funktion des Tomographie-Modus auf dem Touchdisplay (Abb. 6.1, 6.2) und der Auswahl der interessierenden Region, wählt der Untersucher die Anzahl der auf dem Bildschirm darzustellenden Ebenen (Schichten) sowie den Abstand zwischen den Schichten (Abb. 6.3). Sobald der interessierende Bereich definiert ist, wird der Tomographie-Modus aktiviert und parallele Schichten werden auf dem Bildschirm neben dem Referenz-

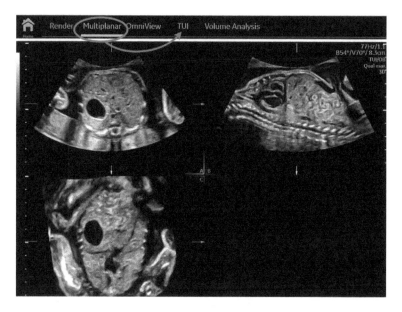

Abb. 6.1: Ein 3D-Volumen des Thorax und des Abdomens, dargestellt im multiplanaren orthogonalen Modus. Der in diesem Kapitel beschriebene Tomographie-Modus, das sogenannte Tomographic Ultrasound Imaging (TUI) kann auf dem Touchdisplay (Pfeil) aktiviert werden, was zu den folgenden Abbildungen führt.

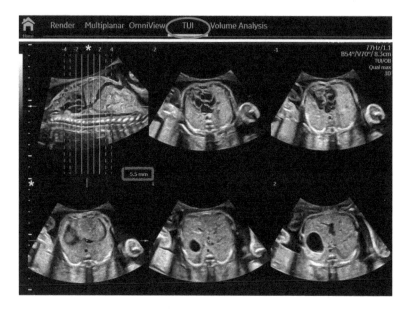

Abb. 6.2: Bei dem Tomographie-Modus (TUI) ist das linke obere Bild die Orientierungsebene. Die Anzahl der Schichten kann vom Anwender ausgewählt werden. Das grüne Sternchen markiert die Referenzebene; in diesem Fall befinden sich zwei Ebenen vor und zwei hinter der Referenzebene. Der Abstand zwischen den Ebenen kann entsprechend verändert werden (siehe lila Kasten), in diesem Fall wurde ein Abstand von 5,5 mm gewählt. In den nächsten Abbildungen werden die verfügbaren Funktionen erläutert.

bild, das sich in der oberen linken Ecke befindet, angezeigt (Abb. 6.2, 6.4). Der einstellbare Schichtabstand wird ebenfalls im Orientierungsbild in der oberen linken Ecke angezeigt (Abb. 6.4, 6.5). Im Tomographie-Modus können alle Unterfunktionen des orthogonalen Modus verwendet werden, wie z. B. navigieren mit dem Schnittpunkt, Rotation von Ebenen und Scrollen innerhalb des Volumens.

Zur Verbesserung der Bildqualität wird empfohlen die Rauschartefakte zu reduzieren, entweder durch Hinzufügen der VCI-Funktion (siehe Kap. 4) (Abb. 6.3) oder durch Zuschalten des V-SRI-Filters. Die VCI-Dicke kann erhöht werden, so dass das Endergebnis einer Reihe von verdickten Scheiben ähnelt. Die Abb. 6.4 bis 6.9 zeigen die verschiedenen Möglichkeiten des Tomographie-Modus. Abb. 6.1 zeigt das ursprüngliche Volumen im orthogonalen Modus. Da die Ebene A die Referenzebene ist (Abb. 6.6), ändern sich die angezeigten Bilder, wenn die Anzahl der Schichten oder der Abstand zwischen den Schichten geändert wird (siehe Abb. 6.7–6.9). Bei diesem Ansatz bleibt die Bezugsebene gleich, aber die anderen Bilder ändern sich. Die Anzahl der auf dem Bildschirm angezeigten Schichten kann geändert werden: 2 × 1, 2 × 2, 3 × 2, 3 × 3, 4 × 4 usw., wie in den Abb. 6.4 bis 6.9 zu sehen ist. Die Abb. 6.8 und 6.9 zeigen das Blättern innerhalb eines Volumens im Tomographie-Modus, wobei die Ebenen durch selektives Drehen der x-, y- oder z-Achse leicht angepasst werden können. Die Wahl der A-, B- oder C-Ebene auf dem Touchdisplay führt zu einer anderen Darstellung, wie in den Abb. 6.2, 6.4 und 6.5 gezeigt wird.

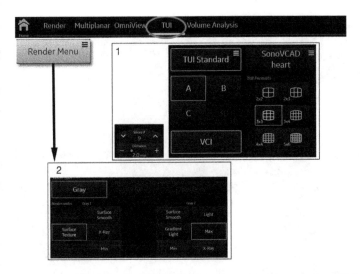

Abb. 6.3: (1) Untermenü Tomographie (TUI) : In diesem Menü kann die Auswahl der parallelen Ebenen A, B oder C getroffen werden. In der linken unteren Ecke des Bildschirms können die Anzahl der Schichten und der Abstand zwischen den Schichten ausgewählt werden. Die Tomographie kann in verschiedenen Formaten auf dem Bildschirm dargestellt werden, von 2 × 2 bis 5 × 6 Felder, wie in den folgenden Abbildungen gezeigt. Darüber hinaus kann die Volumenkontrastdarstellung VCI aktiviert werden, und wenn das Untermenü Rendering (2) geöffnet wird, kann die Graumischung je nach Untersuchungszweck (Gewebe, Knochen usw.) ausgewählt werden. Siehe Kap. 4 für VCI.

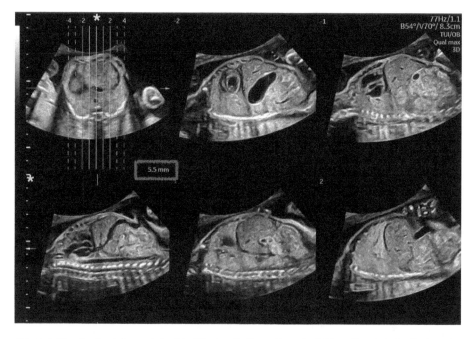

Abb. 6.4: Dieselbe Darstellung wie in Abb. 6.2, aber die Ebene B wurde aktiviert. Oben links ist die Orientierungsebene mit der Darstellung der parasagittalen Bilder von links nach rechts des B-Bildes aus Abb. 6.1.

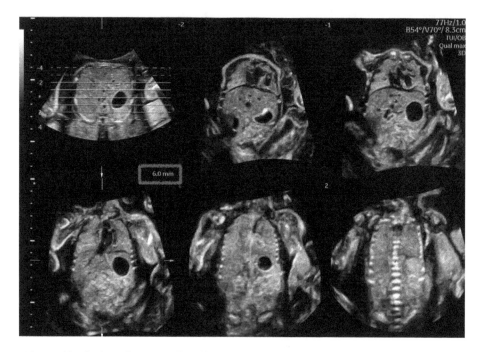

Abb. 6.5: Dieselbe Darstellung wie in den Abb. 6.1 und 6.2, aber in diesem Fall wurde die Ebene C mit der Darstellung der frontalen Ebenen von anterior nach posterior aktiviert.

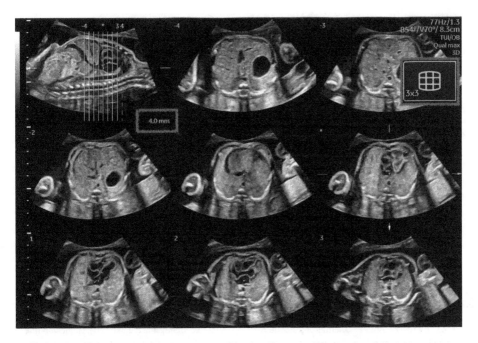

Abb. 6.6: Die gleiche Darstellung wie in Abb. 6.2, aber hier wurde die Anzahl der angezeigten Felder von 2 × 3 in der vorherigen Abbildung auf 3 × 3 geändert. Der Abstand zwischen den Schichten beträgt jetzt 4 mm.

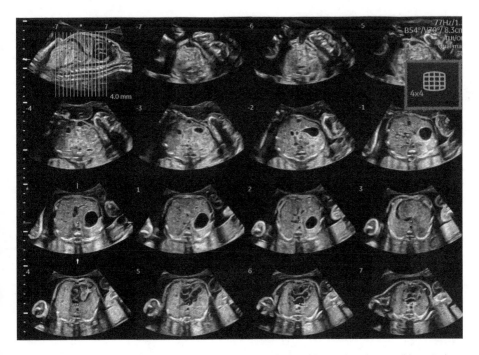

Abb. 6.7: Die gleiche Darstellung wie in Abb. 6.6, aber die Anzahl der Bilder wurde auf 4 × 4 Bilder geändert.

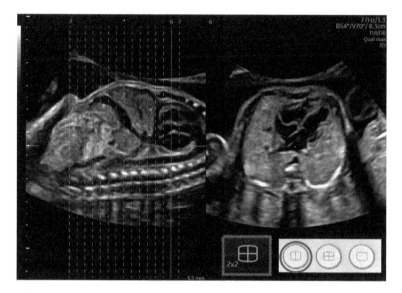

Abb. 6.8: In diesem Beispiel wurde ein Doppelbild ausgewählt, aber die Darstellung von zwei Bildern wurde auf die Ultraschallkonsole ausgewählt, was zu diesem doppelten Blick führt. Zu sehen ist die Darstellung des Vierkammerblicks. Auf der Orientierungsebene zeigt die durchgezogene Linie die aktivierte Ebene von Interesse; dieses Vorgehen kann verwendet werden, um sich Ebene für Ebene durch das Volumen zu blättern, wie in der nächsten Abbildung gezeigt.

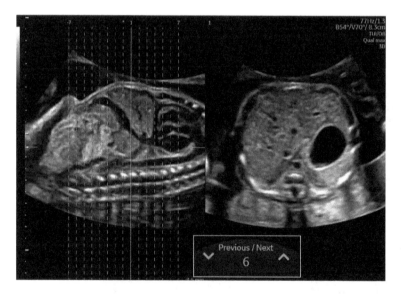

Abb. 6.9: In dieser Abbildung ist die Schicht des Oberbauchs mit dem Magen zu sehen, wenn die gleichen Voreinstellungen wie in der vorherigen Abbildung verwendet werden, aber mit der Schaltfläche Vorherige/Nächste durch die Bilder geblättert wird.

6.3 Typische Anwendungen des Tomographie-Modus

Tomographie von fetalem Kopf, Gesicht und Gehirn: Der Tomographie-Modus kann ideal zur Beurteilung des fetalen Kopfs und Gehirns eingesetzt werden. Für die fetale Neurosonographie kann die Volumenaufnahme entweder transabdominal (Abb. 6.10–6.14) oder transvaginal (Abb. 6.15) durchgeführt werden. Die Tomographie bietet eine Übersicht, in der alle intrazerebralen wichtigen Merkmale auf einen Blick dargestellt werden können (siehe auch Kap. 16). Das Beispiel in Abb. 6.10 zeigt einen Überblick über die normale Hirnanatomie mit 11 Ebenen und Abb. 6.11 dasselbe Volumen mit 29 Ebenen. Abb. 6.12 zeigt eine Mittellinien-Aufnahme durch die Fontanelle. Abb. 6.13 zeigt einen Feten mit schwerer Ventrikulomegalie mit vielen Details in der Tomographie. In diesem Fall ist das normale Kleinhirn zusammen mit einem erweiterten dritten Ventrikel in einer anderen Ebene zu sehen, so dass Diagnosen wie Chiari-II-Fehlbildung, Dandy-Walker-Anomalie oder Holoprosenzephalie ausgeschlossen sind, und die wahrscheinliche Diagnose Aquäduktstenose lautet. Das Cavum septi pellucidi kann in einer frontalen Darstellung im Tomographie-Modus deutlich zu erkennen sein. Die Abb. 6.10 und 6.14 zeigen normale und auffällige Befunde. Die Beurteilung des Gehirns wird am besten transvaginal durchgeführt, wie in Abb. 6.15 gezeigt, aber mehr dazu in Kapitel 16 über die fetale Neurosonographie.

Tomographie der intrathorakalen und der intraabdominalen Organe: Die Tomographie ist ideal für einen Überblick über den Thorax und das Abdomen, insbesondere für eine klare Abgrenzung von Strukturen wie Lunge, Zwerchfell, Herz und abdominale Organe (Abb. 6.16–6.21). Solch eine Übersicht ermöglicht eine genaue Beurteilung des Ausmaßes einer Läsion, wie z. B. bei einer hyperechogenen Lunge (Abb. 6.16) oder eines Hydrothorax (Abb. 6.17). Die Tomographie des Nierensystems (Abb. 6.18–6.20) wird selten angewandt, kann aber von großem Wert sein, wenn eine Auffälligkeit festgestellt wird (Abb. 6.20). Informationen über die unterschiedlichen abdominalen Organe lassen sich am besten mit der Tomographie von Querschnittsebenen darstellen, die die typischen Merkmale von Leber, Magen, Darm, Blase, Bauchwand und Nieren zeigen (Abb. 6.7). Der Tomographie-Modus ist eine ideale Methode zur übersichtlichen Dokumentation eines Befundes, insbesondere bei fetalen Anomalien. So zeigen Abb. 6.20 und 6.21 entsprechende Beispiele, wie z. B. eine multizystische Niere bei einem Feten und das Ausmaß des Aszites bei einem anderen. Eine solche Bilddokumentation kann für den Vergleich bei Verlaufskontrollen von großem klinischem Nutzen sein.

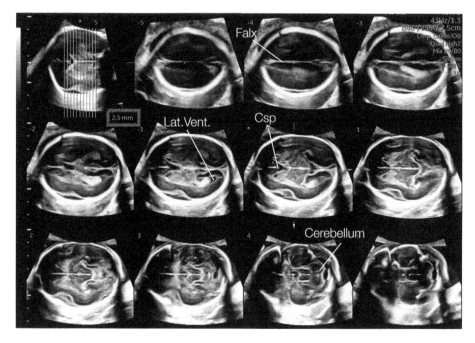

Abb. 6.10: 3D-Volumen eines fetalen Gehirns, dargestellt im Tomographie-Modus mit 3 × 4-Feldern mit einem Schichtabstand von 2,5 mm. Die wichtigsten benötigten Informationen sind in diesen axialen Ebenen auf einen Blick zu erkennen. Csp: Cavum septi pellucidi, Lat.Vent.: lateraler Ventrikel. Siehe nächste Abbildung.

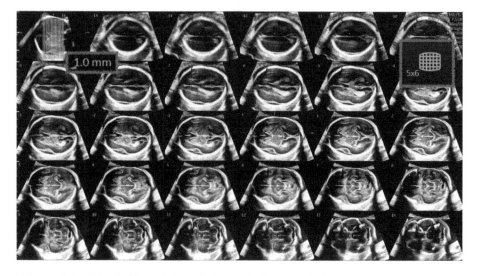

Abb. 6.11: Die gleiche Abbildung wie die vorherige wurde als Vorlage für diese Abbildung verwendet, wobei das Raster von 3 × 4 auf 5 × 6 geändert und der Abstand zwischen den Schichten von 2,5 auf 1 mm angepasst wurde.

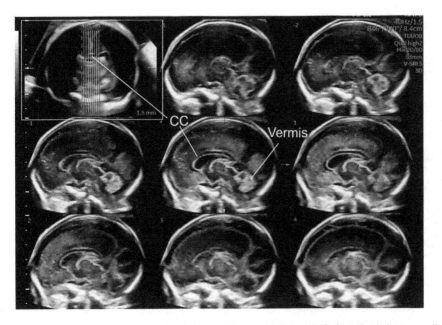

Abb. 6.12: 3D-Volumen eines normalen fetalen Gehirns mit 22 SSW mit Aufnahme durch die Fontanelle, dargestellt im Tomographie-Modus. Auf einen Blick ist die für eine fetale Neurosonographie erforderliche Übersicht in der Mittellinie als Corpus callosum (CC) und der Kleinhirnwurm zu erkennen.

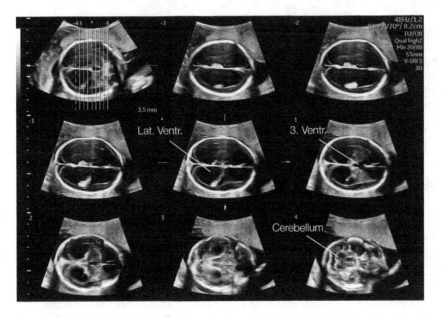

Abb. 6.13: Fet mit 19 SSW mit Ventrikulomegalie, dargestellt im Tomographie-Modus, der einen guten Überblick bietet. Auf einen Blick sind die erweiterten Seitenventrikel (Lat. Ventr.), das normal aussehende Kleinhirn (kein Chiari II) und der erweiterte 3. Ventrikel (3. Ventr.) zu sehen. Vermutlich liegt eine Aquäduktstenose zugrunde.

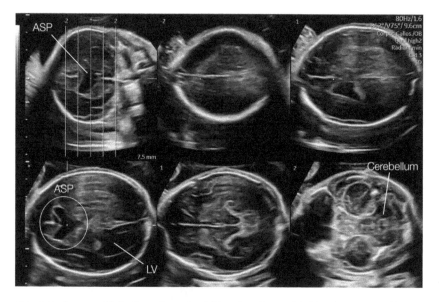

Abb. 6.14: Tomographische Darstellung des Gehirns eines Feten mit Fehlen des Septum pellucidum (ASP) mit Kommunikation der Vorderhörner der Seitenventrikel.

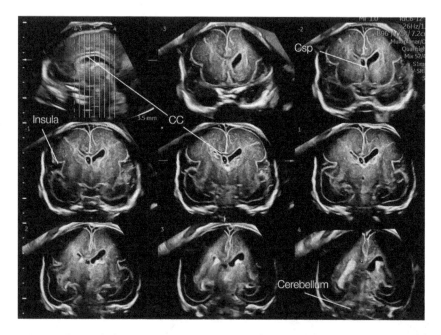

Abb. 6.15: Transvaginale Neurosonographie im Tomographie-Modus mit koronaren Ebenen. Typische Strukturen wie das Corpus callosum (CC), das Cavum septi pellucidi (CSP) und die Insula sind deutlich zu erkennen.

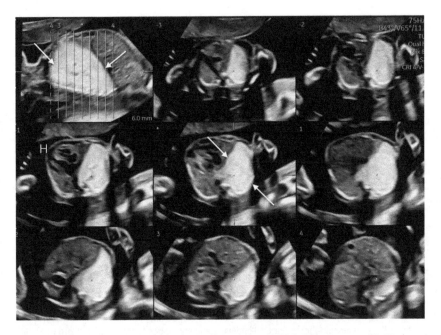

Abb. 6.16: Dieses Bild zeigt eine rechte hyperechogene Lunge (Pfeile). Der Tomographie-Modus zeigt die Lage und Ausdehnung der Läsion sowie den Unterschied in der Echogenität im Vergleich zur kontralateralen Lunge. Beachte, dass das Herz (H) nach links verschoben ist.

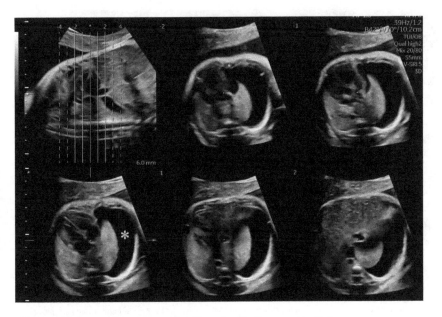

Abb. 6.17: Moderater Pleuraerguss rechts (Sternchen) im Tomographie-Modus.

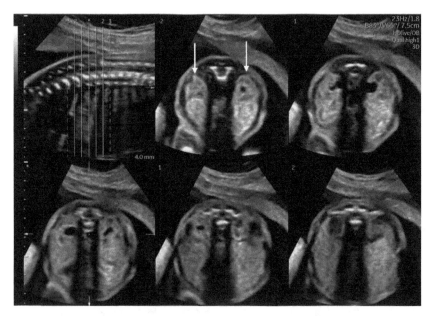

Abb. 6.18: Diese 3D-Volumenaufnahme zeigt die Lendengegend mit beiden Nieren (Pfeile), hier dargestellt im Tomographie-Modus in transversalen Ebenen.

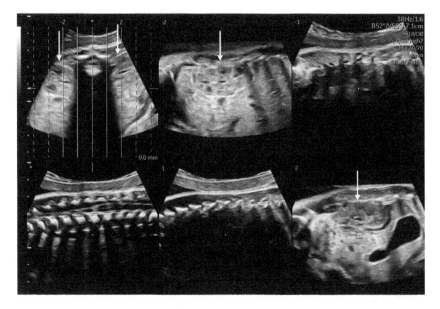

Abb. 6.19: Diese 3D-Volumenaufnahme im Tomographie-Modus mit VCI zeigt die Lendengegend mit beiden Nieren (Pfeile) in sagittaler und parasagittaler Ebene.

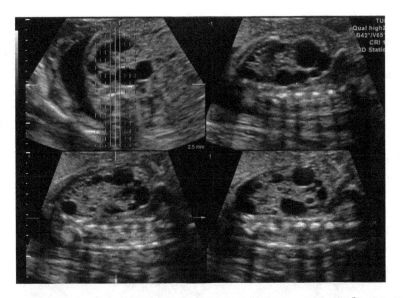

Abb. 6.20: Fet mit multizystischer Nierendysplasie im Tomographie-Modus. Eine Übersicht über die Läsion lässt sich im Tomographie-Modus besser darstellen.

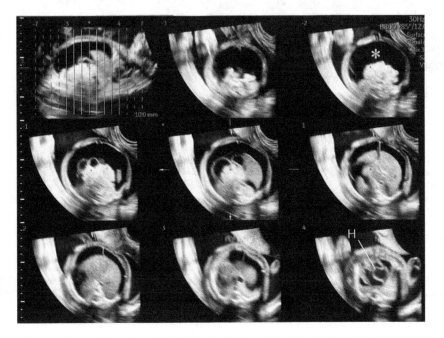

Abb. 6.21: Fet mit Aszites (Sternchen) bei Herzinsuffizienz mit kardialer (H) Dilatation. Das Ausmaß des Aszites kann im Tomographie-Modus im Vergleich zu Einzelbildern besser beurteilt und dokumentiert werden. Diese Befunde sind vor allem bei Nachuntersuchungen besser vergleichbar.

Tomographie des fetalen Herzens: Eine detaillierte Untersuchung des Herzens erfordert die Einstellung von verschiedenen benachbarten Ebenen. Aus diesem Grunde ist die Tomographie ein ideales Werkzeug, das eine komplette Übersicht des Herzens in einem Bild ermöglicht (Abb. 6.22). Die Tomographie am Herzen kann entweder mit B-Bild (Abb. 6.22, 6.23) oder Farbdoppler (Abb. 6.24) unter Verwendung einer statischen 3D- oder STIC-Volumenaufnahme durchgeführt werden. Typische benachbarte Ebenen wie der Oberbauch, der Vierkammerblick, der Fünfkammerblick und der Dreigefäß-Trachea-Blick können mit dieser Software gut und schnell dargestellt werden (Abb. 6.22). Die Software Sono-VCAD ermöglicht ferner das automatische Generieren typischer Schnittebenen. Abb. 6.23 zeigt ein Beispiel für einen Feten mit partiellem Situs inversus, bei dem mit einem Blick die unterschiedliche Lage von Magen und Herz im Vergleich zu einem normalen Feten in Abb. 6.22 erkannt werden kann. Auf die Anwendung der Tomographie am Herzen wird in Kapitel 19 nochmals eingegangen.

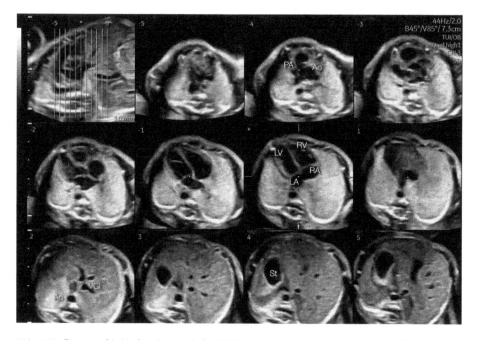

Abb. 6.22: Tomographie-Modus eines statischen 3D-Volumens des Herzens. Vom Oberbauch bis zu den großen Gefäßen können die wichtigen Strukturen dargestellt werden. Ao: Aorta; PA: Pulmonalarterie; RV, LV: rechter und linker Ventrikel; RA, LA: rechter und linker Vorhof; St: Magen; VCI: Vena cava inferior.

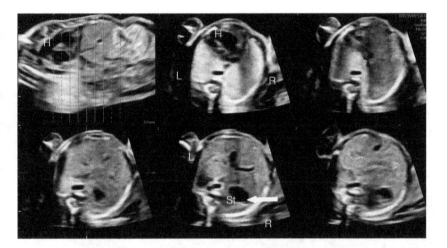

Abb. 6.23: Tomographie-Modus bei einem Feten mit partiellem Situs inversus. Beachte, dass der Magen (St) rechtsseitig ist (Pfeil), während das Herz (H) linksseitig ist. Die Tomographie bietet in solchen Fällen einen guten Überblick. L: links; R: rechts.

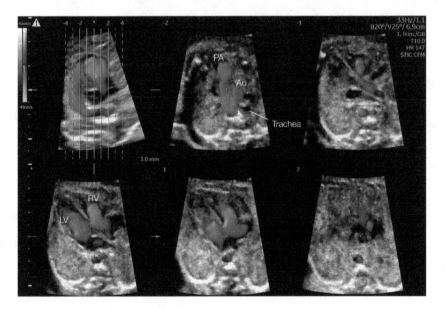

Abb. 6.24: Tomographie-Modus einer STIC-Volumenaufnahme im Farbdoppler in der Herzphase zwischen Diastole und Systole. In der Diastole ist der Vierkammerblick zu sehen (unteres mittleres Feld) und die Systole in der Dreigefäß-Darstellung. Ao: Aorta; LV: linker Ventrikel; PA: Pulmonalarterie; RV: rechter Ventrikel.

Tomographie in der Frühschwangerschaft: In der Frühschwangerschaft liefert die Kombination aus transvaginalem 3D-Ultraschall und Tomographie-Modus (Abb. 6.25–6.28) wichtige Informationen (siehe auch Kap. 20). Aufgrund der Einschränkungen der Schallkopfmanipulation bei einer transvaginalen Untersuchung, lassen sich typische Ebenen deutlich leichter aus einem Volumen rekonstruieren, als direkt in 2D einzustellen. Die Akquisition eines 3D-Volumens und dessen Darstellung im Tomographie-Modus bietet einen guten Überblick, insbesondere für Gebiete wie das Gehirn (Abb. 6.25), das Gesicht (Abb. 6.26), den Thorax und das Abdomen (Abb. 6.27).

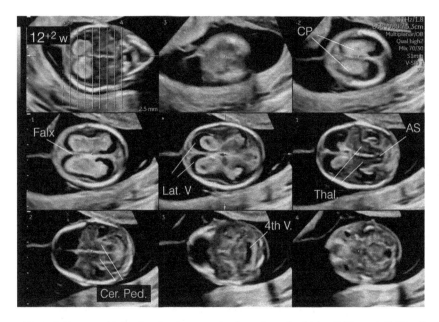

Abb. 6.25: Tomographie-Modus einer transversalen Darstellung des fetalen Gehirns mit 12 SSW, die einen Überblick über die wichtigsten Orientierungspunkte des Gehirns in diesem Entwicklungsstadium gibt. Dazu gehören der Plexus choroideus (CP), die Falx cerebri, die beiden Seitenventrikel (Lat.V.), die Thalami (Thal.), der Sylvische Aquädukt (AS), die Pedunculi cerebri (Cer.Ped.), der vierte Ventrikel (4th V.).

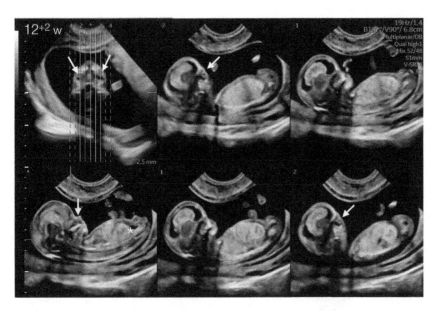

Abb. 6.26: 3D-Volumen eines Feten im ersten Trimenon im mediosagittalen Blick im Tomographie-Modus. Nasenbein (gelber Pfeil), Oberkiefer, Unterkiefer, beide Augen (weiße Pfeile), hintere Schädelgrube, Thorax, Abdomen, Zwerchfell, Blase (Sternchen) und Bauchdecke sind in einer Ebene zu sehen.

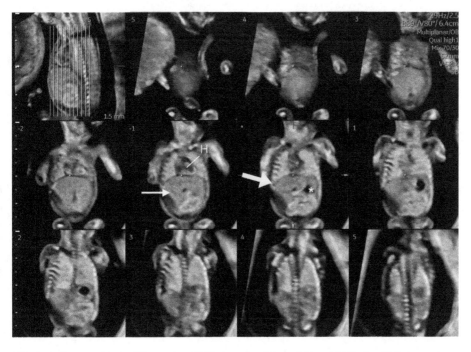

Abb. 6.27: Tomographie des Körpers eines 13 Wochen alten Feten mit Zwerchfell (gelber Pfeil), Lunge, Leber, Magen (Sternchen), Nieren (Pfeile) und der linksseitigen Herzposition.

6.4 Fazit

Der Tomographie-Modus bietet einen optimalen Überblick über die zu untersuchende Region. Der Blick auf die Gesamtdarstellung eines Organs mit seinen benachbarten Strukturen ermöglicht eine präzise Untersuchung und ist hilfreich bei der Dokumentation eines Befundes. Die Möglichkeit, diese Region in 2 bis 29 aufeinanderfolgenden Ebenen gleichzeitig darzustellen, bietet die Flexibilität, die individuell benötigten Informationen zu demonstrieren. Mit zunehmender Erfahrung lassen sich für die verschiedenen Körperteile typische Tomographieeinstellungen wie Volumengröße und Schichtenabstand ermitteln, welche dann in entsprechenden Voreinstellungen (Presets) gespeichert werden können. Das fetale Herz und das Gehirn sind ideale Organe für die Untersuchung mit dieser Darstellungsart wie in Kapitel 16 und Kapitel 19 zu sehen ist.

7 Der Oberflächen-Modus

7.1 Grundlagen

Der Oberflächen-Modus ist der am häufigsten gewählte 3D- und 4D-Rendering-Modus. Er wird verwendet, um die Oberfläche der interessierenden Region zu zeigen, die am besten dargestellt wird, wenn sie von Flüssigkeit bedeckt ist. Typische Beispiele sind das Gesicht des Feten oder seine Extremitäten in der Fruchthöhle. Innerhalb der Renderbox zeigt der Oberflächen-Modus die oberste Schicht an, die der grünen Rendering-Linie am nächsten liegt (siehe Kap. 2). Er wird verwendet, um das Gesicht, die vordere oder hintere Körperoberfläche, die Gliedmaßen oder den gesamten Feten in der Frühschwangerschaft darzustellen. Darüber hinaus können auch Strukturen innerhalb des fetalen Körpers wie die Herzhöhlen, das intrazerebrale Ventrikelsystem, intraabdominale Organe und mehr mit dem Oberflächen-Modus dargestellt werden. In diesem Kapitel werden die technischen Aspekte des Oberflächen-Modus besprochen und Anhand von typischen Anwendungen illustriert.

7.2 Praktisches Vorgehen

Um ein geeignetes 3D-Volumen zu erhalten, sollte der Untersucher das anfängliche 2D-Bild mit gutem Kontrast zwischen benachbarten Strukturen vorbereiten, z. B. zwischen dem echoarmen Fruchtwasser und der echogenen fetalen Haut. Eine wichtige Voraussetzung ist eine uneingeschränkte Sicht auf die zu untersuchende Oberfläche. Die Abb. 7.1 und 7.2 zeigen die Auswirkungen einer a priori optimalen Grauwertanpassung auf das Ergebnis einer Akquisition. Wie in diesen Abbildungen zu sehen, ist ein schwarzes Fruchtwasser in 2D eine Voraussetzung für ein gutes Oberflächen-Modus-Bild. Vor der 3D-Akquisition sollte die interessierende Region so senkrecht wie möglich zur abzubildenden Oberfläche positioniert werden (Abb. 7.3 bzw. 7.4–7.6). In Abb. 7.3 ist der Arm in 2D deutlich erkennbar, aber das 3D-Ergebnis ist nicht zufriedenstellend. Nur ein senkrechter Einfall des Ultraschallstrahls auf dem Arm, wie Abb. 7.4 zeigt, führt zu einem guten 3D-Bild. Ähnlich verhält es sich mit Beinen und Füßen, wie in Abb. 7.5 zu erkennen ist. Idealerweise sollte das zu untersuchende Objekt horizontal und parallel zur Render-Linie liegen (Abb. 7.6).

Für die Akquisition eines statischen 3D-Volumens wird außerdem empfohlen, eine breite Aufnahmebox zu wählen, die deutlich größer als die interessierende Region ist (Abb. 7.6, 7.7B, 7.8B). Somit wird vermieden, dass am Ende Teile des Feten im gerenderten 3D-Bild fehlen, wie Abb. 7.7A und 7.8A zeigen. Besonders in der Frühschwangerschaft, wenn der gesamte Fet im Bild sichtbar ist, kann eine kleine Volumenbox dazu führen, dass Körperteile wie Arme, Beine oder Kopf des Feten im aufgenommenen 3D-Bild fehlen. Dies ist typischerweise bei statischen 3D-Aufnahmen der Fall, während bei 4D-Untersuchung der Untersucher die Größe der Box im Live-Modus entsprechend anpassen kann.

https://doi.org/10.1515/9783111251981-007

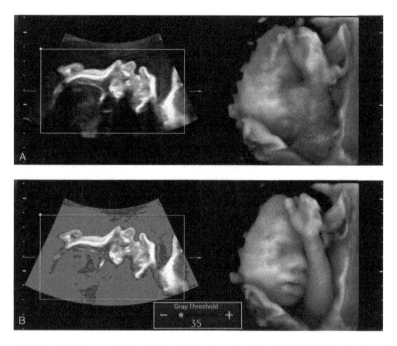

Abb. 7.1: 3D-Volumen des Oberflächen-Modus eines Gesichts. In (A) ist die Voreinstellung des B-Bildes nicht optimiert und zeigt einen geringen Kontrast mit einem grau erscheinenden Fruchtwasser, was zu einem unbefriedigenden 3D-Bild führt. In (B) wird der Schwellenwert für die Graustufen erhöht, wodurch das graue Fruchtwasser unterdrückt und das 3D-Bild des Gesichts angezeigt wird. Es ist jedoch besser, das Bild vor der Volumenaufnahme zu optimieren.

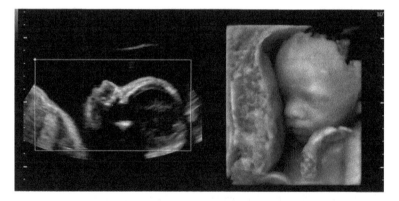

Abb. 7.2: Bei diesem Fet wurde das B-Bild vor der Volumenaufnahme optimiert und zeigt klare Hautränder und schwarzes Fruchtwasser. Das Ergebnis ist eine optimale 3D-Oberfläche des Gesichts.

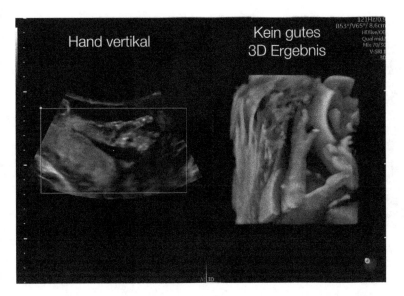

Abb. 7.3: Für ein gutes 3D-Bild ist der Einfallswinkel bei der Volumenaufnahme wichtig. In der linken Abbildung ist die Hand auf dem B-Bild gut zu sehen, aber bei einer 3D-Volumenaufnahme sind die Finger parallel zum Ultraschallstrahl und auf dem 3D-Oberflächenbild nicht gut zu erkennen. Die besten Ergebnisse erzielt man, wenn die Hand horizontal liegt. Siehe nächste Abbildung.

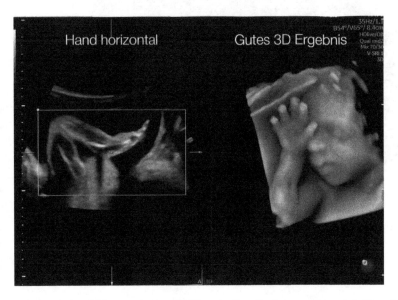

Abb. 7.4: Im Vergleich zur vorherigen Abbildung ist diese Hand waagerecht und die Ultraschallwellen verlaufen senkrecht zu ihr, was für die 3D-Akquisition ideal ist. Die Handfläche und Finger sind im 3D-Ergebnis deutlich sichtbar.

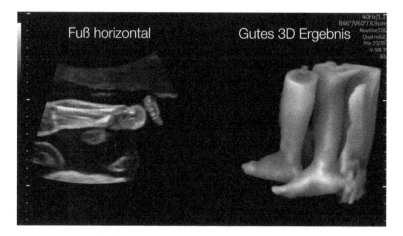

Abb. 7.5: Ähnlich wie bei den Händen ist auch die 3D-Akquisition der Füße, der beste Einfall sollte senkrecht sein, wobei die Füße horizontal und von der Seite gesehen ideal für die 3D-Aufnahme sind.

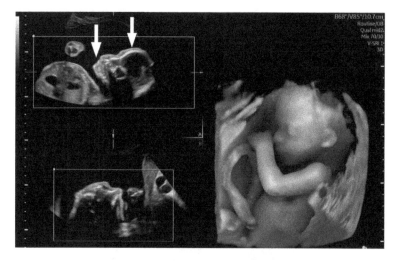

Abb. 7.6: 3D-Volumenaufnahme eines Gesichts im Oberflächen-Modus. Der Einfall ist besser von der Seite (Pfeile), wobei die Stirn und das Gesicht fast horizontal sind (Pfeile). Dies ist einfacher zu erfassen als eine frontale Darstellung und ergibt ein sehr gutes Ergebnis.

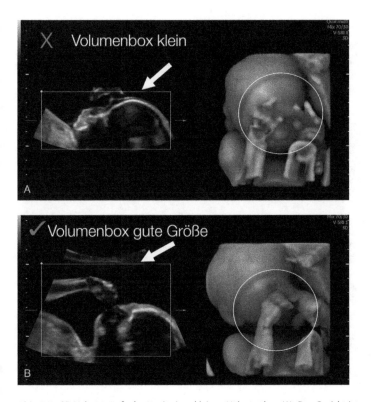

Abb. 7.7: 3D-Volumenaufnahme mit einer kleinen Volumenbox (A). Das Gesicht ist zu sehen, aber ein Teil der Hand fehlt. Wird für die statische 3D-Akquisition eine größere Box (B) gewählt, können auch Strukturen in der Umgebung der interessierenden Region mit aufgenommen werden. Bei der 4D-Untersuchung hingegen kann der Untersucher die Größe des Kastens während des Live-Scans anpassen.

Nach der Volumenaufnahme passt der Untersucher die Größe der Box so an, dass sie den interessierenden Bereich einschließt. Die Render-Box wird dann fixiert (Fixiere ROI) und eine der verschiedenen Darstellungen des Oberflächen-Modus wird ausgewählt (s. Kap. 3). Der Untersucher kann zwischen den verschiedenen Oberflächenmodi und deren Kombinationen umschalten und das Bild anpassen. Der derzeit am häufigsten verwendete Modus (s. Kap. 3) ist die Kombination aus High-Definition (HD)-live-Oberfläche und HD-live-Glatt, die die Hautfarbe darstellt (Abb. 7.9). Es gibt keine „besten" Voreinstellungen, da eine Mischung aus verschiedenen Modi auch eine Frage des „ästhetischen Geschmacks" oder der Vorliebe sein kann. Die Weichheit eines Bildes wird nicht nur durch die Auflösung bei der Aufnahme erreicht, sondern kann auch durch die Verwendung verschiedener Filterstufen des „Volume Speckle Reduction Imaging" (V-SRI) verändert werden. Abb. 7.10 zeigt dasselbe Gesicht mit verschiedenen V-SRI-Stufen, wobei die Regionen von Mund, Nase und Augen die Unterschiede in der Weichheit zeigen. Magicut (siehe Kap. 3) wird verwendet, um Strukturen vor der interessierenden Region zu entfernen, solange diese keine Schatten auf das Bild dahinter werfen.

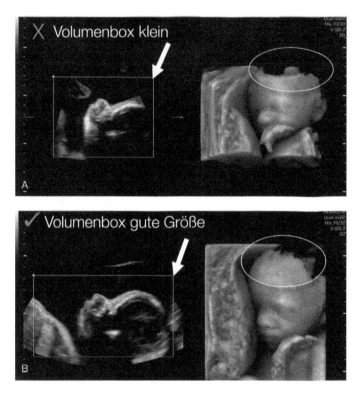

Abb. 7.8: **3D-Volumenaufnahme mit einer kleinen Volumenbox (A). Das Gesicht ist zu sehen, aber ein Teil des Kopfes fehlt aufgrund der kleinen Box. In (B) wurde die Box größer gewählt, um den gesamten Kopf einzuschließen.**

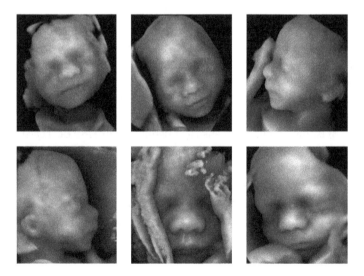

Abb. 7.9: **3D-Oberflächen-Modus von fetalen Gesichtern in Oberflächen-Modus-Darstellungen.**

Wir verwenden oft die Lichtquelle und verändern ihre Position, um einen Eindruck von Tiefe und räumlicher Wirkung zu erzeugen. Die beste Bildqualität erreicht man z. Z. mittels HD-live, insbesondere wenn Bildglätte und Schatten erhöht werden. Das spezifische 3D-Rendering der verschiedenen Organe, wie Gesicht oder Gliedmaßen, wird in den entsprechenden Kapiteln behandelt.

7.3 Typische Anwendungen des Oberflächen-Modus

Kopf und Gesicht: Die häufigste Anwendung des Oberflächen-Modus ist die Darstellung des fetalen Gesichts, die in Kapitel 15 gesondert behandelt wird. Das Gesicht zeigt in 3D oder 4D unterschiedliche Züge je nach Schwangerschaftsalter (Abb. 7.9–7.12). Zusätzlich zur üblichen frontalen Darstellung ermöglicht eine Aufnahme von der Seite die Abbildung des fetalen Profils mit einem Ohr (Abb. 7.6, 7.9), die in 3D besser beurteilt werden können als mit der herkömmlichen 2D-Darstellung. In der ersten Hälfte der Schwangerschaft sind die Fontanellen und Nähte des fetalen Schädels noch breit und können mit dem Oberflächen-Modus leicht dargestellt werden, indem die Verstärkung verringert oder die Transparenz erhöht wird. Mit der Untersuchung in Echtzeit-4D gelingt es auch verschiedene Gesichtsausdrücke und sogar die Mimik zu erkennen, wie z. B. Schlucken, Gähnen, Augenöffnen und andere (Abb. 7.11). Vorsicht wird aber auch geboten, wie Abb. 7.12 zeigt, dass bei der Darstellung von Gesichtsaufnahmen in 3D oft das elektronische Skalpell Magicut Verwendung finden sollte. Die Lage der Nabelschnur um den Hals oder eines Nabelschnurknotens in Abb. 7.12 mögen von vielen Untersuchern als reine Varianten betrachtet werden, sind aber oft ein beunruhigender Befund für die Schwangere. Anstatt die Eltern durch die Darstellung eines niedlichen fetalen Gesichts in 3D zu beruhigen, wird für die gesamte Schwangerschaft das Gegenteil erreicht. Die Vorgehensweise beim Darstellen des Gesichts und die Verwendung von Magicut werden in den Kapiteln 3 und 15 behandelt.

Fetale Extremitäten: Arme, Beine, Hände und Füße können ebenfalls aus verschiedenen Perspektiven und mit unterschiedlichen Auflösungen gut dargestellt werden (Abb. 7.4, 7.5, 7.13). In vielen Situationen befinden sich die Hände in der Nähe des Gesichts oder bedecken es und werden zusammen dargestellt (Abb. 7.4, 7.6, 7.13). Eine Erhöhung der Auflösung bei der 3D-Akquisition führt häufig zu einer besseren Darstellung von Fingern und Zehen, selbst in der Frühschwangerschaft (Abb. 7.13, 7.14C). Eine weitere Verbesserung des Bildes wird durch die Einstellung der Weichheit des Bildes und der Position der Lichtquelle erreicht. Weitere Einzelheiten sind auch in Kapitel 17 über Extremitäten zu finden.

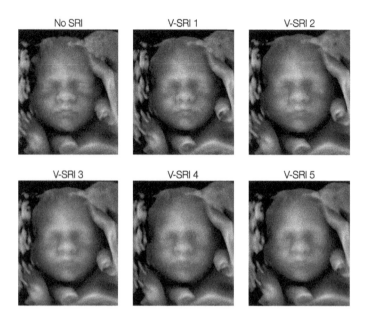

Abb. 7.10: Fetales Gesicht im 3D-Oberflächen-Modus mit HD-live. Das Endergebnis kann in seiner Weichheit durch die Verwendung verschiedener Stufen der Volumen Speckle-Reduktion (V-SRI) verändert werden, hier von keiner V-SRI bis Stufe 5. Der Unterschied ist am deutlichsten im Bereich des Mundes und der Nase mit Nasenlöchern. Die Autoren bevorzugen die Verwendung einer niedrigen V-SRI.

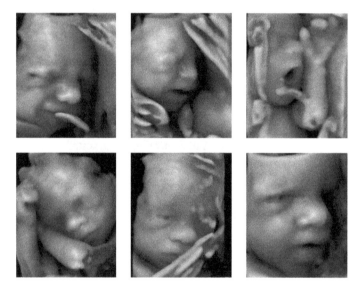

Abb. 7.11: Bei einer Echtzeit-4D-Untersuchung des Gesichts ist es oft möglich Mimik zu beobachten, wie bei diesen Feten zu sehen.

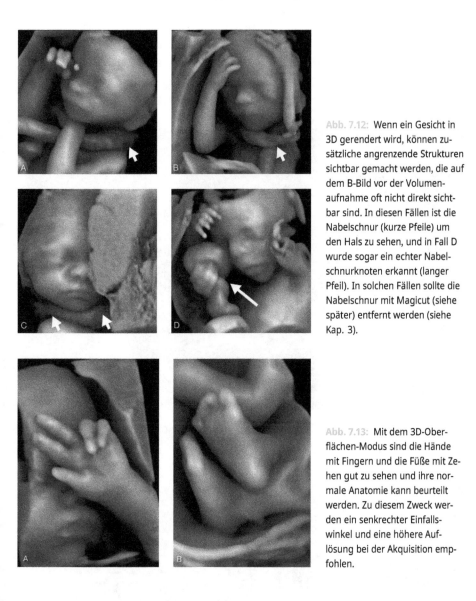

Abb. 7.12: Wenn ein Gesicht in 3D gerendert wird, können zusätzliche angrenzende Strukturen sichtbar gemacht werden, die auf dem B-Bild vor der Volumenaufnahme oft nicht direkt sichtbar sind. In diesen Fällen ist die Nabelschnur (kurze Pfeile) um den Hals zu sehen, und in Fall D wurde sogar ein echter Nabelschnurknoten erkannt (langer Pfeil). In solchen Fällen sollte die Nabelschnur mit Magicut (siehe später) entfernt werden (siehe Kap. 3).

Abb. 7.13: Mit dem 3D-Oberflächen-Modus sind die Hände mit Fingern und die Füße mit Zehen gut zu sehen und ihre normale Anatomie kann beurteilt werden. Zu diesem Zweck werden ein senkrechter Einfallswinkel und eine höhere Auflösung bei der Akquisition empfohlen.

Darstellung der Körperoberfläche: Der fetale Körper, entweder der Rücken oder die Vorderseite mit dem Nabelschnuransatz, kann bereits in der Frühschwangerschaft gut dargestellt werden (Abb. 7.14, 7.15). Diese können auch im fortgeschrittenen Gestationsalter gesehen werden, wenn genügend Fruchtwasser vorhanden ist, um einen Blick auf die Oberfläche zu ermöglichen. Fetale Anomalien wie Gastroschisis, Omphalozele (Abb. 7.16), Spina bifida (Abb. 7.16, 7.17), Steißbeinteratom (Abb. 7.18) und andere, die an der Oberfläche vorhanden sind, können im Oberflächen-Modus deutlich beobachtet werden. Bei der Gastroschisis können die Darmschlingen in den frühen und späten Stadien der Schwangerschaft detailliert dargestellt werden, wie in Kapitel 18 gezeigt. Die

Identifizierung der äußeren Geschlechtsmerkmale kann auch im Oberflächen-Modus erfolgen (Abb. 7.19); entsprechende Anomalien lassen sich gut von normalen Befunden unterscheiden.

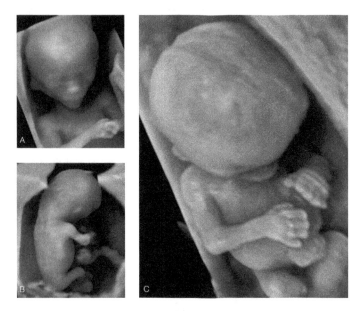

Abb. 7.14: Normale Feten im ersten Trimenon, die zeigen, dass das 3D-Oberflächen-Rendering auch zur selektiven Darstellung bestimmter Aspekte wie Gesicht (A), Rücken (B) und Hände mit Fingern (C) verwendet werden kann.

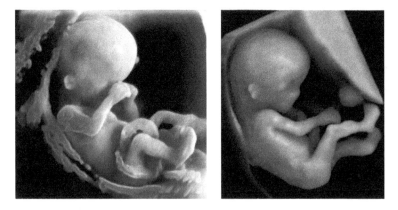

Abb. 7.15: Zwei normale Feten mit 12 SSW mit transvaginaler 3D-Volumenaufnahme und Rendering im Oberflächen-Modus zur Darstellung des gesamten Körpers mit Kopf, Gesicht, Brustkorb und Extremitäten.

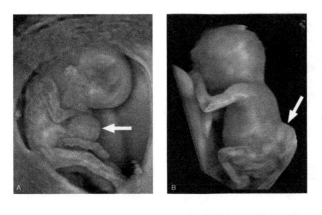

Abb. 7.16: 3D-Oberflächen-Modus bei zwei Feten mit 13 SSW mit Omphalozele (A) und mit Spina bifida (B). Der Oberflächen-Modus kann gut verwendet werden, um solche Befunde im Überblick darzustellen.

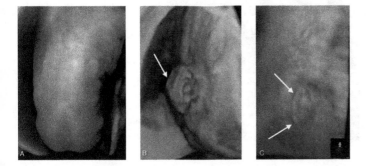

Abb. 7.17: 3D-Oberflächen-Modus des Rückens eines normalen Feten (A) und zweier Feten mit offener Spina bifida (B, C). In (B) hat der Fet eine Myelomeningozele und in (C) eine Myeloschisis. Während in (B) der Befund auffällig und leicht zu erkennen ist, ist die Läsion in (C) flach und kann nur durch Erhöhung der Akquisitionsauflösung und Anpassung der Lichtposition (hier von oben) gut erkannt werden.

Überblick über den gesamten Feten: Anstatt den 3D-Blick gezielt auf das Gesicht, die Gliedmaßen oder andere Teile des Feten zu richten, kann der Untersucher auch versuchen, das gesamten Kind darzustellen. Im Idealfall ist ein vollständiger Blick auf den Feten zwischen 8 und 18 SSW möglich (Abb. 7.14, 7.15). und kann zu einer guten Abgrenzung normaler und auffälliger Befunde beitragen, wie in den Abb. 7.16, 7.18, 7.20 dargestellt. In späteren Stadien der Schwangerschaft ist der Fet zu groß, um in einem Bild vollständig dargestellt werden zu können.

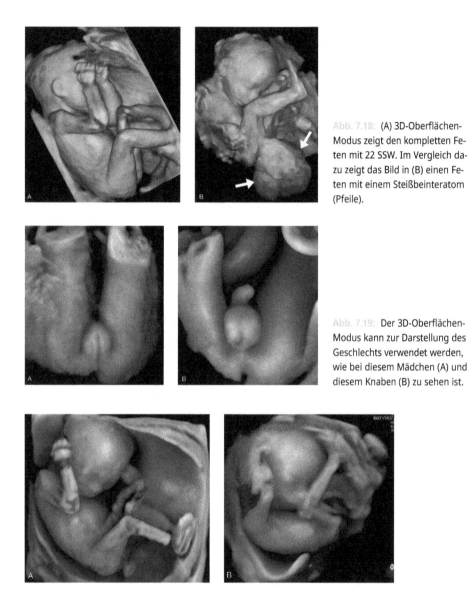

Abb. 7.18: (A) 3D-Oberflächen-Modus zeigt den kompletten Feten mit 22 SSW. Im Vergleich dazu zeigt das Bild in (B) einen Feten mit einem Steißbeinteratom (Pfeile).

Abb. 7.19: Der 3D-Oberflächen-Modus kann zur Darstellung des Geschlechts verwendet werden, wie bei diesem Mädchen (A) und diesem Knaben (B) zu sehen ist.

Abb. 7.20: (A) 3D-Oberflächen-Modus: vollständiger Fet in der 22. SSW mit normalem Verhältnis zwischen Kopf- und Körpergröße. (B) Im Vergleich dazu zeigt das Bild eines Feten mit Triploidie und schwerer Wachstumsrestriktion mit einem normalen Kopf im Vergleich zum kleinen Thorax und Körper.

Feten bei Mehrlingsschwangerschaften: Bei Mehrlingsschwangerschaften ist der Oberflächen-Modus ideal, um vollständig die Feten im Uterus und ihrer Umgebung darzustellen (Abb. 7.21). Die Amnionmembran ist bei monochorialen diamnialen Zwillingen oft zu dünn, um immer abgebildet zu werden. Dagegen ist bei dichorialen diamnialen Zwillingen die trennende Chorion/Amnion-Schicht oft sehr gut sichtbar. Die Lage

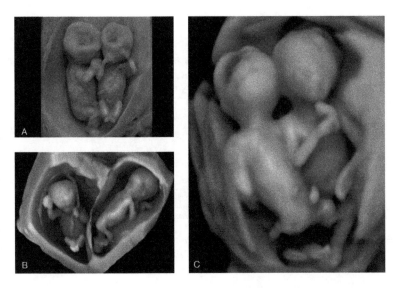

Abb. 7.21: Der 3D-Oberflächen-Modus kann auch bei Zwillings- oder Mehrlingsschwangerschaften verwendet werden, um die beiden Zwillinge und ihre Beziehung zueinander darzustellen, wie in diesen Fällen gezeigt. Obwohl die Zwillinge in (A) und (C) sehr nahe beieinander liegen, handelt es sich um monochoriale diamniale Zwillinge, während die Zwillinge in (B) dichorial sind.

und Anzahl der Feten lassen sich mit dem Oberflächen-Modus gut und übersichtlich zeigen.

Plazenta, Nabelschnur und Amnionmembran: Die Übersicht, die der Oberflächen-Modus für die Darstellung des Feten bietet, kann auch die umgebenden Strukturen wie die Plazenta, die Nabelschnur an ihrem Ansatz und Verlauf, die Amnionbänder und verschiedene Anomalien des Uterus zeigen.

Darstellung im Inneren des Körpers: Der Oberflächen-Modus kann zur Darstellung innerer Körperorgane wie Herz (Abb. 7.22), Gehirn, Thorax oder Abdomen u. a. verwendet werden (Abb. 7.23). Bei der Anwendung am Herzen sind die Herzhöhlen im Vierkammerblick leicht erkennbar. Auch die Herzzyklus-Phasen wie Diastole und Systole, lassen sich in einer STIC-Aufnahme gut zeigen (Abb. 7.22). Bei der Untersuchung anderer Organe wird der Oberflächen-Modus unter normalen fetalen Bedingungen nicht oft verwendet. Er kann jedoch gut bei Anomalien eingesetzt werden, insbesondere wenn vermehrt Flüssigkeit vorliegt, wie bei Aszites (Abb. 7.24), Hydrothorax (Abb. 7.25 A), Megazystis, Zystennieren, Hydronephrose (Abb. 7.25B), Hydrozephalus (Abb. 7.26) oder Hirnanomalien in der Frühschwangerschaft (Abb. 7.27).

Systole   Diastole

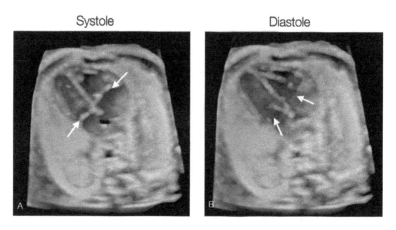

Abb. 7.22: STIC-Volumenaufnahme eines Herzens mit Blick in die Vorhöfe und Ventrikel im Oberflächen-Modus, in (A) während der Systole mit geschlossenen atrioventrikulären Klappen (horizontale Pfeile) und in (B) während der Diastole mit geöffneten Klappen (vertikale Pfeile).

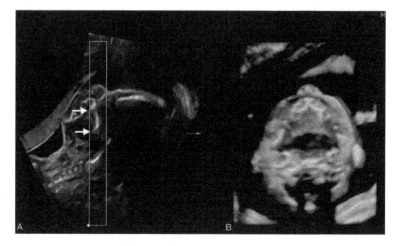

Abb. 7.23: Der Oberflächen-Modus kann verwendet werden, um im Körper verborgene Strukturen dar-zustellen, wie hier für den Oberkiefer (B) gezeigt. Die Renderlinie in (A) befindet sich im Mund mit einer di-rekten Darstellung des Oberkiefers (Pfeile).

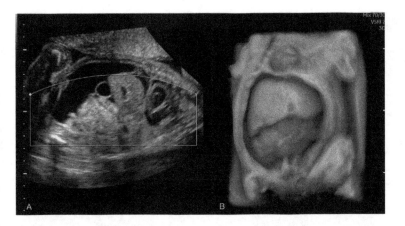

Abb. 7.24: Aszites im 3D-Oberflächen-Modus mit Blick in den Aszites auf Leber und Darm. Beachten Sie die Position der „grünen Projektionslinie" im Aszites in (A). Das Bild in (B) erinnert an eine „virtuelle Laparoskopie".

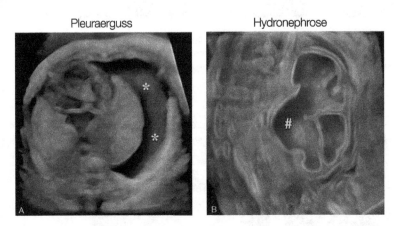

Abb. 7.25: Oberflächen-Modus bei zwei Feten mit Fehlbildungen. In (A) transversaler Blick auf Höhe des Thorax bei einem Feten mit Pleuraerguss rechts (*) und in (B) ein frontaler Blick bei einem Feten mit Hydronephrose (#).

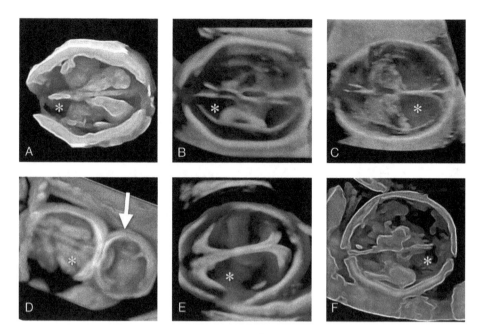

Abb. 7.26: Feten mit Ventrikulomegalie unterschiedlicher Ätiologie zwischen 16 und 22 SSW. Der 3D-Oberflächen-Modus wird zur Darstellung der erweiterten Lateralventrikel (Sternchen) verwendet. Beachte, dass der Oberflächen-Modus hier verwendet wird, um das Innere des Gehirns und des Ventrikelsystems zu sehen. Der Fet in D hat eine Zephalozele (Pfeil).

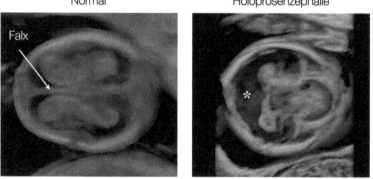

Abb. 7.27: Transvaginale 3D-Akquisition, transventrikulärer Blick im Oberflächen-Modus mit 13 SSW, zeigt links einen Feten mit normaler Anatomie, bei dem die Falx cerebri (Pfeil) beide Hirnhälften trennt, und rechts einen Feten mit Holoprosenzephalie mit fusionierten Seitenventrikeln (Sternchen).

7.4 Fazit

Der 3D-Oberflächen-Modus ist neben der Tomographie-Darstellung der am häufigsten verwendete Darstellungsmodus im 3D-Ultraschall. Daher ist es für den Untersucher hilfreich, den Umgang mit den verschiedenen Anwendungen zur Oberflächenwiedergabe vertraut zu machen. Die Dokumentation einer normalen Körperoberfläche wird immer wichtiger, um die 2D-Beurteilung eines Feten zu ergänzen. Bei fetalen Anomalien kann der Oberflächen-Modus ein vollständigeres Bild der Befunde liefern und diese für Patienten und Kollegen plastischer und übersichtlicher machen. Darüber hinaus kann die Kombination von Oberflächen-Modus mit einigen Silhouetten-Funktionen das 3D-Bild noch besser zur Geltung bringen, wie in Kapitel 11 beschrieben wird.

Der Maximum-Modus wurde für die räumliche Darstellung von hyperechogenen Strukturen wie den fetalen Knochen eingeführt. In diesem Transparenzmodus werden alle hyperechogenen Strukturen innerhalb der Renderbox hervorgehoben und in einer Projektion dargestellt. Im oberen Feld von Abb. 8.1 A sieht man das Gesicht eines Feten, das mit dem Oberflächen-Modus gerendert wurde, und nach Aktivierung des Maximum-Modus (Abb. 8.1B, mittleres Feld) ist die Haut nicht mehr sichtbar und es werden nur die hyperechogenen Signale der Gesichtsknochen angezeigt. In den letzten Jah-

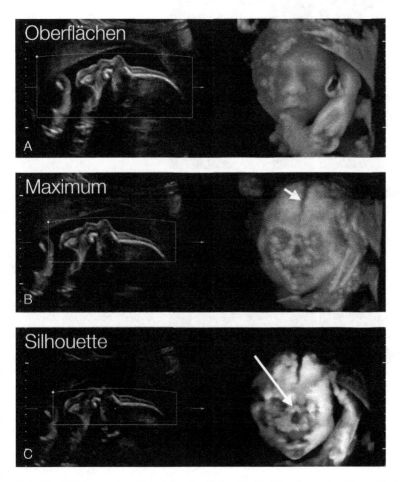

Abb. 8.1: 3D-Volumen eines Gesichts im Oberflächen-Modus (A) und nach dem Wechsel in den Maximum-Modus (B) oder durch Auswahl des Silhouette-Modus (C) mit erhöhtem Silhouette Schwellenwert. In B und C sind die verschiedenen Gesichtsknochen zu sehen, darunter die Frontalnaht (kurzer Pfeil), die beiden Augenhöhlen, die Nasenknochen (langer Pfeil), der Ober- und Unterkiefer.

https://doi.org/10.1515/9783111251981-008

ren wurde der neu eingeführten Silhouette-Modus mit zusätzlichen Funktionen kombiniert, die es nun ermöglichen, auch die knöchernen Strukturen darzustellen, wie Abb. 8.1C zeigt. Viele Knochen wie Wirbel, Rippen, Schädelknochen und andere gekrümmte Knochen können in einer einzelnen 2D-Ebene nicht richtig eingesehen werden, und der Hauptvorteil des Maximum- oder Silhouette-Modus besteht in der Möglichkeit, eine Projektion dieser Knochen in 3D darzustellen. Die Abb. 8.2 bis 8.4 zeigen Beispiele für die Verwendung des Oberflächen-Modus im Vergleich zum Maximum- und Silhouette-Modus für Knochen.

Oberflächen-Modus   Maximum-Modus

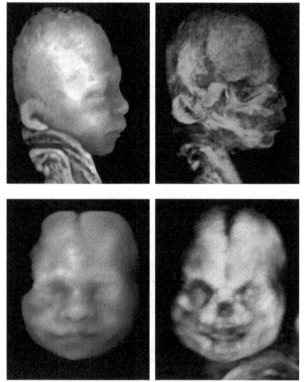

Abb. 8.2: 3D-Volumen von zwei Gesichtern von der Seite (oberes Feld) und von vorne (unteres Feld). Die Bilder auf der linken Seite werden im Oberflächen-Modus dargestellt, während die Bilder auf der rechten Seite nach dem Umschalten auf den Maximum-Modus erhalten wurden. Bei der Darstellung im Maximum-Modus sind die verschiedenen Gesichtsknochen gut zu erkennen.

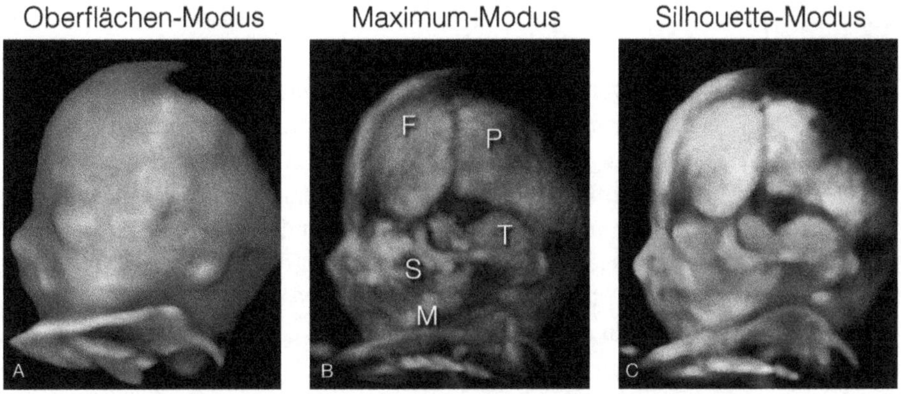

Oberflächen-Modus   Maximum-Modus   Silhouette-Modus

Abb. 8.3: Seitlicher Blick auf Kopf und Gesicht mit 3D-Darstellung im Oberflächen-Modus (A), Maximum-Modus (B) und Silhouette-Modus (C). Beachte, dass die Schädelknochen in diesem seitlichen Einfall gut erkannt werden, wie der Frontalknochen (F), das Scheitelbein (P), das Keilbein (S), das Schläfenbein (T) und der Unterkiefer (M).

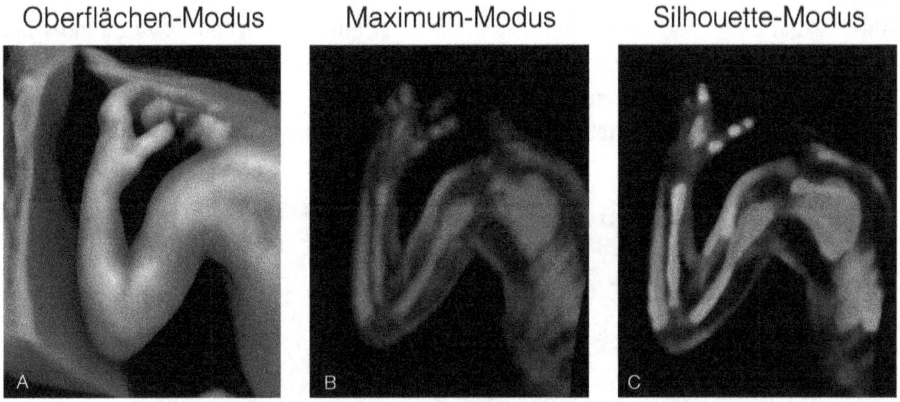

Oberflächen-Modus   Maximum-Modus   Silhouette-Modus

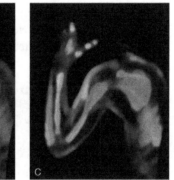

Abb. 8.4: Demonstration eines Arms im Oberflächen-Modus (A), Maximum-Modus (B) und Silhouette-Modus (C). Zu diesem Zweck wurde der Kasten so verkleinert, dass er nur den Arm umfasst, so dass die Strukturen hinter dem Arm nicht zu sehen sind.

8.2 Praktisches Vorgehen

Bei der Akquisition eines Volumens sollte darauf geachtet werden, dass das Volumen groß genug ist, um den gesamten interessierenden Bereich abzudecken. Ein optimales Ergebnis wird erzielt, wenn bei Volumenaufnahme die 2D-Bildverstärkung reduziert und der Kontrast erhöht wird, so dass die Knochen „hell" und das umgebende Gewebe „dunkel" erscheinen (Fig. 8.5). Im dritten Trimenon weist die fetale Haut eine erhöhte Echogenität auf und überlagert häufig die Informationen der knöchernen Strukturen. Unserer Erfahrung nach lässt sich der Maximum-Modus daher am besten zwischen 15 und 25 SSW durchführen, in der Knochen und Haut sich deutlich in ihrer Echogenität abgrenzen.

Sobald das 2D-Bild angepasst ist, wird eine 3D-Aufnahmebox ausgewählt, die groß genug ist, um den interessierenden Bereich einzuschließen (Abb. 8.5). Im Allgemeinen ist es besser, eine geringe Boxtiefe zu verwenden, wenn nur die oberflächlichen Knochen mit sehr wenigen Informationen aus dem angrenzenden Gewebe oder der Haut aufgenommen werden sollen (Abb. 8.6 und 8.7). Die Auflösung des 3D-Volumens („niedrig", „mid1" bis „maximum") wird in der Dauer der Volumenaufnahme reflektiert, wie Abb. 8.8 darstellt. Der Maximum-Modus kann bei einer statischen 3D-Aufnahme, bei einer 4D-Untersuchung (Abb. 8.8), sowie auch in Kombination mit VCI-Omniview (Abb. 8.9, 8.10) angewandt werden. In all diesen Fällen wird eine Schichtdicke von 15 bis 20 mm empfohlen. In der Regel wird ein „Maximum-Modus" von 100 % gewählt,

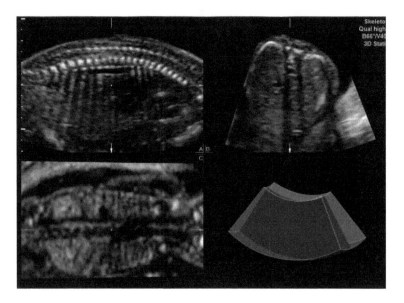

Abb. 8.5: Typische Volumenaufnahme einer Wirbelsäule mit Rippen zur Darstellung im Maximum-Modus, hier jedoch zunächst in der orthogonalen Ansicht. Beachte, dass das B-Bild eher dunkel ist, mit erhöhtem Kontrast, um die Knochen besser hervorzuheben, und reduzierten Signalen von der Haut und dem umgebenden Gewebe.

gelegentlich kann aber auch eine Mischung aus Maximum- und Oberflächen-Modus (80/20 %) mit einem erhöhten Grauschwellenwert ein besseres Bild liefern.

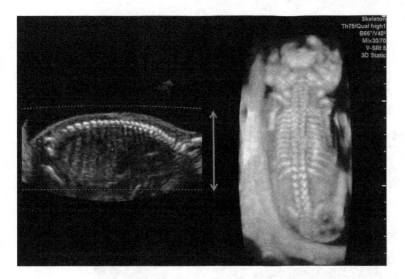

Abb. 8.6: In diesem Beispiel ist die Volumenbox noch sehr groß (Doppelpfeil). In einem solchen Fall werden alle Signale innerhalb des Kastens berechnet, während nur die Informationen der Knochenstrukturen von Interesse sind. Ein besseres Ergebnis kann mit einer flachen Box erzielt werden, wie in der nächsten Abbildung gezeigt.

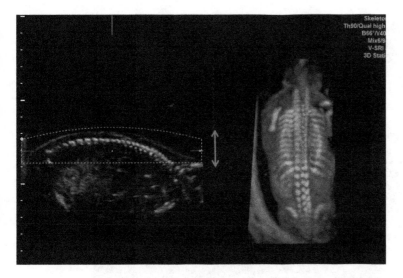

Abb. 8.7: Im Vergleich zur vorherigen Abbildung wurde die Volumenbox in der Tiefe reduziert (Doppelpfeil), um hauptsächlich die knöchernen Strukturen zu erfassen. Das 3D-Bild zeigt dann mehr Details.

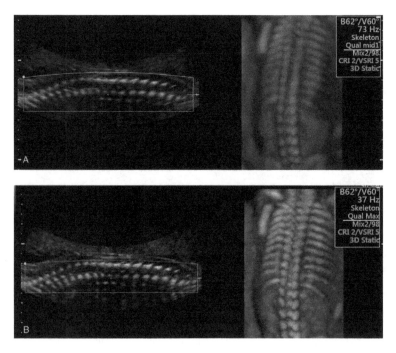

Abb. 8.8: 3D-Akquisition einer Wirbelsäule in zwei verschiedenen Auflösungen mit Rendering im Maximum-Modus. In (A) wurde die Aufnahme mit Qualität „mid1" und in (B) mit Qualität „max" erstellt. Der Unterschied zwischen den Auflösungen ist in den 3D-Bildern deutlich zu erkennen.

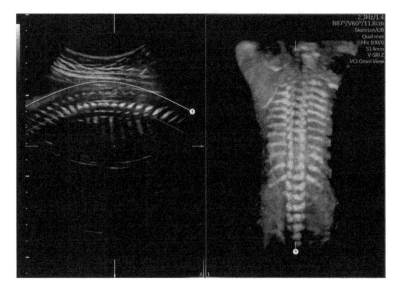

Abb. 8.9: Verwendung von Volume Contrast Imaging (VCI) und Omniview als VCI-Omniview während einer 4D-Untersuchung. Die Omniview-Linie wurde als gekrümmte Linie entlang der Wirbelsäule mit einer Schichtdicke von 17 mm platziert und der Maximum-Modus wurde ausgewählt.

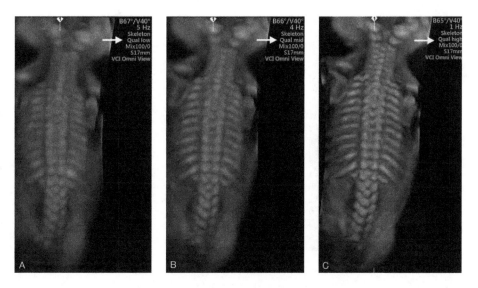

Abb. 8.10: Während einer 4D-Untersuchung wurde die Wirbelsäule mit VCI-Omniview dargestellt, wie in der vorherigen Abbildung gezeigt. Die Abb. (A), (B) und (C) zeigen den Unterschied in der Auflösung in Abhängigkeit von der Qualität der Akquisition. In (A) wurde die Qualität der Volumenaufnahme „niedrig", in (B) „mittel" und in (C) „hoch" gewählt.

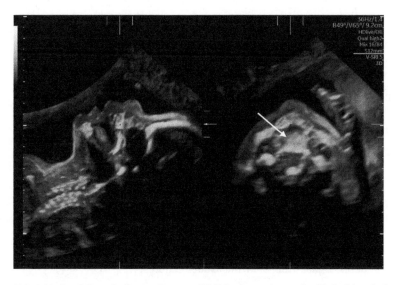

Abb. 8.11: Darstellung des harten Gaumens (Pfeil) in einer orthogonalen 3D-Ansicht mit einer VCI-Dicke von 12 mm und Rendering im Maximum-Modus zur Hervorhebung der Knochen.

Abb. 8.11 zeigt die Anwendung von VCI im Maximum-Modus zur Hervorhebung des harten Gaumens im orthogonalen Modus. Abb. 8.12. zeigt die Darstellung verschiedener Skelettregionen unter Verwendung des Silhouette-Modus für Knochen. Eine inte-

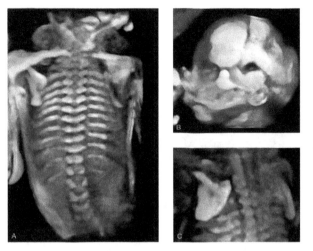

Abb. 8.12: Skelettsystem mit Wirbelsäule und Rippen (A), Schädelknochen (B) und Schulterblatt (C) gerendert mit dem Silhouette-Modus für Knochen. Dieses Vorgehen kann als gute Alternative zum Maximum-Modus der Transparenz verwendet werden.

ressante Technik ist auch die Untersuchung mit VCI-A (siehe Kap. 4 und 14) in Kombination mit dem Maximum-Modus: Die 4D-Untersuchung, die idealerweise mit einer elektronischen Matrixsonde durchgeführt wird, ermöglicht die Darstellung der interessierenden Knochen in einer Schichtdicke von 15–20 mm (s. Kap. 14).

8.3 Typische Anwendungen des Maximum-Modus

Im Folgenden werden einige klinische Aspekte kurz dargestellt und auffällige Fälle in Kapitel 17 zum fetalen Skelett und Gesicht demonstriert.

Darstellung der Wirbelsäule und der Rippen: Ideal hierfür ist ein Blick von dorsal über der Wirbelsäule mit einer flachen 3D/4D-Box (Abb. 8.6–8.8, Abb. 8.12A). Auch eine VCI-Omniview-Aufnahme mit einer geraden oder gebogenen Linie kann ein gutes Ergebnis liefern (Abb. 8.9–8.10). Abb. 8.13 zeigt einen dorsalen Blick auf die Wirbelsäule mit 13, 16 und 21 SSW. Abb. 8.14 zeigt einen dorsalen und nach Rotation des Volumens um die Längsachse einen lateralen Blick auf die Wirbelsäule. In dieser Ansicht sind die Form der Wirbelsäule und die Symmetrie der Wirbelkörper gut zu erkennen, eine Ansicht, die sich ideal zur Darstellung von Spina bifida, Keilwirbeln, Kyphoskoliose, Rippenanzahl und anderen eignet (Abb. 8.15). Siehe auch Kapitel 17.

Frontale Ansicht des Gesichts: Die Aufnahme eines Gesichtsvolumens von frontal ermöglicht die Darstellung des knöchernen Gesichts (Abb. 8.1, 8.16, 8.17) mit Stirnknochen und Frontalnaht (Sutura metopica), Augenhöhlen mit Nasenbein, Ober- und Unterkiefer. Fehlendes Nasenbein (Abb. 8.17), auffällige Frontalnähte, Gesichtsspalten und abnorme Orbitagrößen sind die wichtigsten Bereiche von Interesse (siehe Kap. 17).

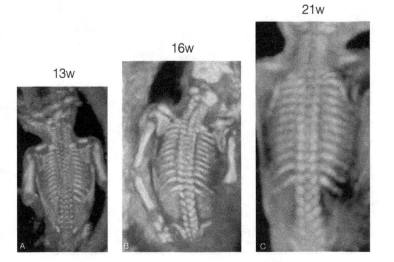

Abb. 8.13: Wirbelsäule und Rippen eines Feten mit 13 (A), 16 (B) und 21 SSW (C). Man beachte die zunehmende Verknöcherung der Wirbelsäule und der Rippen mit fortschreitendem Gestationsalter.

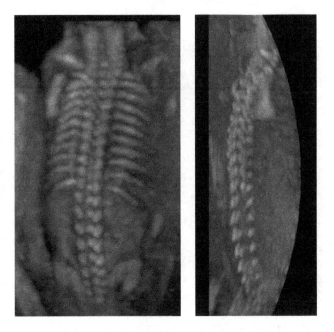

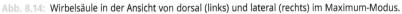

Abb. 8.14: Wirbelsäule in der Ansicht von dorsal (links) und lateral (rechts) im Maximum-Modus.

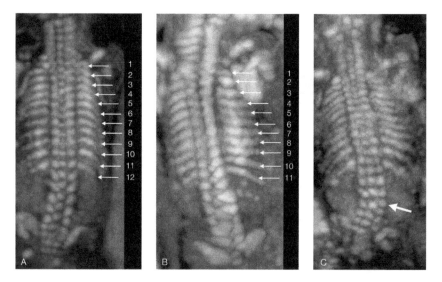

Abb. 8.15: Rippenzahl und Wirbelkörper unter normalen und auffälligen Bedingungen: In (A) sind typischerweise 12 Rippenpaare deutlich sichtbar, während der Fet in (B) nur 11 Rippenpaare hat und der Fet in (C) einen Keilwirbel (Pfeil) mit einem Knick in der Lendenwirbelsäule aufweist.

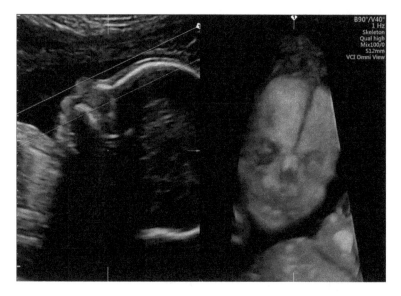

Abb. 8.16: Während einer 4D-Untersuchung wurde das Gesicht mit VCI-Omniview bei einer Schichtdicke von 16 mm und Maximum-Modus abgebildet. Das fetale Gesicht zeigt die bereits in Abb. 8.1 gezeigten Details.

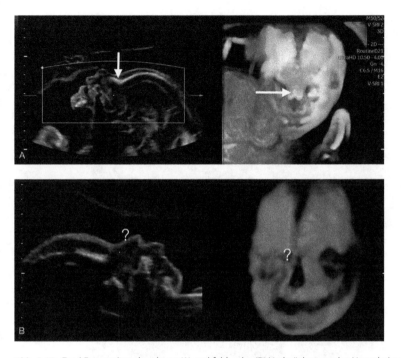

Abb. 8.17: Zwei Feten mit vorhandener (A) und fehlender (B) Verknöcherung des Nasenbeins, dargestellt in B-Bild (linkes Feld) und im 3D-Oberflächen-Modus mit Silhouette-Modus (rechtes Feld). Das Nasenbein ist in (A) deutlich sichtbar (Pfeil) und in (B) nicht vorhanden (?).

Schädelknochen und -nähte: Der Maximum-Modus ist ideal, um die gekrümmte Form der Schädelknochen mit Nähten und Fontanellen darzustellen (Abb. 8.18, 8.19). Dieses Vorgehen eignet sich auch besonders gut zur Darstellung breiter Nähte, auffälliger Verknöcherungen und vorzeitig geschlossener Nähte bei Kraniosynostose. Eine besondere Untersuchungstechnik ist die Echtzeit-4D mit VCI-A für Knochen, die für die Schädelnähte nahezu ideal ist (siehe Kap. 14).

Darstellung der Röhrenknochen und Gliedmaßen: Die langen Knochen der oberen und unteren Extremitäten mit Händen und Füßen lassen sich im Maximum-Modus deutlich darstellen (Abb. 8.4). Die 3D-Darstellung ist ideal, wenn die Röhrenknochen horizontal mit einem fast vertikalen Einfall liegen. Größe, Form und Proportionen der Knochen, Skelettdysplasien, Klumpfüße und Anomalien der Hände und Füße sind typische Anomalien, die mit dem Maximum-Modus gut abgeklärt werden.

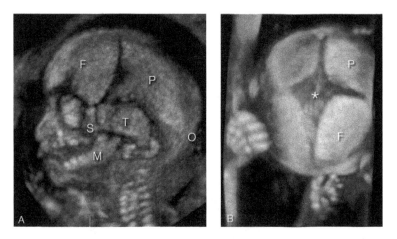

Abb. 8.18: In (A) werden die Schädelknochen mit einem seitlichen Einfall im Maximum-Modus gut dargestellt, wobei die folgenden Knochen zu erkennen sind: Stirnbein (F), Scheitelbein (P), Keilbein (S), Schläfenbein (T) und Hinterhauptbein (O) sowie der Unterkiefer (M). In (B) zeigt das 3D-Volumen im Maximum-Modus eine Darstellung des Kopfes von oben mit der großen Fontanelle (Sternchen).

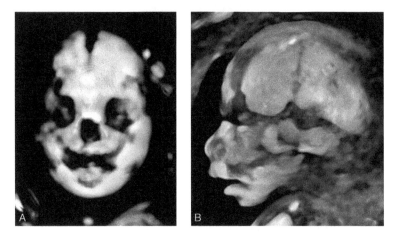

Abb. 8.19: Bei diesen beiden Feten werden das Gesicht (A) und die Schädelknochen (B) mit dem 3D-Oberflächen-Modus mit Silhouette-Darstellung gut dargestellt, was zeigt, dass dies eine gute Alternative zur Verwendung des Maximum-Modus sein kann.

Darstellung des Feten im ersten Trimenon: Das Interesse an der Anatomie des fetalen Skeletts in der Frühschwangerschaft hat in den letzten Jahren mit der Erhöhung der Bildauflösung zugenommen. Neben der Darstellung der sich entwickelnden Wirbelsäule und Rippen können je nach Fragestellung auch Gliedmaßen und Schädelknochen gut untersucht werden. Zu diesem Zweck verwenden wir häufiger den Silhouette-Modus (Abb. 8.20, 8.21).

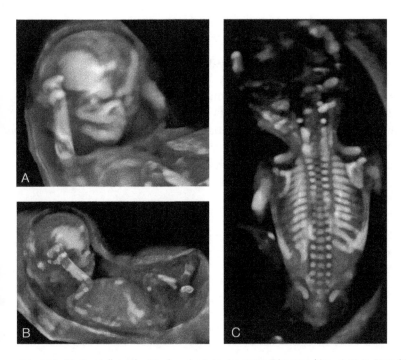

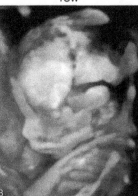

Abb. 8.20: Die Darstellung der Knochen des Feten im ersten Trimenon, hier mit 12 (A, B) und 13 SSW (C), kann die Wirbelsäule, die Rippen, die Extremitäten sowie die Gesichts- und Schädelknochen umfassen. Beachte, dass die Verknöcherung zwischen dem ersten und zweiten Trimenon rasch voranschreitet.

12w   18w

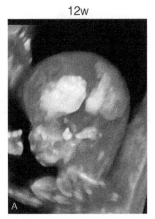

Abb. 8.21: Entwicklung der Schädelknochen zwischen 12 (A) und 18 (B) SSW, dargestellt im Silhouette-Modus.

8.4 Fazit

Der Maximum-Modus ist das ideale Werkzeug für die 3D-Darstellung der verschiedenen Teile des fetalen Skeletts. Am einfachsten ist es, mit einer statischen 3D-Darstellung der fetalen Wirbelsäule und der Röhrenknochen zu beginnen. Die besten Ergebnisse werden mit einem senkrechten Einfall auf die horizontal liegenden Knochen erzielt. Ein dünner Schnitt in der statischen 3D-Darstellung oder in der VCI Omniview-Darstellung ermöglicht die Auswahl der interessierenden Region. In Kapitel 17 werden einige Skelettanomalien in 3D ausführlicher behandelt.

9 Der Minimum-Modus

9.1 Grundlagen

Mit Flüssigkeit gefüllte Strukturen sind im Ultraschall echoleer, dadurch leicht als schwarz zu erkennen und grenzen sich deutlich von benachbarten grau oder weiß erscheinenden Strukturen ab. Der Minimum-Modus ist ein Transparenzmodus mit der Möglichkeit, Informationen innerhalb der Volumenbox durch Hervorhebung von echoarmen oder echoleeren Strukturen anzuzeigen. Dieser Vorteil wird jedoch eingeschränkt, wenn Fruchtwasser oder Knochenschatten in der Volumenbox eingeschlossen werden. In den letzten Jahren ist die Anwendung des Minimum-Modus geringer geworden, da er zunehmend von anderen Modi wie dem Inversion-Modus (siehe Kap. 10) und Silhouette-Modus (Kap. 11) verdrängt wird.

Aus klinischer Sicht sind die wichtigsten Aspekte, für die wir den Minimum-Modus verwenden, die Darstellung der Hirnbläschen, Hirnventrikel oder der Nackenflüssigkeit in der Frühschwangerschaft, die Stauungen im Bereich der Nieren und ableitenden Harnwege, und beim Hydrothorax. Darüber hinaus bieten das Herz mit den großen Gefäßen und das Gefäßsystem gute Strukturen für den Minimum-Modus.

9.2 Praktisches Vorgehen

Vor der Volumenaufnahme sollte das 2D-Bild sorgfältig vorbereitet werden, indem der Kontrast so optimiert wird, dass die Flüssigkeit als „glattes Schwarz" ohne Rauschartefakte zu sehen ist (Abb. 9.1). Idealerweise erfolgt die Aufnahme aus einer Perspektive mit möglichst wenig Schattenbildung durch Knochen, da Schatten das gerenderte Bild in gleicher Weise wie Flüssigkeit beeinflussen. Bei der Wiedergabe eines Volumens mit dem Minimum-Modus sollte der Untersucher eine flache Volumenbox wählen, die in erster Linie nur die zu untersuchende Region und nur sehr wenige Informationen aus dem angrenzenden Gewebe enthält (Vergleich Abb. 9.1 and 9.2). Innerhalb der Box sollte das Vorhandensein von Fruchtwasser vermieden werden, da es einen großen Schatten wirft (Abb. 9.1). Mit anderen Worten sollten die vorderen und hinteren Linien der Volumenbox im Gewebe und nicht im Fruchtwasser liegen (Abb. 9.2).

Ein gutes Ergebnis wird oft mit einem Mix aus „Minimum-Modus" in Kombination mit einem „Röntgen-Modus" erzielt (80/20 % Graumischung). Der Grauschwellenwert sollte jedoch erhöht werden und in einigen Fällen kann eine Nachbearbeitung durch Änderung von Kontrast und Verstärkung das Bildergebnis verbessern. Eine Drehung entlang der vertikalen y-Achse führt oft zu einem besseren 3D-Effekt in der interessierenden Region (Abb. 9.3A, B).

https://doi.org/10.1515/9783111251981-009

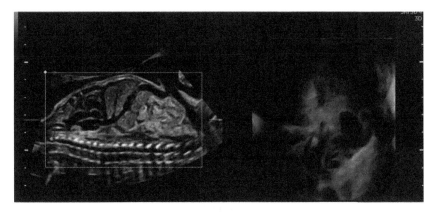

Abb. 9.1: Die Renderbox wurde über dem fetalen Bauch platziert und der Minimum-Modus aktiviert. Die Box ist tief und schließt Fruchtwasser ein, weshalb das Ergebnis fast schwarz erscheint und keine Strukturen zu sehen sind (siehe nächste Abbildung).

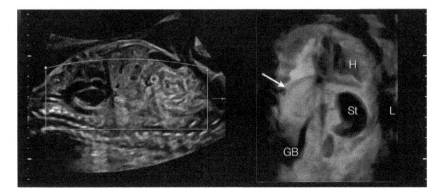

Abb. 9.2: Die im Vergleich zur vorherigen Abbildung gezeigte Renderbox ist nun flach eingestellt und enthält im Volumenfeld kein Fruchtwasser mehr. Die Konturen des Thorax und Abdomens sind besser erkennbar und die echoarmen Organe wie Herz (H), Magen (St) und Gallenblase (GB) lassen sich gut identifizieren.

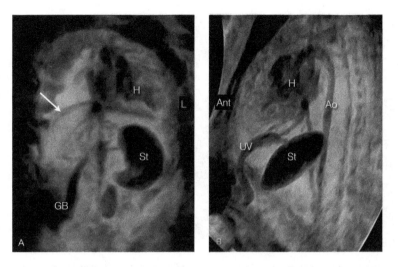

Abb. 9.3: Thorax und Abdomen im 3D-Minimum-Modus in anterio-posteriorer (A) und lateraler Projektion (B). In beiden Darstellungen sind typische Strukturen wie Magen (St), Gallenblase (GB), Herzposition (H), Zwerchfell (Pfeil), Umbilikalvene (UV) und Aorta descendens (Ao) gut zu erkennen. Beachte die Verwendung dieses 3D-Programms zur Darstellung des normalen Situs mit Magen und Herz auf der linken Seite des Körpers. Vergleiche mit nächster Abbildung. L: links; Ant: anterior.

9.3 Typische Anwendungen des Minimum-Modus

Typische Strukturen, die mit dem Minimum-Modus beim normalen Feten dargestellt werden, sind die echoleeren Organe im Abdomen wie Harnblase, Magen, Gallenblase (Abb. 9.4), Umbilikalvene und die Portalvenen. Im Thorax sind das das Herz mit den großen Gefäßen und im Kopf das intrazerebrale Ventrikelsystem. Da einige fetale Anomalien häufig mit einer erhöhten Flüssigkeitsansammlung einhergehen, können diese im Minimum-Modus deutlich dargestellt werden.

Man muss jedoch zugeben, dass andere Anwendungen, wie der Inversion- oder Silhouette-Modus, eine bessere Rand- und Form- Abgrenzung bieten und den Minimum Modus mehr und mehr abgelöst haben (siehe Kap. 10 und 11).

Intraabdominale Organe mit Blutgefäßen: Eine der typischen Einstellungen, die sich leicht mit dem Minimum-Modus darstellen lässt, ist die Aufnahme von Abdomen und Thorax (Abb. 9.3) von ventral. Der 3D-Blick ist dann entweder ein frontaler oder seitlicher Blick mit Darstellung des Situs mit Magen, Herz, Zwerchfell, aber auch der Umbilikalvene mit Gallenblase, Vena cava inferior und Aorta descendens. In dieser Übersicht kann ein Situs inversus deutlich sichtbar dargestellt werden (Abb. 9.5A, B). In der seitlichen Darstellung lässt sich ein auffälliger Verlauf der Umbilikalvene bei Agenesie oder atypischem Verlauf des Ductus venosus gut von einem Normalbefund abgrenzen. Das Fehlen einer Magenfüllung oder besser ein dilatierter Magen, wie er beim Double-

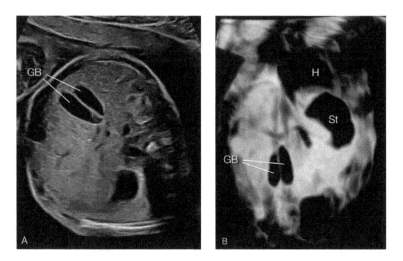

Abb. 9.4: Fet mit einer Gallenblasenduplikatur (GB) in B-Bild (A) und in der 3D-Projektion im Minimum-Modus (B). H: Herz; St: Magen.

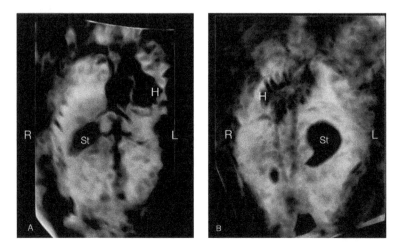

Abb. 9.5: Thorax und Abdomen im 3D-Minimum-Modus in anterio-posteriorer Projektion bei zwei Feten mit partiellem Situs inversus. In (A) befindet sich der Magen (St) auf der rechten Seite des Körpers (R) und das Herz (H) auf der linken Seite (L). In (B) befindet sich das Herz auf der rechten Seite und der Magen auf der linken Seite.

Bubble-Zeichen beobachtet wird (Abb. 9.6), kann auch entsprechend dokumentiert werden.

Pathologische Befunde im Abdomen finden sich vorwiegend bei Vermehrung von Flüssigkeiten wie bei einer Megazystis, Pyelektasie (Abb. 9.7), Nierenstauung (Abb. 9.8) mit oder ohne dilatiertem Ureter oder poly- bzw. multizystischen Nierendysplasien (Abb. 9.9). Aszites ist gut darstellbar, wenn der Umfang des Aszites gering ist. Der fetale

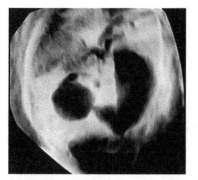

Abb. 9.6: Magen bei Duodenalatresie mit Double-Bubble-Zeichen im 3D-Minimum-Modus.

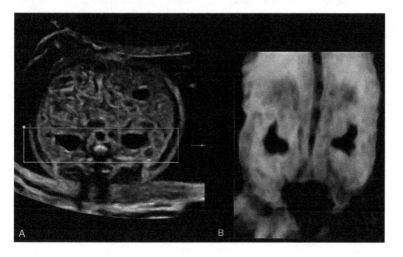

Abb. 9.7: Beidseitige leichte Pyelektasie im transversalen Blick in B-Bild (A) und im Minimum-Modus in Frontalprojektion (B).

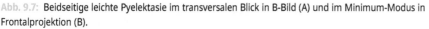

Aszites lässt sich jedoch besser im Oberflächenmodus oder in Kombination mit dem Silhouette-Modus darstellen.

Thorax mit Herz und großen Gefäßen: Eine frontale Aufnahme des Thorax mit Darstellung im Minimum-Modus zeigt die Form des Herzens mit der Kreuzung der Gefäße sowie die beiden echoreichen Lungen und die Abgrenzung des Zwerchfells (Abb. 9.3). Ein seitlicher Blick ermöglicht die Darstellung der Kreuzung der großen Gefäße mit dem Aortenbogen (Abb. 9.10A). Zu diesem Zweck verwenden wir im Allgemeinen lieber den Inversion-Modus oder den Glass-Body-Modus.

Auffällige Befunde wie Lungenzysten, Hydrothorax (Abb. 9.11) oder Zwerchfelldefekt lassen sich mit diesem Modus als Projektion gut abbilden. Bei Herzfehlern findet dieser Modus vorwiegend bei auffälligem Verlauf der großen Gefäße (Abb. 9.10) Anwendung, wobei hier oft der Inversion-Modus die bessere räumliche Darstellung ermöglicht.

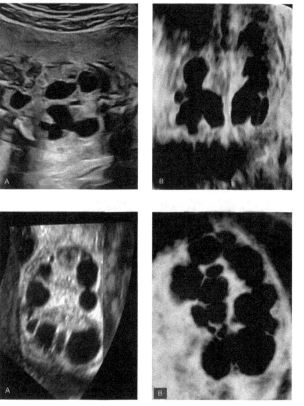

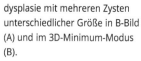

Abb. 9.8: Fet mit mäßiger bilateraler Hydronephrose in B-Bild (A) und im 3D-Minimum-Modus (B).

Abb. 9.9: Multizystische Nierendysplasie mit mehreren Zysten unterschiedlicher Größe in B-Bild (A) und im 3D-Minimum-Modus (B).

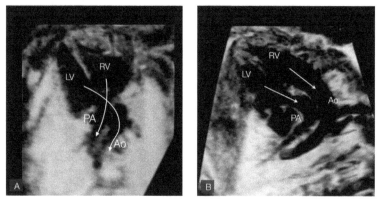

Abb. 9.10: STIC-Volumina im Minimum-Modus bei zwei Feten, einer (A) mit normalem Herzen und der andere (B) mit einer Transposition der großen Arterien (TGA). Man beachte die Kreuzung der großen Gefäße in (A) im Vergleich zum parallelen Verlauf der Gefäße in (B). Ao: Aorta; LV: linker Ventrikel; PA: Pulmonalarterie; RV: rechter Ventrikel.

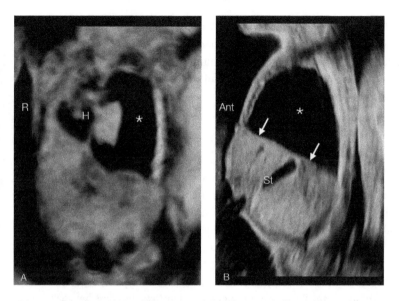

Abb. 9.11: **Fet mit einseitigem Pleuraerguss (*) im Minimum-Modus.** (A) die anterio-posteriore Projektion mit dem nach rechts (R) verlagerten Herzen (H) und (B) eine seitliche Projektion auf Höhe des Ergusses, wobei das Zwerchfell (Pfeile) und der Magen (St) deutlich sichtbar sind. Ant: anterior.

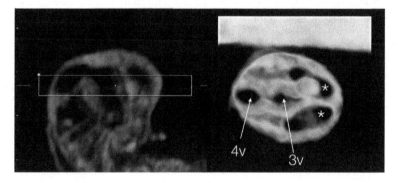

Abb. 9.12: Projektion des intrazerebralen Ventrikelsystems bei einem Embryo mit 9 SSW. Im Minimum-Modus sind beide Seitenventrikel (*) sowie der sich entwickelnde dritte (3v) und vierte (4v) Ventrikel gut zu erkennen.

Intrazerebrales Ventrikelsystem: Das flüssigkeitsgefüllte Ventrikelsystem lässt sich auch mit dem Minimum-Modus gut darstellen (Abb. 9.12). Eine wesentliche Einschränkung dieser Anwendung im 2. und 3. Trimenon ist jedoch der Schatten der Schädelknochen. Dabei könnte ein Blick durch die Fontanelle hilfreich sein. Der Minimum-Modus kann auch bei Anomalien mit erhöhter Flüssigkeitsansammlung verwendet werden, wie sie bei Ventrikulomegalie, Hydrozephalie, Holoprosenzephalie, fehlendem Septum pellucidum und anderen vorliegt. Eine interessante Anwendung ist die Darstellung der

Hirnbläschen in der Frühschwangerschaft vor 10 SSW (Abb. 9.12). In diesem Stadium sind die Schädelknochen nur minimal verknöchert und die Ventrikel ausreichend mit Flüssigkeit gefüllt. Eine Kombination aus Minimum- und Röntgenmodus ist geeignet, um ein kontrastreiches Bild zu erhalten, wie in Abb. 9.12 dargestellt. Dieser Ansatz wurde in den letzten Jahren auch durch den Silhouette-Modus ersetzt (siehe Kap. 11).

9.4 Fazit

Der Minimum-Modus kann als Projektion eingesetzt werden, die die echoarmen Strukturen in einem Volumendatensatz hervorhebt, ähnlich wie bei einer Röntgenuntersuchung in der Radiologie. Transparente Strukturen und ihre benachbarten Organe können klar identifiziert werden. Grobe pathologische Befunde mit Vermehrung von Flüssigkeiten wie Hydronephrosen, Hydrothorax, Double-Bubble-Zeichen und auffällige Flüssigkeitsansammlungen im fetalen Körper können gut dargestellt werden. Interessanterweise können auch echoreiche Läsionen, wie sie bei hyperechogenen Lungen oder Nieren vorkommen, im Vergleich zu angrenzenden Geweben gut hervorgehoben werden. Die beiden Voraussetzungen für ein gutes Ergebnis sind erstens die Vermeidung von Knochenschatten bei der Volumen-Akquisition und zweitens die Verwendung einer schmalen Darstellungsbox, vor allem, um das Vorliegen von Fruchtwasser zu vermeiden. In den letzten Jahren wurde jedoch der Minimum-Modus zunehmend weniger verwendet und stattdessen andere transparente Modi bevorzugt.

Der in diesem Kapitel behandelte Inversion-Modus ist einfach beschrieben die digitale Umkehrung der von den echoleeren Strukturen gelieferten Informationen. Mit anderen Worten werden die echoleeren Gebiete stark echoreich dargestellt und die benachbarte Information ausgeblendet (Abb. 10.1). Nach dem Prinzip des negativ-positiven Bildes mit einer „Umkehr" der Farbe Schwarz. Der Begriff wurde eingeführt, um diesen Modus vom Minimum-Modus (siehe Kap. 9) zu unterscheiden, da dieser Modus Bereiche mit fehlenden Echosignalen in solide Strukturen umwandelt (Abb. 10.1). Das Bild ähnelt einem digitalen 3D-Ausguss der interessierenden Strukturen, und die räumliche Tiefe kommt im Vergleich zum Minimum-Modus besser zur Geltung. Außerdem werden die meisten Informationen über das umgebende Gewebe ausgeblendet. Im Gegensatz zum Minimum-Modus kann Magicut (siehe Kap. 3) auf ein Inversion-Modus-Volumen angewendet werden, um Artefakte rund um die interessierende Region zu entfernen. Früher wurde die Farbe im Inversion-Modus hauptsächlich in Sepia-Farbe dargestellt, mit begrenzten Optionen für die Nachbearbeitung u. a. des Lichteffekts. Mit der Einführung der Software HD-live (ähnlich der Hautfarbe) kann ein Bild im Inversion-Modus durch Verwendung zusätzlicher Funktionen wie glatte Oberfläche, Lichtquelle oder Silhouette, deutlich verbessert werden. Diese Aspekte werden in diesem Kapitel kurz vorgestellt und diskutiert.

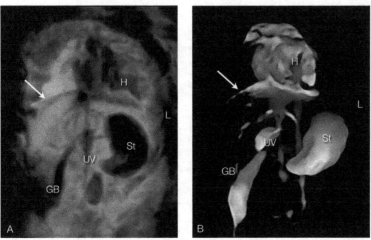

Abb. 10.1: Thorax und Abdomen im 3D-Minimum-Modus in anterio-posteriorer (A) Projektion und dasselbe Volumen nach Aktivierung und Einstellung des Inversion-Modus. In beiden Darstellungen sind typische Strukturen wie Magen (St), Gallenblase (GB), Herzposition (H), Zwerchfell (Pfeil) und Umbilikalvene (UV) deutlich erkennbar.

https://doi.org/10.1515/9783111251981-010

10.2 Praktisches Vorgehen

Bereits bei der 3D-Volumenaufnahme sollte darauf geachtet werden, dass keine oder so wenig wie möglich Ultraschallschatten (z. B. Knochenschatten) in der interessierenden aufgenommenen Region vorliegen, denn Schatten werden im Inversion-Modus als echoreiche Informationen dargestellt. Vor der Volumenaufnahme sollte der Bildkontrast höher eingestellt werden, um eine klare schwarz/grau-Unterscheidung und eine bessere Randabgrenzung zu ermöglichen. Die Größe der Box im Inversion-Modus sollte idealerweise das gesamte abzubildende Gebiet einschließen. Für eine optimale 3D-Bilddarstellung empfiehlt es sich, entweder die verschiedenen Schritte bis zum Endergebnis gut zu kennen (Abb. 10.2 bis 10.4) oder einfacher und schneller, eine vorprogrammierte Einstellung für den Inversion-Modus zu verwenden. Diese sollte optimal bearbeitet und vorprogrammiert gespeichert werden. Das schrittweise Vorgehen wird im Folgenden und in Abb. 10.2 bis 10.4 erläutert.

Nach der Aufnahme eines Volumens und der Auswahl des Inversion-Modus wird das Bild schwarz und im Inversion-Modus werden nur wenige Informationen angezeigt (Abb. 10.2). Dabei sollte die Größe der Box angepasst werden, um nur den interessierenden Bereich einzuschließen. Als nächstes wird der Grauschwellenwert auf dem Touchdisplay erhöht (Stufe 70 oder mehr), bis das Endergebnis der Inversion auf dem Bildschirm erscheint (Abb. 10.2). Bei einigen Systemen ist die Standardeinstellung für die Inversion „Licht" Farbe, aber die Autoren bevorzugen die Verwendung von „Gra-

Schritt 1: Aktiviere Inversion-Modus und wähle HD-live glatt

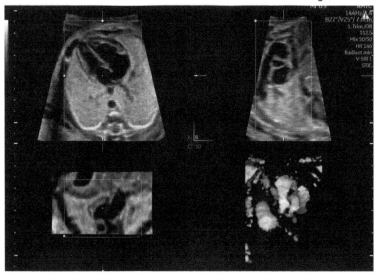

Abb. 10.2: Die wichtigsten Schritte für ein 3D-Rendering im Inversion-Modus am Beispiel eines STIC-Volumens eines Herzens. Die Renderbox wird so platziert, dass sie das Herz abdeckt, der Inversion-Modus wird aktiviert und HD-Live smooth wird ausgewählt (s. nächste Abbildung).

Schritt 2: Erhöhe den grauen Schwellenwert

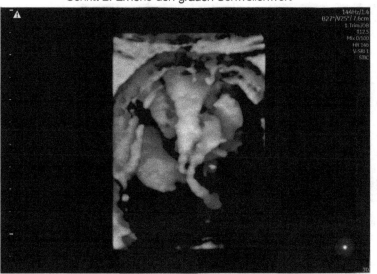

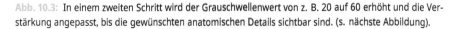

Abb. 10.3: In einem zweiten Schritt wird der Grauschwellenwert von z. B. 20 auf 60 erhöht und die Verstärkung angepasst, bis die gewünschten anatomischen Details sichtbar sind. (s. nächste Abbildung).

dient Licht" oder besser HD-live, was sich gut mit einem Oberflächen-Modus kombinieren lässt. Mit Magicut können zusätzliche benachbarte Artefakte entfernt werden (siehe Kap. 3, Abb. 10.3), und die Knöpfe „Verstärkung" (Gain) und „Grauschwelle" (Threshold) können zur Verbesserung des Bildes verwendet werden. Ein weiches HD-live Bild erreicht man bei einer Erhöhung des Schattenwertes von 50 auf 120.

10.3 Typische Anwendungen des Inversion-Modus

In Bezug auf die Organe von Interesse gibt es viele Gemeinsamkeiten zwischen der Verwendung des Minimum- und des Inversion-Modus.

Thorax und Abdomen: Im Inversion-Modus lassen sich die echoarmen Strukturen im Thorax und im Abdomen unter normalen und pathologischen Bedingungen gut darstellen. Typische Strukturen sind der Magen (Abb. 10.5), die Blase, die Gallenblase (Abb. 10.6) und verschiedene Gefäße in Thorax und Abdomen (Abb. 10.4, 10.7).

Schritt 3: Entferne Artefakte mit Magicut   Schritt 4: Bild nach Bedarf anpassen

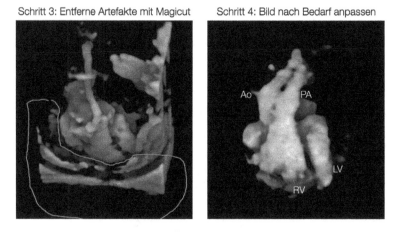

Abb. 10.4: In einem dritten Schritt werden Artefakte, die durch Schatten der Rippen und andere störende Strukturen verursacht werden, mit dem elektronischen Skalpell Magicut entfernt, und in Schritt 4 wird das Bild durch Anpassen des Grauschwellen-Werts und der Verstärkung sowie durch Erhöhen des Schatten-wertes fertiggestellt. Ao: Aorta; LV: linker Ventrikel; PA: Pulmonalarterie; RV: rechter Ventrikel.

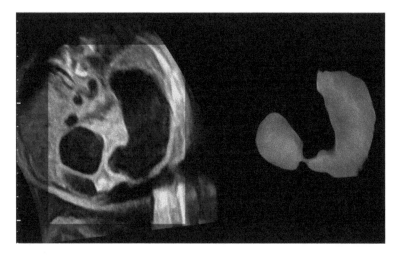

Abb. 10.5: Dilatierter Magen und Duodenum bei einem Feten mit Duodenalatresie mit dem Double-Bubble-Zeichen im B-Bild (links) und im Inversion-Modus (rechts).

Intrazerebrale Hirnstrukturen: Das flüssigkeitsgefüllte Ventrikelsystem kann mit dem Inversion-Modus dargestellt werden, insbesondere im frühen Embryonalstadium (Abb. 10.8). Eine der größten Einschränkungen des Inversion-Modus ist, dass die umgebenden Strukturen nicht dargestellt werden können. Der Inversion-Modus wird jedoch klinisch eingesetzt, um die Embryologie der Gehirnentwicklung zu untersuchen, insbesondere das Ventrikelsystem zwischen 8 und 13 SSW (Abb. 10.8), und um Anomalien

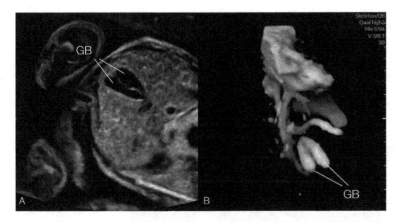

Abb. 10.6: Transversaler Blick auf das Abdomen mit Gallenblasenduplikatur (GB) im B-Bild (A) und im Inversion-Modus (B).

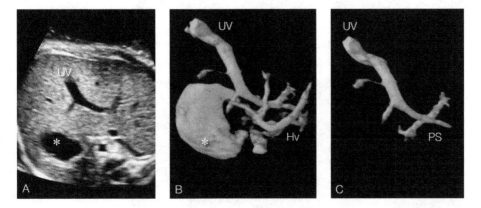

Abb. 10.7: (A): 3D-Volumenaufnahme eines transversalen Schnitts des fetalen Abdomens auf der Höhe des Magens (*) und der Leber mit 33 SSW. (B): Der Blick im Inversion-Modus ermöglicht die Darstellung des Magens (*), der Lebervenen (HV) und der Nabelvene (UV) mit dem Portalsystem. (C): Hier wurden Magen- und Lebervenen digital entfernt und die Nabelvene ist mit ihrer Verbindung zum Portalsinus (PS) zu sehen.

wie Holoprosenzephalie im ersten und zweiten Trimenon zu demonstrieren (Abb. 10.9). Später in der Schwangerschaft kann der Inversion-Modus für Befunde mit erhöhter Flüssigkeitsansammlung verwendet werden, wie z. B. Ventrikulomegalie und andere, die am besten nach einer transvaginalen Volumenaufnahme dargestellt werden können (Abb. 10.10, 10.11). In einer neueren Studie über die Anwendung des Inversion-Modus am fetalen Gehirn haben Chen und Li aus China gezeigt, wie man die Sylvische Fissur und die Gyrierung in der distalen Hemisphäre darstellen kann, eine interessante Methode mit großem Potenzial (Abb. 10.12).

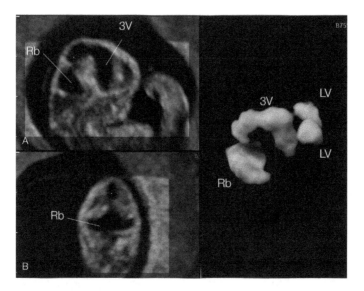

Abb. 10.8: Das intrazerebrale Ventrikelsystem eines 9 Wochen alten Embryos, dargestellt im Orthogonal-Modus (A, B) und im Inversion-Modus (C). LV: Lateralventrikel; Rb: Rhombencephalon; 3 V: dritter Ventrikel.

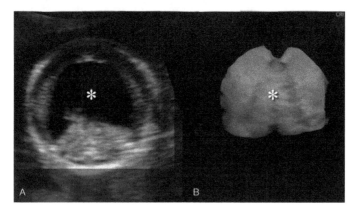

Abb. 10.9: Fet mit Holoprosenzephalie mit 18 SSW in 2D (A) und im 3D-Inversion-Modus (B) mit Darstellung des Monoventrikels (Sternchen).

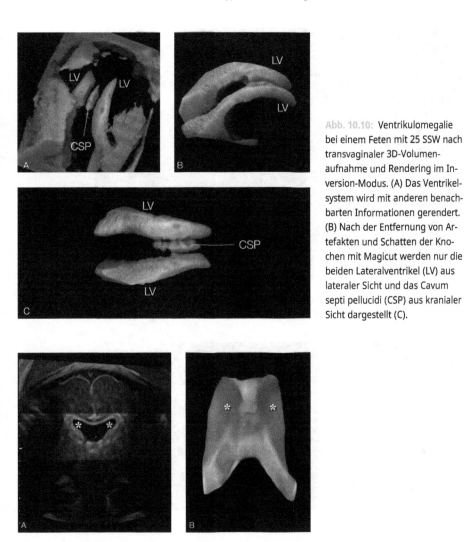

Abb. 10.10: Ventrikulomegalie bei einem Feten mit 25 SSW nach transvaginaler 3D-Volumenaufnahme und Rendering im Inversion-Modus. (A) Das Ventrikelsystem wird mit anderen benachbarten Informationen gerendert. (B) Nach der Entfernung von Artefakten und Schatten der Knochen mit Magicut werden nur die beiden Lateralventrikel (LV) aus lateraler Sicht und das Cavum septi pellucidi (CSP) aus kranialer Sicht dargestellt (C).

Abb. 10.11: Ventrikelsystem eines Feten mit 20 SSW mit Fehlen des Septum pellucidum nach transvaginaler 3D-Volumenaufnahme. (A): Im B-Bild sind die beiden Vorderhörner (*) der Seitenventrikel aufgrund des Fehlens der Laminae des Septum pellucidums miteinander verbunden. (B): Nach Rendering im Inversion-Modus und Manipulation mit Magicut sind die entlang der Mittellinie kommunizierenden Ventrikel in der Darstellung von unten deutlich sichtbar.

Urogenitales System: Auffällige Nierenbefunde, die mit Flüssigkeitsansammlungen einhergehen, lassen sich mit dem Inversion-Modus klar darstellen. Typische Erkrankungen sind multizystische Nierendysplasie (Abb. 10.13), Hydronephrose (Abb. 10.14), Megazystis und andere. Weitere Beispiele sind in Kapitel 18 dargestellt.

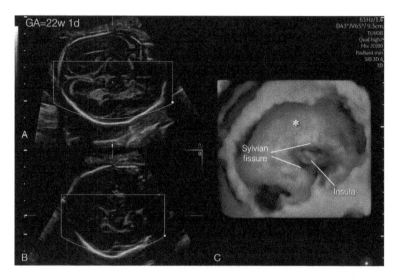

Abb. 10.12: Inversion-Modus der konvexen Oberfläche der distalen Großhirnhemisphäre mit glattem Kortex (Sternchen), Sylvischer Fissur und Insula. Vergleiche auch mit Abb. 16.26.

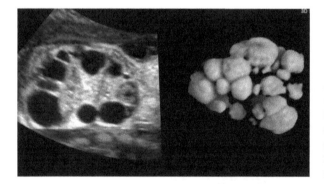

Abb. 10.13: Multizystische Nierendysplasie in B-Bild (links) und im Inversion-Modus (rechts). Die einzelnen Zysten sind in B-Bild gut zu erkennen, werden aber im 3D-Inversion-Modus mit HD-live räumlich besser dargestellt.

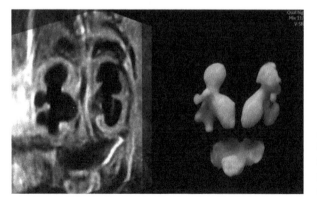

Abb. 10.14: Beidseitige Hydronephrose bei einem Feten mit vesikoureteralem Reflux in B-Bild (links) und im Inversion-Modus (rechts).

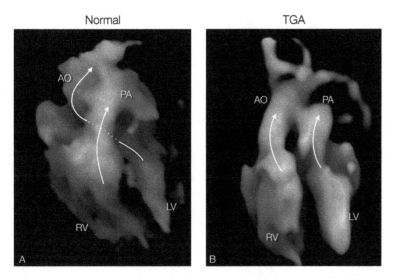

Normal   TGA

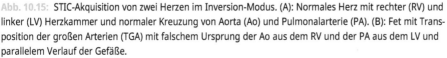

Abb. 10.15: STIC-Akquisition von zwei Herzen im Inversion-Modus. (A): Normales Herz mit rechter (RV) und linker (LV) Herzkammer und normaler Kreuzung von Aorta (Ao) und Pulmonalarterie (PA). (B): Fet mit Transposition der großen Arterien (TGA) mit falschem Ursprung der Ao aus dem RV und der PA aus dem LV und parallelem Verlauf der Gefäße.

Herz und große Gefäße: Der Inversion-Modus kann sowohl im statischen 3D-Modus als auch im STIC-Modus verwendet werden (Abb. 10.15). Eine der Hauptanwendungen ist das Herz mit den benachbarten Gefäßen, in dem der räumliche Verlauf deutlich dargestellt werden kann (siehe Abb. 10.2–10.4). In der frontalen Ansicht kann ein STIC-Volumen mit gutem Kontrast dargestellt werden, und Vorhöfe, Ventrikel sowie Kreuzung der großen Gefäße zu zeigen und somit pathologische Zustände wie den parallelen Verlauf der großen Gefäße zu demonstrieren (Abb. 10.15B).

10.4 Fazit

Flüssigkeit im fetalen Körper, die einen guten Kontrast zum benachbarten Gewebe aufweist und nicht durch Knochen abgeschattet wird, ist die ideale Region für die Darstellung im 3D-Inversion-Modus. Das Bild ähnelt einem digitalen Ausguss und kann durch Verwendung von HD-live und Veränderung der Position der Lichtquelle verbessert werden. Voraussetzung für eine gute Abbildung ist ein kontrastoptimiertes 2D-Bild vor der Aufnahme und eine gute Balance bei der Verwendung der Tasten für Grauschwelle und Verstärkung. Oft ist Magicut erforderlich, um zusätzliche Artefakte zu entfernen. In letzter Zeit wurde aufgrund der deutlichen Verbesserung des Silhouette-Modus, der im nächsten Kapitel besprochen wird, der Inversion-Modus etwas vernachlässigt.

Bei der Auswahl des Modus einer 3D-Volumenwiedergabe wählt der Untersucher in der Regel entweder den Oberflächen-Modus oder einen der verschiedenen transparenten Modi oder eine Mischung aus beiden (siehe Kap. 3 und 7, sowie Abb. 3.28). Die Anwendung mit dem Namen Silhouette-Modus hat diese starre Unterscheidung zwischen Oberflächen- und Transparenzmodus geändert, da sie beide miteinander kombiniert. Sie ermöglicht die Darstellung der Konturen der zu visualisierenden Strukturen innerhalb des ausgewählten Bereichs des Volumens (Abb. 11.1). Bei seiner Einführung war dieser Modus eine Erweiterung des HD-live Oberflächen-Modus, hat sich aber inzwischen zu einem eigenständigen Modus mit einer Vielzahl von Transparenzfunktionen entwickelt. Einige der Möglichkeiten des Silhouette-Modus sind in Abb. 11.2 dargestellt und werden in diesem Kapitel diskutiert. Wir finden, dass das Potenzial dieses neuen Werkzeugs noch nicht voll ausgeschöpft ist, und wir ermutigen den Anwender, verschiedene Kombinationen auszuprobieren. Die Farbdoppler-Silhouette wird in Kapitel 12 kurz zusammen mit dem Glass-Body-Modus behandelt.

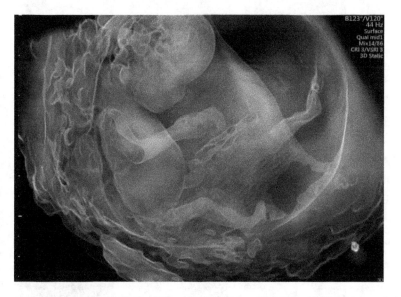

Abb. 11.1: Transvaginale 3D-Akquisition von einem Feten mit 12 SSW mit Oberflächenrendering und Darstellung im Silhouette-Modus. Die Plazenta vor dem Feten wurde mit Magicut nur teilweise entfernt, aber der Silhouetten-Effekt lässt die Plazenta transparent erscheinen.

https://doi.org/10.1515/9783111251981-011

11.2 Praktisches Vorgehen

Der Software-Algorithmus des Silhouette-Modus erzeugt einen Gradienten an Organgrenzen oder sogar innerhalb desselben Gewebes, wenn eine signifikante Änderung der akustischen Impedanz festgestellt wird. Mit diesem Algorithmus ermöglicht dieser Modus die separate Hervorhebung der interessierenden Strukturen. Wie in Abb. 11.2 dargestellt, können Organgrenzen zwischen Knochen und Gewebe, zwischen flüssigkeitsgefüllten Strukturen (z. B. Hohlräumen oder Gefäßen) und Gewebegrenzen oder sogar innerhalb desselben Gewebes liegen, wenn unterschiedliche akustische Informationen vorliegen. Hyperechogene oder leicht echogene Strukturen sind an ihren klaren Grenzen zu sehen, z. B. Knochen (Abb. 11.2B), Leber (Abb. 11.2E), Herzmuskel (Abb. 11.2G) oder Gehirn (Abb. 11.2H). Echoarme Strukturen hingegen lassen sich mit ihren Grenzen im transparenten Blick deutlich darstellen, wie z. B. Herzhöhlen, herznahe und Körpergefäße, Hirnventrikel, insbesondere in der Frühschwangerschaft, und andere flüssigkeitsgefüllte Strukturen. Dieser Blick durch alle Schichten hinweg hebt Strukturen mit Flüs-

Variationen von Silhouette-Modus

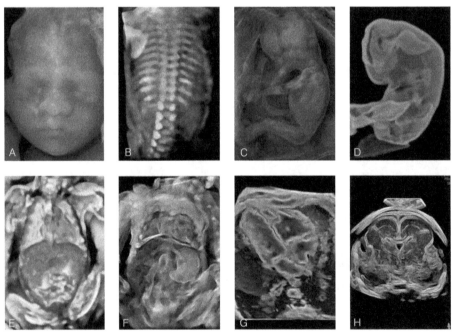

Abb. 11.2: Der Silhouette-Modus sollte nicht als eine einzige Art des Rendern betrachtet werden. Diese acht Beispiele zeigen verschiedene Anwendungen vom Silhouette-Modus, vom Weichzeichnen des Bildes (A) über die Darstellung des Skelettsystems (B) bis zum Hervorheben von Konturen (E, G) oder Strukturen durchsichtig abbilden (C, D, F, H) und anderen. Die Kombination der verschiedenen Unterfunktionen des Silhouette-Modus und die Wahl der geeigneten Volumentiefe liefern die unterschiedlichen Rendering-Ergebnisse.

sigkeitsansammlungen hervor, so dass die Spezialistin Ritsuko Pooh (Japan) diesen Modus als „see-through fashion" bezeichnet hat.

Es ist wichtig zu unterstreichen, dass all diese anatomischen Details nicht mit einem einzigen Preset dargestellt werden können. Sie erfordern Änderungen in den Voreinstellungen, je nachdem, welche Information aus dem Volumen extrahiert werden soll. In den folgenden Abschnitten werden die verschiedenen Silhouette Presets vorgestellt und diese anhand von Abbildungen in diesem Kapitel illustriert.

Um den Silhouette-Modus optimal zu nutzen, muss der Untersucher die drei Silhouette-Unterfunktionen „Graue Silhouette", „Silhouette-Schwellenwert" und „Silhouette-Radius" kombinieren, die jeweils separat schrittweise erhöht oder verringert werden. Da der Silhouette-Modus auf der 3D-Darstellung der Grauwertkonturen basiert, sollten auch zusätzliche Funktionen, die die Nachbearbeitung der Grauskalainformationen verändern, entsprechend angepasst werden. Zu diesen Funktionen gehören die „Verstärkung" (Gain), „Grauschwellenwert" (Threshold) und „Grautransparenz" (Gray transparency). Das endgültige Bild wird dann durch die Einstellung der Schatten-Funktion von HD-live, des „Volumen-SRI" und der „Lichtquelle" optimiert. Aus diesem Grund ist es praktisch unmöglich, sich die Kombination aller 9 Komponenten für jede Darstellung zu merken und wir empfehlen, einige im System vorgewählte Voreinstellungen zu verwenden und sie leicht zu modifizieren, um das gewünschte Ergebnis zu erzielen. Nichtsdestotrotz kann es wichtig sein, die wichtigsten Komponenten des Silhouette-Modus zu kennen, die im Folgenden erläutert und anhand von Beispielen illustriert werden. Die folgenden Vorschläge beruhen auf den Erfahrungen der Autoren und jeder Untersucher kann seine eigene Kombination nach Belieben verwenden.

Grau Silhouette (Gray Silhouette): Die Funktion wird graue Silhouette genannt, um sie von der Farbdoppler- und HD-Flow-Silhouette zu unterscheiden (s. Kap. 12). Auf Stufe 0 sind der Silhouette-Modus und die beiden anderen Silhouette-Unterfunktionen deaktiviert. Die Silhouette ist von Stufe 1 bis 100 aktiv. Die Transparenz der Silhouette nimmt mit der gewählten Stufe zu. Bei niedrigen Stufen erscheinen die Bilder der Haut wie gewachst (Stufe 1–10, Abb. 11.2A, 11.3). Bei Werten um 25 wird die Haut transparent, und bei Werten zwischen 35 und 45 werden nicht nur die Knochen, sondern auch die inneren Organe des Körpers im ersten Trimenon sichtbar. Fast alle anderen Silhouetten-Voreinstellungen verwenden Stufen von 70–100. Abb. 11.3 zeigt den Unterschied bei der Erhöhung der Silhouette, wenn die anderen Silhouette-Merkmale niedrig gehalten werden.

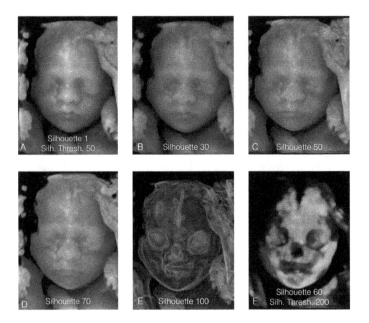

Abb. 11.3: Das gleiche Gesicht in 3D-Rendering im Oberflächen-Modus ohne Aktivierung der Funktion Graue-Silhouette (A) und schrittweises Hinzufügen der Graue-Silhouette mit verschiedenen Ebenen. Beachte, dass (B) bis (E) transparenter werden. In (F) wurde Graue-Silhouette Stufe 60 ausgewählt, aber der Schwellenwert-Silhouette wurde auf 200 erhöht.

Silhouette Schwellenwert (Threshold): Durch Ändern des Schwellenwerts wird der Grauwert geändert, um den eine Silhouette dargestellt wird. Die Werte reichen von 0 bis 250, und wir wählen Werte z. B. zwischen 30 und 50 für Gewebe, Gefäße und flüssige Organe, wobei wir den Wert für Hirnventrikel und zur Hervorhebung der Ränder von flüssigkeitsgefüllten Organen erhöhen. Andererseits können hohe Werte von 120 oder mehr gewählt werden, um Knochen zusammen mit einer niedrigen Silhouette von 30 darzustellen. Es ist zu beachten, dass dieser Schwellenwert auch als Ergänzung zu dem im 3D-Oberflächen-Modus verwendeten „Grauschwellenwert" (gray threshold) zu betrachten ist und beide idealerweise in Kombination geändert werden sollten, um ein gutes Ergebnis zu erzielen.

Silhouette Radius: Die Funktion Silhouette Radius legt die Dicke der angezeigten Silhouette mit einem Bereich zwischen 0 und 100 fest. Der Wert ist eine relative Zahl zwischen einem Minimum von 0 und einem Maximum von 100 Dicke. In den meisten Fällen verwenden wir Werte zwischen 60 und 100.

Der Untersucher sollte bedenken, dass die Dicke der 3D-Schicht als Region von Interesse das Ergebnis auch verändern kann. Das Ergebnis hängt im Wesentlichen nicht nur von den zuvor beschriebenen ausgewählten Funktionen ab, sondern auch von der Größe und der Menge der Informationen innerhalb der Renderbox. Es empfiehlt sich daher, immer die kleinstmögliche Größe mit dem maximalen Informationsgehalt zu wählen. Ein weiterer hilfreicher Tipp ist, den Kontrast des 2D-Bildes vor der Aufnahme eines Volumens zu erhöhen, wenn Gefäße oder flüssigkeitsgefüllte Organe dargestellt werden sollen.

11.3 Typische Anwendungen des Silhouette-Modus

Nach unseren ersten Erfahrungen haben wir bei der Anwendung auf einige Organe und Regionen von Interesse, die im Folgenden vorgestellt werden, gute Ergebnisse erzielt. Wir ermutigen daher den Benutzer, neue Anwendungen mit dem Modus Silhouette auszuprobieren.

Embryo und Erst-Trimester Fet: Von der Darstellung des 5 mm kleinen Embryos bis zum Feten mit 14 SSW kann der Silhouette-Modus im gesamten ersten Trimenon gut angewendet werden und liefert überraschend interessante Bilder (Abb. 11.4–11.11). Voraussetzung dafür ist jedoch eine sehr gute 3D-Volumenqualität, die in der Regel mit einem transvaginalen Schallkopf erreicht wird. Idealerweise wird die Volumengröße so groß wie möglich gewählt, was wiederum eine bessere Darstellung des Embryos/Feten und seiner Umgebung ermöglicht. Die Fruchthöhle kann mit diesem Programm gut dargestellt werden, was z. B. zu einer guten Differenzierung einer Mehrlingsschwangerschaft beiträgt. Die intrakraniellen Strukturen werden weiter unten besprochen. Eine einfache Anwendung des Silhouette-Modus in der Frühschwangerschaft kann darin

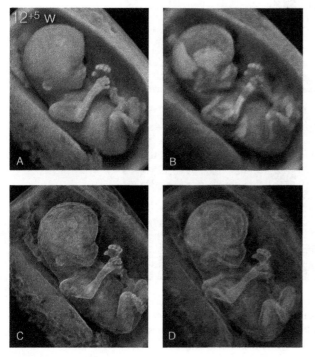

Abb. 11.4: Fet mit 12 SSW, dargestellt mit verschiedenen Stufen des Silhouette-Modus, die die Haut (A), die Knochen (B) oder die Oberflächen und inneren Strukturen (C, D) hervorheben.

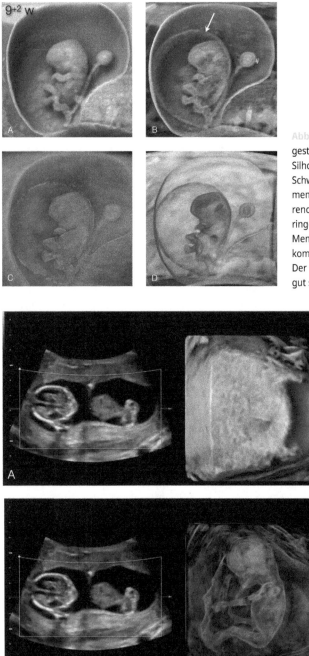

Abb. 11.5: Embryo mit 9 SSW, dargestellt mit verschiedenen Stufen des Silhouette-Modus. In (A) ist der graue Schwellenwert hoch, und die Amnionmembran ist nicht gut sichtbar, während in (B), (C) und (D) eine Verringerung des Schwellenwerts die Membran (Pfeil) sichtbar macht. In D) kommt die Lichtquelle von hinten. Der Dottersack ist in allen vier Bildern gut sichtbar (#).

Abb. 11.6: Einer der typischen Vorteile des Silhouette-Modus ist, dass einige Gewebe transparent gemacht werden. In Bild (A), seitlicher Blick auf einen Feten im ersten Trimenon, der teilweise von der Plazenta bedeckt ist. In (B) erscheint nach Aktivierung des Silhouette-Modus die Umrisse des Feten mit Kopf, Körper und Gliedmaßen. Siehe nächste Abbildungen für ähnliche Beispiele.

bestehen, die Plazenta und den Uterus transparent zu machen, um die Form des Feten oder Embryos darzustellen, wie Abb. 11.1 und Abb. 11.6 bis 11.8 zeigen. Bei Mehrlingsschwangerschaften lässt sich ein vollständiger Überblick besser im Silhouette-Modus darstellen, wie in den Abb. 11.8 und 11.9 zu erkennen ist. Abb. 11.10 zeigt die Verwendung von 3D zur Darstellung des fetalen Körpers im ersten Trimenon mit dem Tomographie-Modus und anschließend mit verschiedenen Stufen des Silhouette-Modus. Der Blick auf das fetale Gehirn mit 12 Wochen in einem normalen und einem auffälligen Fall ist in Abb. 11.11 dargestellt.

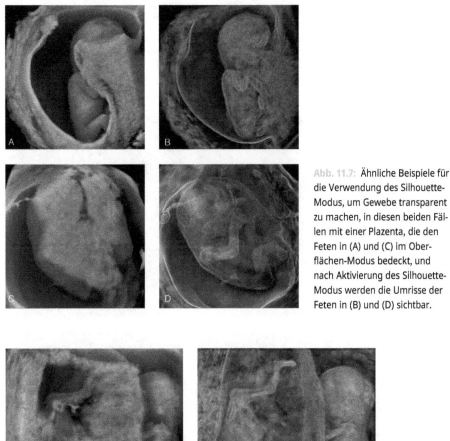

Abb. 11.7: Ähnliche Beispiele für die Verwendung des Silhouette-Modus, um Gewebe transparent zu machen, in diesen beiden Fällen mit einer Plazenta, die den Feten in (A) und (C) im Oberflächen-Modus bedeckt, und nach Aktivierung des Silhouette-Modus werden die Umrisse der Feten in (B) und (D) sichtbar.

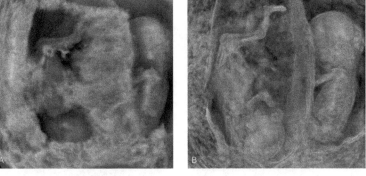

Abb. 11.8: Diamniale Zwillinge, dargestellt in (A) mit dem Oberflächen-Modus. Das Entfernen aller Strukturen vor den Feten mit Magicut ist mühsam, während die Aktivierung des Silhouette-Modus direkt einen guten Überblick über beide Feten bietet.

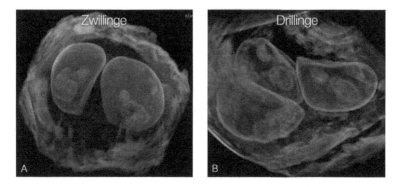

Abb. 11.9: Die Verwendung des Silhouette-Modus ist bei Mehrlingsschwangerschaften in der Embryonalperiode sehr hilfreich. Auf einen Blick lassen sich die Fruchthöhlen und ihr Inhalt bei (A) dichorialen Zwillingen und bei (B) trichorialen Drillingen darstellen.

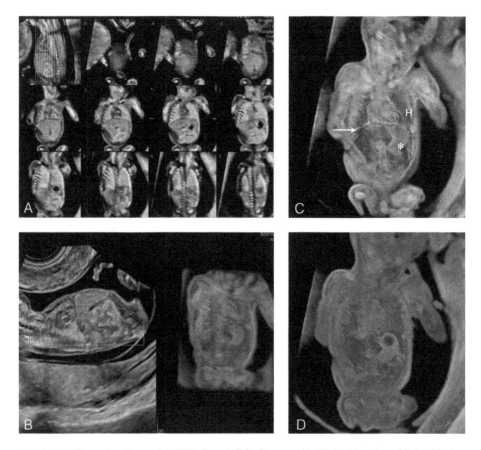

Abb. 11.10: Körper eines Feten mit 12 SSW, dargestellt im Tomographie-Modus (A) und anschließend in der 3D-Darstellung (B), (C) und (D). Durch Aktivieren des Silhouette-Modus werden die inneren Strukturen wie das Zwerchfell (Pfeil), das Herz (H), der Magen (*) und mehr transparent.

Normal   Holoprosenzephalie

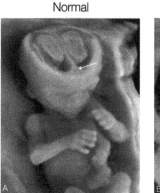 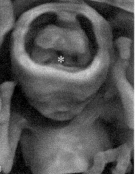

Abb. 11.11: 3D-Blick auf zwei fetale Köpfe und Gesichter mit 12 SSW, wobei der Schädel mit Magicut geöffnet und im Silhouette-Modus dargestellt wird. Ebene (A) zeigt einen gesunden Feten mit einem normalen Gesicht und zwei durch die Falx (Pfeil) getrennten Hemisphären. Bild (B) zeigt einen Feten mit Holoprosenzephalie mit verschmolzenen Ventrikeln (*) und einer Anomalie des Mittelgesichts.

Das Skelettsystem: In Kapitel 8 wurde die Verwendung des Silhouette-Modus zur Darstellung des Skelettsystems erörtert. Indem man die Haut mit der Grau-Silhouette etwas transparent macht und den Schwellenwert für die Silhouette erhöht, gelingt einem ein transparentes Skelett hervorzuheben, wie Abb. 11.12 und 11.13 illustrieren. Weitere Einzelheiten zum Silhouette-Modus von Knochen findet man in Kapitel 8.

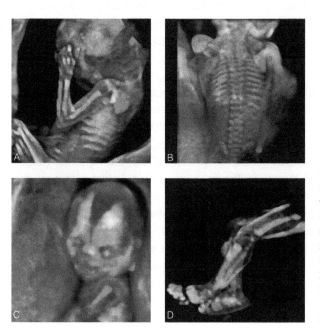

Abb. 11.12: Der Silhouette-Modus mit einem hohen Schwellenwert zwischen 120 und 200 erhöht die Sichtbarkeit des Skelettsystems, wie in diesen Fällen gezeigt. Dieses Werkzeug wird idealerweise zwischen 15 und 22 Wochen eingesetzt, bevor die Haut im Ultraschall echogen ist. Fet (A) ist 15, Fet (B) 17, Fet (C) 18 und Fet (D) 22 Wochen alt.

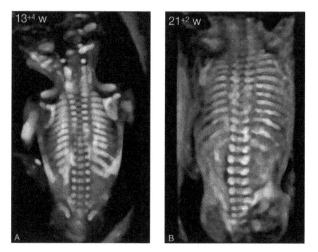

Abb. 11.13: Wirbelsäule und Rippen eines Feten mit 13 und 21 SSW mit Silhouette-Modus für Knochen.

Äußere Körperkonturen: Körperkonturen werden mit der niedrigen Stufe des Silhouette-Modus weichgezeichnet. Im ersten, zweiten oder dritten Trimenon sorgt die Silhouette-Anwendung für einen weichen „Schleier" über der Oberfläche, die wie aus Wachs erscheint (Abb. 11.1, 11.3, 11.14). Zu diesem Zweck kann der Silhouette-Modus bei auffälligen Zuständen nützlich sein, bei denen die Oberfläche betroffen ist, wie z. B. bei verdickter Nackentransparenz (Abb. 11.15), Myelomeningozele (Abb. 11.16) und, wie in anderen Kapiteln gezeigt, bei Omphalozele, Gastroschisis, Lippen-Gaumenspalte und anderen.

Innere Körperstrukturen: Der Silhouette-Modus kann auch auf die Lungen und die intraabdominalen Strukturen angewandt werden. Hier kann zum einen die Oberfläche einiger Organe wie Leber, Darm, Lunge und Herz bei niedriger Silhouette-Stufe dargestellt werden (Abb. 11.17A). Zum anderen können dagegen die flüssigkeitsgefüllten Organe wie Herz, Magen, Gallenblase, intrahepatische Gefäße, erweitertes Nierenbecken und andere durch Erhöhung der Transparenz aus dem Volumen separat hervorgehoben werden, wie in den Abb. 11.17 bis 11.21 dargestellt. Die Darstellung kann von ventral, lateral oder transversal erfolgen, wie in diesen Abbildungen gezeigt wird. In Fällen, in denen eine dünne Scheibe für den Silhouette-Modus gewählt wird, kann die Positionierung des Lichts von hinten oder oben erfolgen und dem Bild einen besonderen Effekt verleihen, wie in den Abb. 11.19B und 11.21C gezeigt wird. Die Verwendung des Silhouette-Modus kann insbesondere bei vergrößerten echoleeren Räumen im Körper, wie z. B. einem erweiterten Magen (Abb. 11.20, 11.21) , einer multizystischen Niere, einer Hydronephrose und anderen Flüssigkeitsansammlungen, von großem Nutzen sein.

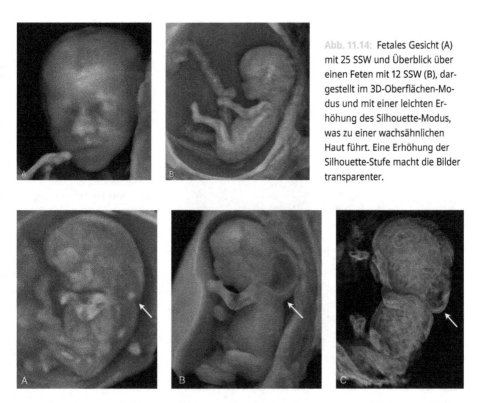

Abb. 11.14: Fetales Gesicht (A) mit 25 SSW und Überblick über einen Feten mit 12 SSW (B), dargestellt im 3D-Oberflächen-Modus und mit einer leichten Erhöhung des Silhouette-Modus, was zu einer wachsähnlichen Haut führt. Eine Erhöhung der Silhouette-Stufe macht die Bilder transparenter.

Abb. 11.15: Drei Feten (A–C) im ersten Trimenon mit verdickter Nackentransparenz (Pfeil) in unterschiedlichen Formen, dargestellt im 3D-Oberflächen-Modus in Kombination mit Silhouette-Modus. Die Verwendung des Silhouette-Modus ermöglicht eine klare Darstellung der Nackentransparenz, wenn mehr Transparenz gewählt wird.

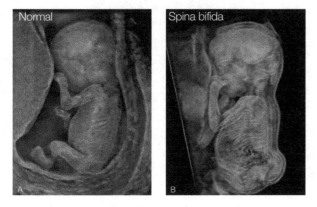

Abb. 11.16: Seitlicher Blick auf zwei Feten im ersten Trimenon mit normalem Rücken in (A) und mit einer großen Spina bifida in (B), dargestellt im Silhouette-Modus.

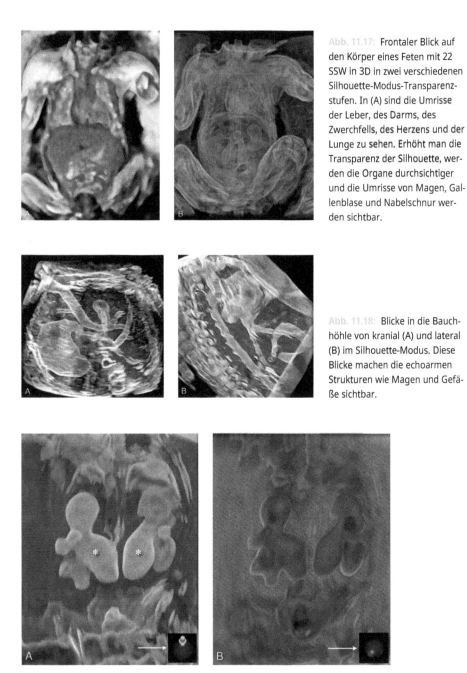

Abb. 11.17: Frontaler Blick auf den Körper eines Feten mit 22 SSW in 3D in zwei verschiedenen Silhouette-Modus-Transparenzstufen. In (A) sind die Umrisse der Leber, des Darms, des Zwerchfells, des Herzens und der Lunge zu sehen. Erhöht man die Transparenz der Silhouette, werden die Organe durchsichtiger und die Umrisse von Magen, Gallenblase und Nabelschnur werden sichtbar.

Abb. 11.18: Blicke in die Bauchhöhle von kranial (A) und lateral (B) im Silhouette-Modus. Diese Blicke machen die echoarmen Strukturen wie Magen und Gefäße sichtbar.

Abb. 11.19: Ein Fet mit vesikoureteralem Reflux und Hydronephrose, bei dem das dilatierte Nierenbecken im Silhouette-Modus deutlich hervorgehoben ist. Die Lichtquelle (Pfeil) ist in (A) von vorne und in (B) von hinten platziert.

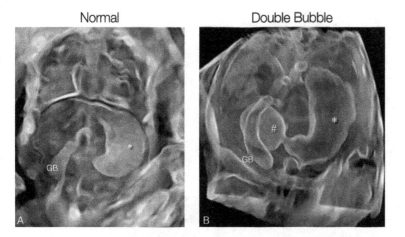

Normal | Double Bubble

Abb. 11.20: Der Silhouette-Modus zeigt eine Projektion des fetalen Abdomens bei zwei Feten, einem normalen Feten in (A) und einem mit Double-Bubble-Zeichen in (B). In (A) ist der Magen (Sternchen) zu sehen, während in (B) der Magen (Sternchen) und das erweiterte Duodenum (#) deutlich sichtbar sind. GB: Gallenblase.

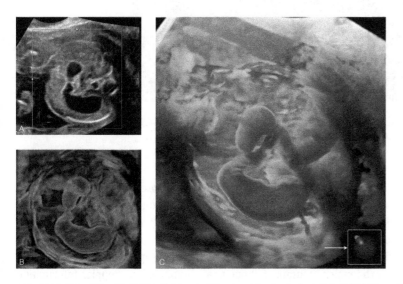

Abb. 11.21: Fet mit Double-Bubble-Zeichen bei Duodenalatresie, dargestellt in B-Bild (A) und im Silhouette-Modus als Transparenz (B), (C). In (B) ist die Lichtquelle von vorne zu sehen, in (C) von hinten (Pfeil).

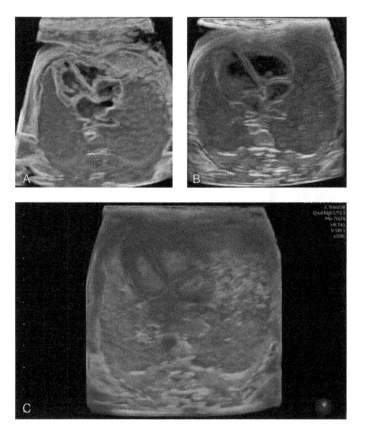

Abb. 11.22: Vierkammerblick vom Herzen mit Silhouette und mit unterschiedlichem Lichteinfall, wobei die Lichtquelle in (A) von vorne, in (B) von oben und in (C) von hinten zu sehen ist.

Fetales Herz: Die Silhouette kann auch gut zur Darstellung eines STIC-Herzvolumens in Grauskala verwendet werden. Dadurch lassen sich die Konturen des Myokards, der Klappen und der Papillarmuskeln gut darstellen (Abb. 11.22). Anomalien der Ventrikel und der großen Gefäße können hervorgehoben werden. Grauwert-Silhouette kann auch auf Farbdoppler-Volumina angewandt werden (siehe Kap. 12 und 19). Neuerdings kann auch bei Farbdoppler-Volumina Silhouette auch auf die Farbdoppler Information angewandt werden, entweder allein oder zusammen mit der Grauwert Information (siehe Kapitel 12).

Intrazerebrales Ventrikelsystem: Silhouette ist ein idealer Modus zur Darstellung echoarmer Strukturen in 3D und kann daher zur Darstellung des intrazerebralen Ventrikelsystems, insbesondere in der Frühschwangerschaft, verwendet werden (Abb. 11.23). Der Silhouette-Modus eignet sich ideal für die räumliche Darstellung des embryonalen Ventrikelsystems zu einem Zeitpunkt, zu dem die Verknöcherung der Schädelknochen

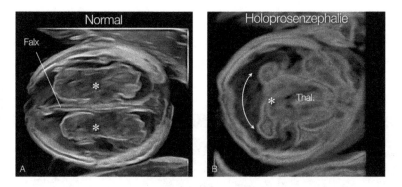

Abb. 11.23: Transventrikulärer 3D-Blick im Silhouette-Modus mit 13 SSW. Das Bild in (A) zeigt einen Feten mit normaler Anatomie, bei dem die Falx cerebri (Pfeil) die beiden Gehirnhälften mit den beiden Plexus choroidei (Sternchen) trennt, und in (B) einen Feten mit Holoprosenzephalie mit verschmolzenen Plexus choroidei (Sternchen), Seitenventrikeln (Doppelpfeil) und verschmolzenen Thalami.

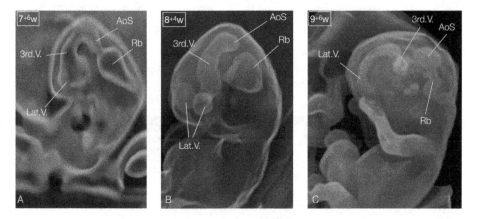

Abb. 11.24: Entwicklung des zerebralen Ventrikelsystems bei drei Embryonen mit sieben (A), acht (B) und neun (C) Wochen dargestellt im Silhouette-Modus. In dieser transparenten Darstellung ist die Form der Lateralventrikel (Lat.V.), des dritten Ventrikels (3 rd.V.), des Sylvischen Aquädukts (AoS) und des Rhombenzephalons (Rb) in ihrer Entwicklung deutlich zu erkennen.

noch nicht stattgefunden hat (Abb. 11.24 und 11.25). Im weiteren Verlauf der Schwangerschaft können 3D-Aufnahmen des Ventrikelsystems durch die Fontanelle vorgenommen werden. Diagnosen wie Ventrikulomegalie, Holoprosenzephalie und dilatierte hintere Schädelgrube lassen sich gut mit dem Silhouette-Modus visualisieren.

Silhouette der dicken Schicht: Dr. Ritsuko Pooh (Japan) führte vor einigen Jahren das Konzept der Dickschichtaufnahme in Verbindung mit Silhouette ein. Dazu wird eine Schicht ausgewählt und mit Silhouette dargestellt, wobei die Position der Lichtquelle verändert wird (Abb. 11.26). Nach unseren Erfahrungen kann dies sehr gut auf das transvaginal untersuchte Gehirn in sagittalen und frontalen Blicken (Abb. 11.27) Anwendung finden. Andere Fragestellungen wie das Herz oder der Fet in der Frühschwangerschaft sind weitere Anwendungsgebiete, wie in der Übersicht in Abb. 11.28 gezeigt wird.

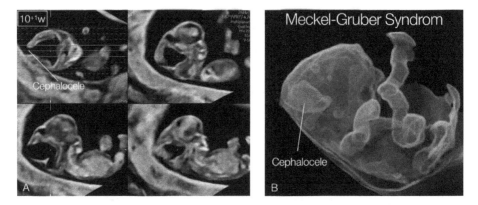

Abb. 11.25: Embryo mit Meckel-Gruber-Syndrom mit 10 SSW mit einer Zephalozele, dargestellt im Tomographie-Modus (A) und gerendert im Silhouette-Modus, der die dilatierte Fossa posterior zeigt. Vergleiche mit dem Rhombenzephalon des Embryos in der vorherigen Abbildung.

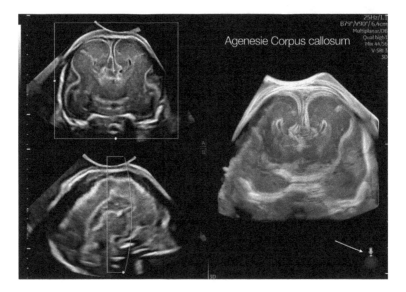

Abb. 11.26: Die hier gezeigte Dickschicht-Silhouette wird verwendet, um eine 3D-Schicht einer Struktur auszuwählen (unteres linkes Feld), in diesem Beispiel eine dicke Schicht des Gehirns bei einem Feten mit Balkenagenesie. Silhouette-Modus wird auf Transparenzstufe gewählt und die Lichtquelle wird auf 12 Uhr (Pfeil) oder sogar von hinten platziert.

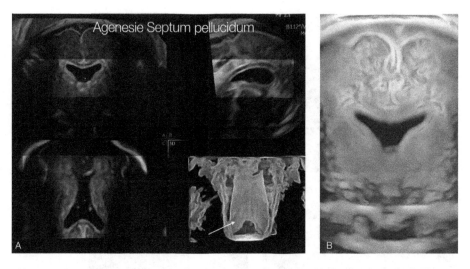

Abb. 11.27: Fet mit Fehlen des Septum pellucidum im Silhouette-Modus. Die Verschmelzung der beiden Vorderhörner ist in (A) im orthogonalen Modus und im 3D-Rendering mit Silhouette zu sehen (Pfeil). Die Dickschicht-Silhouette ist in (B) zu sehen.

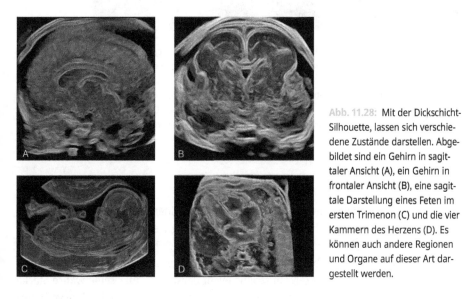

Abb. 11.28: Mit der Dickschicht-Silhouette, lassen sich verschiedene Zustände darstellen. Abgebildet sind ein Gehirn in sagittaler Ansicht (A), ein Gehirn in frontaler Ansicht (B), eine sagittale Darstellung eines Feten im ersten Trimenon (C) und die vier Kammern des Herzens (D). Es können auch andere Regionen und Organe auf dieser Art dargestellt werden.

Farbdoppler-Silhouette: Seit der Einführung einer neueren Software kann der Silhouette-Modus auch auf Farbdoppler angewendet werden, wodurch der Blutfluss zunehmend transparenter wird und die Gefäßränder leicht zu erkennen sind. Die Farbdoppler-Silhouette kann als eigenständige Funktion oder in Kombination mit der Grauskala-Silhouette verwendet werden. Abb. 11.29 zeigt Beispiele für die Verwendung des Silhouette-Modus mit Farbdoppler.

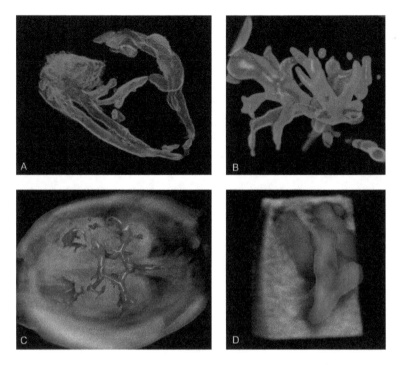

Abb. 11.29: Der Silhouette-Modus kann auch in Kombination mit Farbdoppler verwendet werden: In (A) und (B) mit Farbe allein und in (C) und (D) zusammen mit Grauskala-Hintergrundinformationen als Glass-Body-Modus. In (A) sieht man eine rechtsseitige Darstellung des Herzens und der abdominalen Gefäße, in (B) eine kraniale Darstellung der intrahepatischen Gefäße, in (C) den Circulus Willis in monochromer Darstellung und in (D) ein Herz mit den Ventrikeln und Kreuzung der großen Gefäße. Praktisch jedes Farbdoppler-Volumen kann bei Bedarf im Silhouette-Modus dargestellt werden.

11.4 Fazit

Der kürzlich fortentwickelte Silhouette-Modus zeigt Bilder mit einem fast künstlerischen Effekt. Mit etwas Erfahrung mit diesem Werkzeug werden die klinischen Vorteile schnell deutlich. Die Verwendung von Silhouette in der Frühschwangerschaft bietet einen schnellen Überblick über die Position und Form des Embryos und Feten. Oberflächenregionen lassen sich mit diesem Modus leicht darstellen, aber seine wahre Stärke liegt vor allem in der Darstellung von echoarmen oder echoreichen Strukturen innerhalb der Renderbox. Im Gegensatz zum Inversion-Modus sind bei der Verwendung der Silhouette die umgebenden Strukturen sichtbar. Eine der vielversprechenden Anwendungen ist die Möglichkeit, das Ventrikelsystem des Embryos in der Frühschwangerschaft oder die Thorax- und Bauchorgane darzustellen. Nachdem die Lernkurve überwunden ist, lassen sich leicht sehr gute Ergebnisse erzielen.

12 Der Glass-Body-Modus

12.1 Grundlagen

Die Farbdoppler-Sonographie mit ihren verschiedenen Formen wie Farbdoppler, High Definition (HD) bidirektionaler Flow, Power-Doppler oder Slow-Flow-HD kann zur Untersuchung des Herz-Kreislauf-Systems des Feten mit den Nabelgefäßen und der Plazenta angewendet werden. In diesem Kapitel wird der Begriff Farbdoppler für alle vier Dopplerverfahren verwendet. Farbdoppler hilft nicht nur bei der Erkennung von Herzanomalien, sondern auch in der Darstellung normaler und auffälliger Gefäßverläufe in den verschiedenen Körperorganen. Die Arterien und Venen des menschlichen Körpers haben im Allgemeinen einen räumlichen Verlauf und 3D-Farbdoppler kann diesen Verlauf und die Verzweigungen der Gefäße besser darstellen als das 2D-Bild mit Farbdoppler. Zu den besten 3D-Techniken gehört die Kombination von 3D oder STIC mit dem Farbdoppler. Die 3D-Darstellung von Gefäßen lässt sich gut im Glass-Body-Modus oder mit geringerem Aufwand in einer dünnen Schicht in einem multiplanaren Modus unter Hinzunahme der VCI-Schicht darstellen (s. Kap. 4). In diesem Kapitel wird der klinische Einsatz des Glass-Body-Modus vorgestellt.

12.2 Praktisches Vorgehen

Glass-Body-Modus: Um ein gutes Ergebnis zu erzielen, sollte der Untersucher zunächst die Farbvoreinstellungen (Presets) optimieren, um die Darstellung des Blutflusses im Herzen oder in den interessierenden Gefäßen zu verbessern. Bei der Volumenaufnahme in statischem 3D sollten sowohl die Bildfolgerate (Frame rate) als auch die Persistenz auf einem hohen Niveau eingestellt werden. Je mehr Bilder pro Sekunde in 2D angezeigt werden, desto mehr Bilder mit Farbinformationen können in einem 3D-Volumen aufgenommen werden. Wenn die Persistenz niedrig ist und starke Pulsationen vorliegen, werden einige Bilder aufgenommen, die keine Farbinformationen enthalten. Die 3D-Rekonstruktion des Gefäßes zeigt dann Unterbrechungen in seinem Verlauf. Eine Ausnahme bilden die STIC-Volumina, für die Pulsationen erforderlich sind.

Vor der Volumenaufnahme ist es ratsam, einen manuellen Schwenk mit dem Schallkopf durchzuführen, um zu überprüfen, ob alle Gefäße mit Blutfluss deutlich sichtbar sind und sich möglicherweise in dem aufzunehmenden Volumen befinden. Das Volumen wird dann z. B. mit einer mittleren Volumenqualität entweder mit statischem 3D oder STIC aufgenommen. Nachdem er das Ergebnis gesehen hat, kann der Anwender in einem zweiten Versuch entscheiden, ob er bei der Akquisition eine höhere oder niedrigere Auflösung verwenden möchte.

Nach der Akquisition des Volumens kann der Untersucher entscheiden, ob er entweder nur die Grauskala-Information, nur die Farbdoppler-Information oder wie in den meisten Fällen eine Kombination aus beiden als Glass-Body-Modus verwendet

https://doi.org/10.1515/9783111251981-012

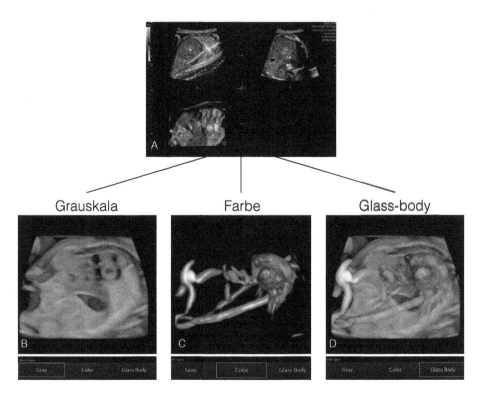

Abb. 12.1: 3D-Volumenaufnahme der thorakoabdominalen Gefäße mit statischem 3D in Kombination mit Farbdoppler, dargestellt in (A) im orthogonalen Modus. Bei Aktivierung des 3D-Rendering-Modus kann der Benutzer im Rendering-Untermenü zwischen verschiedenen Renderings wählen, entweder nur Grauskala-Daten (B), nur Farbdoppler-Daten (C), oder eine Mischung aus beiden als Glass-Body-Modus (D).

(Abb. 12.1). Um ein besseres Ergebnis im Glass-Body-Modus zu erzielen, sollte der Grad der Transparenz wie in Abb. 12.2 gezeigt eingestellt werden.

Magicut im Glass-Body-Modus: Magicut kann auch verwendet werden, um selektiv Grauskala-Strukturen vor oder um die zu untersuchende Region herum zu entfernen, um die gewünschte Farbdoppler-Information hervorzuheben (Abb. 12.3 bis 12.5). Es ist wichtig zu betonen, dass Magicut im Glass-Body-Modus zusätzliche Funktionen bietet, darunter die Möglichkeit, entweder die Grauskala- oder die Farbdoppler-Informationen separat oder beide zusammen zu entfernen (Abb. 12.3).

Am besten lernt man diese Schritte, indem man eine Nabelschnur mit Plazenta im 3D-Glass-Body-Modus aufnimmt und die verschiedenen Funktionen ausprobiert. Abb. 12.3 bis 12.8 zeigen Beispiele von Nabelschnüren, bei denen der Magicut zum Bearbeiten und definierten Löschen von Informationen verwendet wurde. Auch Artefakte, die durch kleine Signale von den Gefäßen verursacht werden, können selektiv entfernt werden.

Mix Grauskala - Farbdoppler

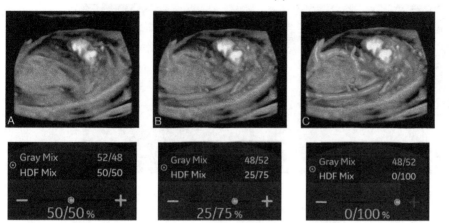

Abb. 12.2: 3D-Glass-Body-Modus mit Farbdoppler oder High-Definition Flow (HDF) mit verschiedenen Transparenzstufen. Bei der Bildoptimierung kann der Benutzer den Überblendungsgrad zwischen Grauskala und Farbe separat wählen (unteres Feld), was das Aussehen des Bildes verändert. In (A) ist die Mischung 50/50, in (B) 25/75 und in (C) 0/100 %, was zeigt, wie das Gefäßsystem von A bis C immer mehr hervorrückt.

Magicut

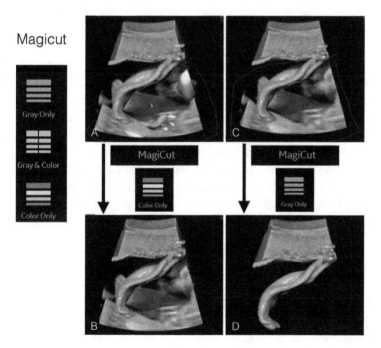

Abb. 12.3: 3D-Glass-Body-Modus mit der Verwendung von Magicut. Wenn die Magicut-Funktion im Glass-Body-Modus aktiviert ist, können verschiedene Funktionen ausgewählt werden (linkes Feld), entweder nur Grauskala, nur Farbdoppler oder sowohl Grauskala als auch Farbe. Die Abb. (A) und (B) zeigen den Magicut für Farbe vorher und nachher. Die weitere Verwendung des Magicut in (C) und (D) mit nur Grauskala zeigt die Entfernung aller Strukturen außer der Plazenta mit dem Nabelschnuransatz.

Vorher   Nach Magicut

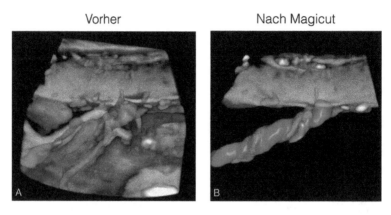

Abb. 12.4: Beispiel einer Plazenta mit Nabelschnuransatz im 3D-Glass-Body-Modus mit Umgebungs-informationen (A) und nach der Bereinigung mit Magicut (B) teilweise für Grauskala und Farbe wie in der vorherigen Abbildung erläutert.

Monochrome Farbe: Der im Glass-Body-Modus verwendete Farbdoppler kann in der Nachbearbeitung in einen einzigen Farbton umgewandelt werden, der als monochrom bezeichnet wird. Dieser wird im Untermenü „Rendering" ausgewählt und zeigt, dass die vorherige rote Farbe etwas heller als die vorherige blaue Farbe (Abb. 12.8) aufgezeigt wird.

Silhouette-Modus mit Farbdoppler: Seit einer neueren Softwareversion wird der Silhouette-Modus auch für Farbdoppler angeboten. Diese Funktion ist eine separate Funktion und kann unabhängig von der Verwendung des Grauskala-Silhouette-Modus aktiviert werden. Dieser kann bei alle Farbdopplertypen angewandt werden (Abb. 12.10). Bei Verwendung der Farbdoppler-Silhouette wird der Blutfluss transparent und die Ränder des Blutflusses werden hervorgehoben angezeigt. Diese farbige Silhouette des Blutflusses ermöglicht es, die Form des Blutflusses auch hinter den Gefäßen zu erkennen, wie in den Beispielen in Abb. 12.10 gezeigt. Um die Bildqualität der farbigen Silhouette zu verbessern, empfiehlt es sich, die Grauskalainformationen zu entfernen und den Schwellenwert für den Farbdoppler zu senken, um die Farbinformationen zu erhöhen.

12.3 Typische Anwendungen des Glass-Body-Modus

Nabelschnur und Plazentagefäße: Eine 3D-Darstellung der Plazentagefäße und der Nabelschnurgefäße gelingt im Allgemeinen einfach (Abb. 12.3–12.10), zumal es kaum störende fetale Bewegungen gibt. Sie sind die idealen Gebiete, die man für das Erlernen der Technik untersuchen könnte. Aus klinischer Sicht können Ansatz und Verlauf der Nabelschnur beurteilt werden, um typische Diagnosen wie z. B. Insertio velamentosa (Abb. 12.7), Vasa prävia (Abb. 12.11), Nabelschnurknoten (Abb. 12.8), Nabelschnurumschlingung (Abb. 12.12) und andere zu demonstrieren.

Leber und intraabdominale Gefäße: Die intrahepatischen Venen, die Vena cava inferior und die Aorta descendens können in 3D sowohl von der sagittalen (Abb. 12.13) als auch der transversalen Perspektive des Abdomens gut dargestellt werden. Aus klinischer Sicht kann dieses Vorgehen bei Verdacht auf einen auffälligen Verlauf des Ductus venosus (Abb. 12.15, 12.16A) sowie bei unterbrochener Vena cava inferior mit Azygoskontinuität (Abb. 12.16B) und anderen seltenen atypischen Gefäßverläufen Verwendung finden. Bei Anomalien mit Beteiligung des Ductus venosus sollte sich der Untersucher auf die Darstellung des Portalsystems konzentrieren, das mit 3D-Farbdoppler in einer kranial-kaudalen transversalen Akquisition gut dargestellt werden kann (Abb. 12.16).

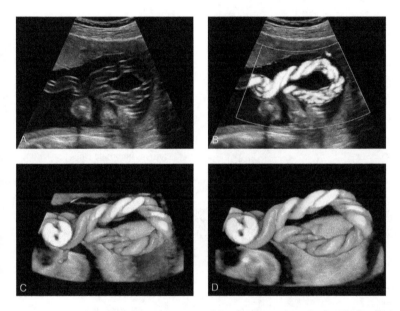

Abb. 12.5: (A): Eine Nabelschnurschlinge ist auf dem B-Bild zu sehen. (B): Der Blutfluss in der Nabelschnur wird mit Farbe dargestellt. In (C) wird ein statisches 3D-Volumen aufgenommen und in (D) wird das Ergebnis nach Anwendung von Magicut gezeigt.

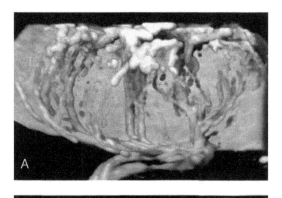

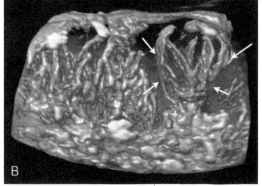

Abb. 12.6: 3D-Glass-Body-Modus der intraplazentaren Gefäße in (A) mit hochauflösendem Farbdoppler und in (B) mit langsamem Fluss, der die Darstellung des Gefäßsystems innerhalb eines Kotyledons ermöglicht (Pfeile).

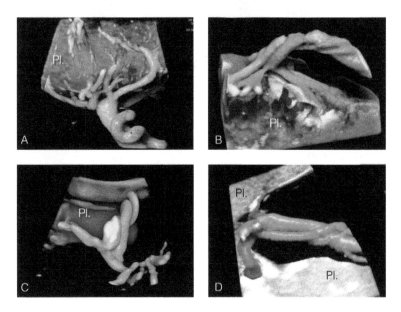

Abb. 12.7: 3D-Glass-Body-Modus des plazentaren Nabelschnuransatzes: in (A) erfolgt die Insertion an der Vorderwand-Plazenta (Pl.), in (B) an einer Hinterwand-Plazenta, in (C) als Insertio velamentosa und in (D) als Plazenta bipartita.

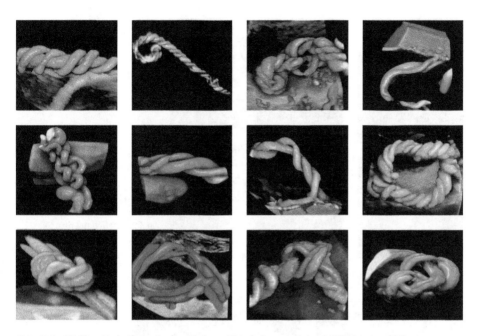

Abb. 12.8: 3D-Glass-Body-Modus in verschiedenen Nabelschnurvarianten mit Schlingen und Knoten.

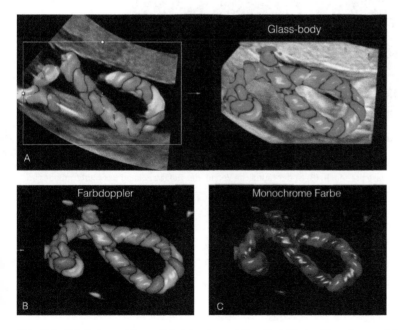

Abb. 12.9: Nabelschnurschlinge mit Farbdoppler und Glass-Body-Modus (A) sowie nur mit Farbdoppler (B) und nur monochrom (C).

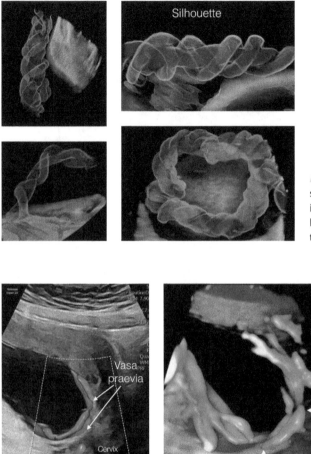

Abb. 12.10: Verschiedene Nabel-schnüre im 3D-Glass-Body-Modus in Kombination mit dem Sil-houette-Modus, der die Gefäße transparent macht.

Abb. 12.11: (A): Farbdoppler-Anwendung im unteren Uterinsegment zeigt freie Gefäße (Pfeile) entlang des Muttermundes als Vasa praevia. In (B) ist der räumliche Verlauf der Gefäße entlang des Muttermundes im 3D-Glass-Body-Modus zu sehen (Pfeile).

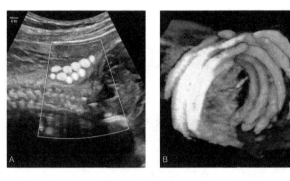

Abb. 12.12: Fet mit einer singulärer Nabelschnurarterie und fünffacher Nabelschnurumschlingung um den Hals im Farbdoppler (A) und im 3D-Glass-Body-Modus (B).

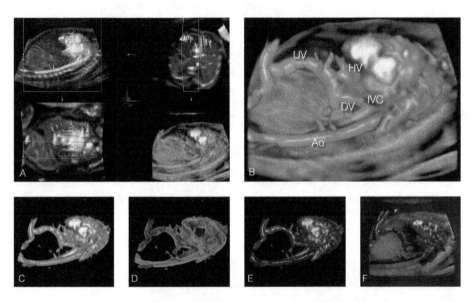

Abb. 12.13: Längsschnittsaufnahme im Farbdoppler durch den Bauch mit den Gefäßen, die den Verlauf des Ductus venosus (DV), der Vena cava inferior (IVC) sowie der Lebervene (HV) zum Herzen zeigt. Die verschiedenen Darstellungen werden gezeigt: in (A) mit weniger transparenter Mischung. In (B) im typischen Glass-Body-Modus, in (C) nur mit Farbdoppler, in (D) nur mit Farbdoppler und Silhouette, in (E) im Monochrom-Modus und in (F) im Monochrom-Modus mit Grauskala-Silhouette. Ao: Aorta; UV: Umbilikalvene.

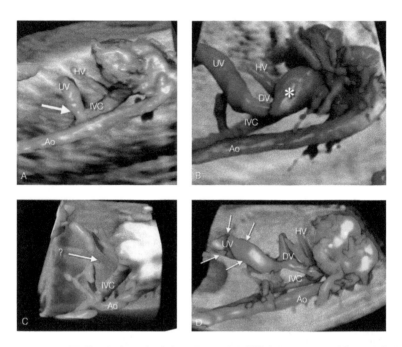

Abb. 12.14: 3D-Glass-Body-Modus bei vier Feten mit Auffälligkeiten im Verlauf der Umbilikalvene (UV) und des Ductus venosus (DV). In (A) gibt es eine anomale Verbindung der UV direkt in die Vena cava inferior (IVC). In (B) besteht ebenfalls eine direkte Verbindung des DV in die IVC , was zu einer massiven Dilatation führt (*). In (C) ist der Ductus venosus nicht vorhanden (Pfeil mit „?"). In (D) weist der Fet eine Ektasie der UV auf (Pfeile). Ao: Aorta; HV: Lebervene.

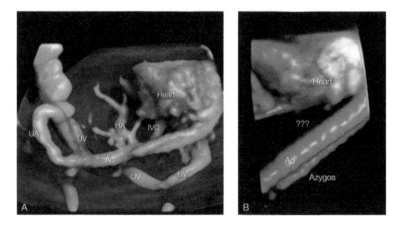

Abb. 12.15: (A): Seitlicher Blick auf Abdomen und Thorax mit Farbdoppler im Glass-Body-Modus bei einem Feten mit einer auffälligen Verbindung zwischen Umbilikalvene (UV) und rechtem Vorhof. (B): Blick von der linken Seite auf einen Feten mit unterbrochener Vena cava inferior (?) und Azygos-Kontinuität, der Aorta (Ao) und Azygos nebeneinander mit entgegengesetzter Blutflussrichtung zeigt. UA: Umbilikalarterie; HA: Leberarterie.

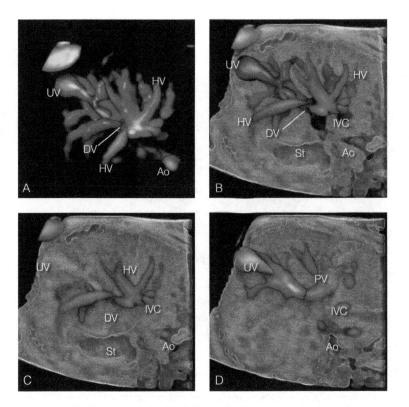

Abb. 12.16: 3D-Glass-Body-Modus des Abdomens in einer transversalen Darstellung des intrahepatischen Gefäßsystems. (A) und (B) zeigen das gesamte Gefäßsystem nur mit Farbdoppler in (A) und im Glass-Body-Modus in (B). Ändert man die Transparenz und blättert man durch das Volumen, so sieht man in (C) die Lebervenen (HV), die auf Höhe des Oberbauchs in die Vena cava inferior (IVC) münden, wobei der Magen (St) zu sehen ist, und in (D) eine untere Ebene mit der Nabelvene (UV), die in den Portalsinus (PV) mündet. Ao: Aorta; DV: Ductus venosus; UV: Umbilikalvene.

Herz und große Gefäße: Die größte Erfahrung mit dem Glass-Body-Modus besteht bei der Verwendung von STIC in der fetalen Echokardiographie (Abb. 12.17) (siehe auch Kap. 19). Anomalien, die im Vier-Kammerblick auffallen, können ähnlich wie im 2D-Bild und Farbdoppler dargestellt werden. Dagegen wird bei Anomalien, die die großen Gefäße betreffen, die Überlegenheit von 3D deutlich (Abb. 12.18). Gefäßkaliberunterschiede, Blutflussrichtung, räumliche Anordnung oder Verlauf der Gefäße sind einige der Informationen, die mit dem 3D-Glass-Body-Modus besonders gut dargestellt werden können. Typische Anomalien, die eine gute 3D-Darstellung ermöglichen, sind Transposition der großen Arterien (Abb. 12.18B), rechter oder doppelter Aortenbogen, hypoplastisches Linksherzsyndrom, Aortenisthmusstenose, u. a. (s. Kapitel 19) und diese lassen sich gut von einem normalen Befund abgrenzen. Die beste Darstellung ergibt sich im Allgemeinen bei einem Blick von kranial nach kaudal aus der Perspektive des

Mediastinums oder von der Perspektive von oben links (Abb. 12.17, 12.18). Weitere Beispiele finden Sie in Kapitel 19.

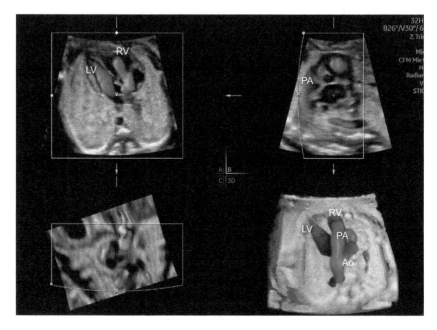

Abb. 12.17: STIC mit Farbdoppler Glass-Body-Modus. Die Ventrikel sind im Hintergrund zu sehen, während die Kreuzung der großen Gefäße im Vordergrund zu sehen ist. Ao: Aorta; LV: linker Ventrikel; PA: Pulmonalarterie; RV: rechter Ventrikel.

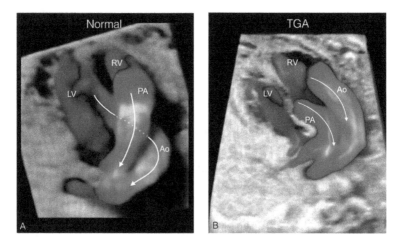

Abb. 12.18: STIC-Volumen eines Herzens im Glass-Body-Modus mit Blick von kranial bei einem normalen Feten (A) und bei einem Feten mit d-Transposition der großen Arterien (TGA) (B). Man beachte die normale Kreuzung von Aorta (Ao) und Pulmonalarterie (PA) in (A) und ihren auffälligen parallelen Verlauf in (B). LV: linker Ventrikel; RV: rechter Ventrikel.

Intrazerebrale Gefäße: Intrazerebrale Arterien und Venen können im Glass-Body-Modus gut dargestellt werden, idealerweise aus einem Sagittalschnitt, in dem neben der A. pericallosa auch die internen Zerebralvenen mit dem Sinus rectus und dem Sinus sagittalis superior dargestellt werden können (Abb. 12.19). Eine weitere Perspektive kann bei den intrazerebralen Arterien auch die transversale Darstellung des Circulus Willisi an der Schädelbasis (Abb. 12.20) oder die transvaginale Darstellung über die Fontanelle (Abb. 12.21) sein. Klinische Fragestellungen wie der auffällige Verlauf der A. cerebri anterior bei kompletter oder partieller Agenesie des Corpus callosum (siehe Kap. 16), auffällige Gefäßdilatation beim Aneurysma der Vena Galeni (Abb. 12.22) oder andere Anomalien lassen sich mit dieser Technik gut darstellen. Die Untersuchung der intrakraniellen Venenanatomie mittels 3D war in den letzten Jahren ein Fokusthema neuerer Forschungen. Dabei wurde z. B. die Rolle der Entwicklung der medullären Venen im 3D bei zunehmender Reifung der kortikalen Strukturen untersucht oder der Verlauf der Venen bei verschiedenen Hirnanomalien eine Bedeutung beigemessen. In solchen Fällen werden die besten Bilder mit einer transvaginalen Untersuchung erreicht (Abb. 12.21).

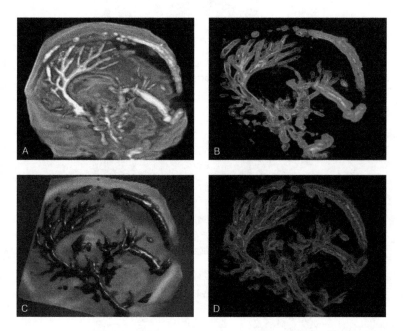

Abb. 12.19: Mediosagittale Einstellung mit Blick auf die intrakraniellen Arterien und Venen im 3D-Glass-Body-Modus mit bidirektionalem Farbmodus in (A) und (B) und monochromem Farbmodus in (C) und (D). In (A) und (C) werden die Grauskalainformationen im Silhouette-Modus dargestellt, während in (B) und (D) nur die Farbinformationen mit zusätzlicher Verwendung des Silhouette-Modus gezeigt werden.

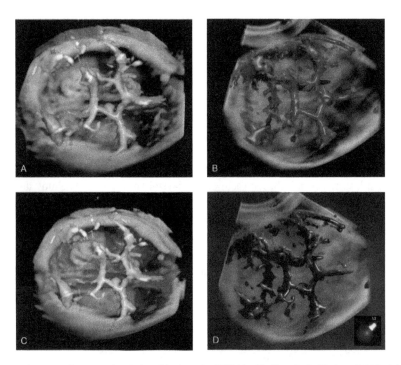

Abb. 12.20: Transversaler Blick auf den Circulus Willisi im 3D-Glass-Body-Modus mit bidirektionalem (A), (C) und monochromem Farbmodus (B), (D) sowie verschiedene Darstellungen, die zusätzlich den Silhouette-Modus für Grauskala mit Transparenz und Lichteffekten verwenden.

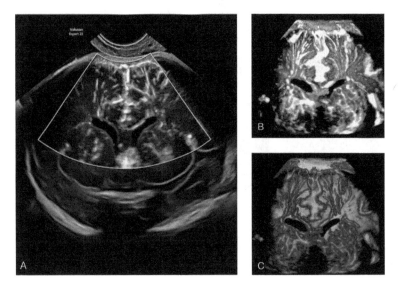

Abb. 12.21: Transvaginale Untersuchung des Gefäßsystems des Hirnparenchyms mit hochauflösendem Slow-Flow-Farbbild, das die Darstellung kleinster medullärer Venen ermöglicht. In (B) und (C) nach Volumenaufnahme mit Glass-Body-Modus in bidirektionaler bzw. monochromer Farbe.

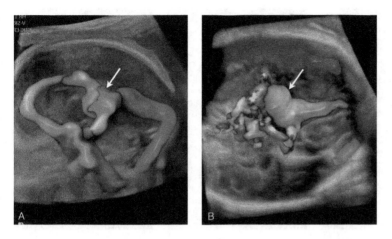

Abb. 12.22: Zwei Feten mit aneurysmatischer Malformation der Vena Galeni (Pfeil) mit 22 (A) und 33 SSW (B), dargestellt im Glass-Body-Modus. Der Blick in (A) ist von der Seite und in (B) von kranial.

Untersuchung des ersten Trimenons: Die zunehmende Bedeutung des Ersttrimester-Screenings zwischen 11 und 14 SSW geht mit dem Einsatz von 3D in der Frühschwangerschaft einher (siehe Kap. 20). Der Farbdoppler wird im ersten Trimenon üblicherweise zur Untersuchung des fetalen Herzens und gelegentlich der Nabelschnur-, Körper- und Hirngefäße eingesetzt. Diese Bereiche können auch gut mit dem 3D-Glass-Body-Modus untersucht werden. Das Vorgehen ist sehr ähnlich wie bei den zuvor in diesem Kapitel beschriebenen Regionen. Die Abb. 12.23 und 12.24 zeigen einen 3D-Glass-Body-Modus des fetalen Herzens und Abb. 12.25 des fetalen Thorax und Abdomens.

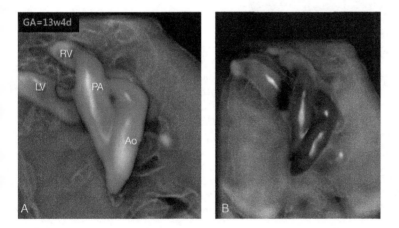

Abb. 12.23: STIC-Volumina eines normalen Herzens mit 13 SSW im Glass-Body-Modus mit der Füllung des rechten (RV) und linken (LV) Ventrikels im Hintergrund und der Kreuzung von Pulmonalarterie (PA) und Aorta (Ao). (A) zeigt den bidirektionalen Blutfluss und (B) den monochromen Blutfluss. Die Abbildungen ähneln den Informationen aus dem zweiten Trimenon, sind jedoch aufgrund des sich bewegenden Feten in der Frühschwangerschaft und der Kleinheit des Organs oft schwieriger zu erhalten.

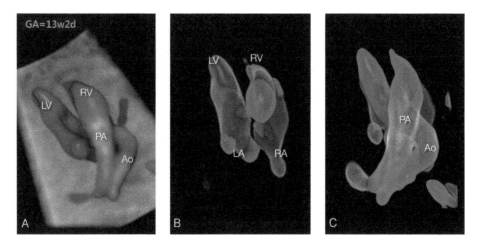

Abb. 12.24: STIC-Volumen des Herzens mit Farbdoppler mit 13 SSW, dargestellt im Glass-Body-Modus und mit Darstellung beider Ventrikel und der Kreuzung der großen Arterien in (A). In (B) und (C) wurden die Grauskalainformationen entfernt und der Silhouette-Modus des Farbdopplers aktiviert, der die Perfusion im Vierkammerblick in der Diastole in (B) und die Kreuzung der großen Gefäße in der Systole in (C) zeigt. Ao: Aorta; LA: linker Vorhof; LV: linker Ventrikel; PA: Pulmonalarterie; RA: rechter Vorhof; RV: rechter Ventrikel.

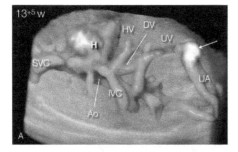

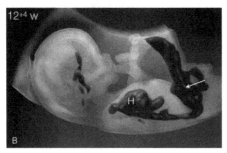

Abb. 12.25: Glass-Body-Modus im ersten Trimenon. In (A) ist ein Blick von der rechten Körperseite, ähnlich wie im zweiten Trimenon, zu sehen, der das abdominale und thorakale Gefäßsystem einschließlich der V. cava inferior (IVC) und superior (SVC), der Umbilikalvene (UV) mit Ductus venosus (DV) und anderer Gefäße zeigt. In (B) wird eine Übersicht des gesamten Feten mit 12 SSW im Silhouette-Modus dargestellt und zeigt das Gefäßsystem im monochromen Silhouette-Modus. Der Pfeil zeigt auf den Nabelschnuransatz am Bauch. Ao: Aorta; H: Herz; HV: Lebervene; UA: Umbilikalarterie.

12.4 Fazit

Der Glass-Body-Modus wird im Allgemeinen zur Darstellung des Blutflusses im Herzen und in den unterschiedlichen herznahen und Körpergefäßen verwendet, indem Farbdoppler und 3D kombiniert werden. Die Gefäße können allein oder zusammen mit benachbarten Strukturen in Grauskala dargestellt werden. Nicht nur das Herz, sondern auch andere Regionen mit gut entwickeltem Gefäßsystem wie Leber, Gehirn, Lunge oder Plazenta eignen sich gut für die Anwendung des Glass-Body-Modus. Die Untersuchung des fetalen Herzens bietet eine räumliche Darstellung des Herzens mit der Kreuzung der großen Gefäße und kann für eine detaillierte fetale Echokardiographie nützlich sein. Vielversprechend ist die Darstellung der intrazerebralen Arterien und Venen.

13 Berechnung von 3D-Volumina

13.1 Grundlagen

Fetale Messungen sind ein wesentlicher Bestandteil einer pränatalen Ultraschalluntersuchung. Bei einer Screening-Untersuchung werden Durchmesser, Umfänge oder Flächen gemessen und mit Referenzbereichen verglichen. Bei einer pränatalen Sonographie werden selten Volumenberechnungen vorgenommen, und wenn nötig, nimmt der Untersucher bei der Berechnung von Abständen und Flächen eine Schätzung auf der Grundlage einer idealen Form der Region von Interesse vor. Die Aufnahme eines 3D-Volumens ist eine gute Voraussetzung für eine zuverlässige Volumenmessung. In der aktuellen Software-Version gibt es wenige Techniken für die Volumenberechnung, und je nach interessierender Region kann die Berechnung schnell und einfach oder zeitaufwändig sein. In diesem Kapitel werden die beiden wichtigsten Programme zur Volumenberechnung kurz vorgestellt.

13.2 Praktisches Vorgehen

3D-Volumenmessungen können auf verschiedene Weise durchgeführt werden. Die bekannteste und am häufigsten verwendete Methode ist die Software VOCAL (siehe unten). In den letzten Jahren wurden zusätzliche Programme eingeführt, die eine automatische und schnelle Messung von echoarmen Strukturen ermöglichen. Es ist davon auszugehen, dass Volumenmessungen in der Pränataldiagnostik in Zukunft zunehmen werden und daher ein Bedarf an vereinfachten Programmen zur Volumenmessung besteht. Die wenigen Techniken, die für die Durchführung von Volumenmessungen zur Verfügung stehen, sind recht zeitaufwendig in der Umsetzung, was sicherlich zu einem großen Teil erklärt, warum die meisten Volumenberechnungen in Forschungsstudien berichtet, aber in der klinischen Praxis nicht verwendet werden. Im Folgenden werden zwei Methoden vorgestellt, nämlich VOCAL- und Sono-AVC-Software.

13.2.1 Virtuelle computergestützte Analyse von Organen (VOCAL)-Software

Die VOCAL-Software ist die am häufigsten verwendete Technik zur Berechnung eines Volumens. Nach einer statischen 3D-Volumenaufnahme wird die zu messende Struktur im orthogonalen Modus dargestellt und vergrößert, um sie in der Mitte des Bildes zu platzieren. Mit Aktivierung der VOCAL-Software, erscheint eine vertikale Linie mit zwei Dreiecken an den beiden Polen dieser Linie. Der Anwender platziert jedes Dreieck manuell und setzt es auf die Pole der zu messenden Region (Abb. 13.1). Im nächsten Schritt wird die Konturzeichnung entweder manuell, halbautomatisch oder automatisch gewählt. Die automatische Konturzeichnung ist zuverlässig, wenn eine einzel-

https://doi.org/10.1515/9783111251981-013

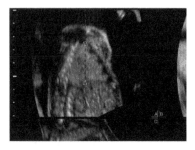

Abb. 13.1: 3D-Volumenberechnung mit VOCAL – Schritt für Schritt: Nachdem die Region von Interesse im orthogonalen Modus dargestellt wurde, wird das Programm VOCAL ausgewählt. Es erscheint eine vertikale Linie mit zwei Dreiecken. Diese werden manuell an die beiden Pole der ausgewählten Region, in diesem Fall die Lunge, gesetzt.

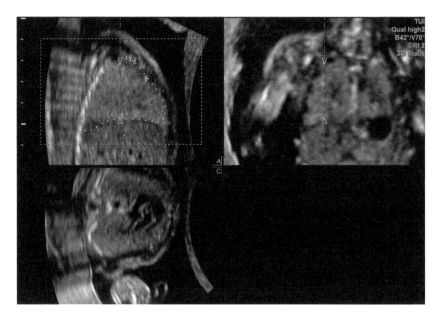

Abb. 13.2: Nächster Schritt der VOCAL-Volumenberechnung (siehe Abb. 13.1): Nach dem Zoomen der interessierenden Region und dem Platzieren der Dreiecke an den Polen wird die Art der Umrisszeichnung ausgewählt, entweder manuell oder halbautomatisch. Sobald der Umriss gut gezeichnet ist, wird die Messung bestätigt und das Volumen automatisch zum nächsten Bild gedreht.

ne echoleere Struktur mit klar definierten Grenzen ausgewählt wird, wie z. B. der Magen, die Blase oder eine Zyste, was selten der Fall ist. In den meisten Fällen, z. B. bei der Beurteilung von Nieren, Lungen, Plazenta oder anderen Strukturen, ist die automatische Erkennung von Konturen jedoch schwierig, so dass die Auswahl der manuellen oder halbautomatischen Funktion empfohlen wird. Dann kann der Benutzer den Umriss entsprechend den Ultraschallinformationen auf dem Bildschirm zeichnen oder ändern (Abb. 13.2). Sobald der Benutzer den Umriss fertig gezeichnet hat, wird dieser Schritt manuell bestätigt und das Bild wechselt automatisch zum nächsten Bild, indem es um einige Grade um die Längsachse gedreht wird. Die gleichen Schritte werden in jeder Ebene bestätigt und manuell korrigiert (Abb. 13.3, 13.4), bis eine komplette Drehung von 180° erreicht ist. Je mehr Drehschritte gewählt werden, desto genauer wird die Volumenberechnung. Die Abb. 13.1 bis 13.5 zeigen den schrittweisen Ablauf der Lungenvolumenmessung mit VOCAL. Die Darstellung des berechneten Volumens wird am Ende auf dem Bildschirm entweder mit einer festen oder einer netzartigen Umhüllung angezeigt (Abb. 13.5).

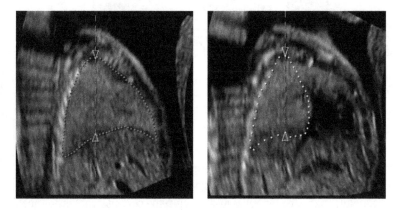

Abb. 13.3: Nächster Schritt der VOCAL-Volumenberechnung (siehe Abb. 13.1, 13.2): Der Benutzer geht nun ähnlich wie in Abb. 13.2 Bild für Bild vor, zeichnet den Umriss ein und bestätigt das Ergebnis, bis alle Schritte abgeschlossen sind. Die Anzahl der Rotationen wird vom Untersucher vor der Volumenberechnung ausgewählt.

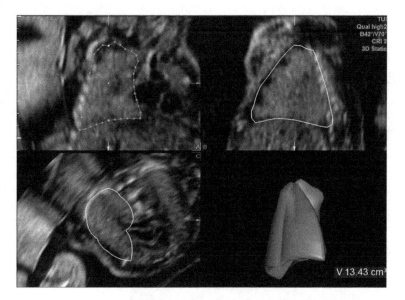

Abb. 13.4: Nächster Schritt der VOCAL-Volumenberechnung (siehe Abb. 13.1–13.3): Nach Beendigung der vorangegangenen Schritte des Zeichnens der Linien und des Drehens des Volumens wird das Ergebnis auf dem Bildschirm mit dem Feld unten rechts dargestellt, hier die Lunge, mit dem Ergebnis der Berechnung. Einige Korrekturen können auf der Seite vorgenommen werden, indem man die eine oder andere Ebene ankreuzt, um die Konturzeichnungen anzupassen.

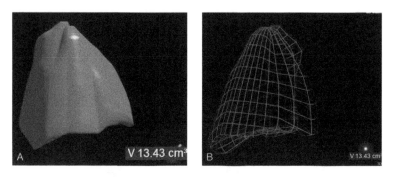

Abb. 13.5: 3D-VOCAL-Ergebnis für die zuvor berechnete Lunge. Das Ergebnis kann in verschiedenen Farben als feste Fläche (links) oder als Netz (rechts) dargestellt werden.

13.2.2 Automatische Sono-Volumenberechnung (Sono AVC®)

Eine andere, relativ neue Software zur Volumenberechnung wird häufiger im gynäkologischen Ultraschall zur automatischen Vermessung von Zysten und Follikeln eingesetzt. Die Software erkennt automatisch oder auf Mausklick einzelne oder mehrere echoarmen Bereiche als Zysten und berechnet die entsprechenden Volumina (Abb. 13.6–13.10). Der Anwender wählt den Bereich aus, der die zu untersuchenden Organe enthält, indem er sie in die Renderbox einfügt. Die zu vermessenden Strukturen können durch einen einfachen Mausklick mit einer Taste am Trackball selektiv hinzugefügt oder entfernt werden. Es ist zu beachten, dass die Software automatisch echoarmen Bereiche erkennt, weshalb Schatten zu Artefakten führen. Andererseits ist diese Technik die schnellste

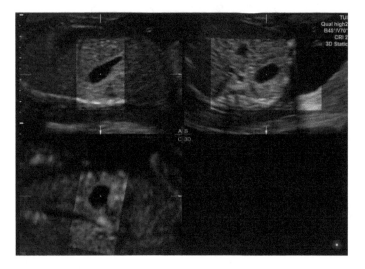

Abb. 13.6: 3D-Volumenberechnung mit Sono Automatic Volume Calculation (Sono-AVC). Nach der Auswahl der Region von Interesse, in der die Flüssigkeit gemessen werden soll (hier der Magen), kann die Region selektiv mit der Maus angeklickt werden, wodurch Sono-AVC aktiviert wird (siehe Abb. 13.7).

Technik zur Volumenberechnung von Zysten, insbesondere wenn mehrere Zysten gemessen werden müssen (Abb. 13.10). Daher kann die Messung eines gefüllten Magens (Abb. 13.7, 13.8), einer Stauung im Nierenbecken (Abb. 13.9) oder des Zystenvolumens in multizystischen Nieren (Abb. 13.10) leicht berechnet werden.

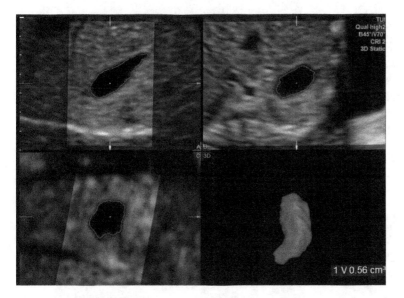

Abb. 13.7: 3D-Volumenberechnung mit Sono-AVC. Nach Mausklick wird die Flüssigkeit identifiziert und das Volumen dargestellt. Die 3D-Form des Magens wird dargestellt und das Volumen wird berechnet.

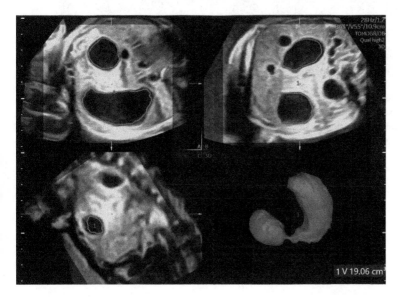

Abb. 13.8: 3D-Volumenberechnung mit Sono-AVC hier bei einem Feten mit Double-Bubble-Zeichen bei Duodenalatresie.

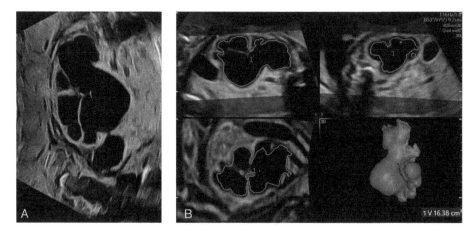

Abb. 13.9: 3D-Volumenberechnung mit Sono-AVC bei einem Feten mit Hydronephrose bei Ureterabgangs-stenose.

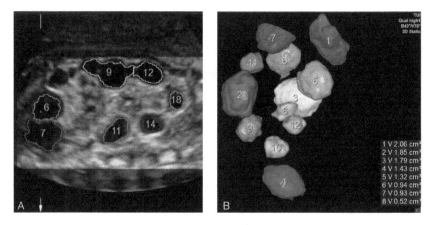

Abb. 13.10: 3D-Volumenberechnung mit Sono-AVC bei einem Feten mit multizystischer Nierendysplasie. Die Volumina der verschiedenen Zysten können separat berechnet und dargestellt werden. Die Messungen werden für die verschiedenen Zysten in unterschiedlichen Farben dargestellt; die Zahlen beziehen sich auf die gemessene Region.

13.3 Typische Anwendungen von Volumenberechnungen

Es wurden Volumenberechnungen und entsprechende Referenzkurven für die Früh-schwangerschaft einschließlich des Volumens der Plazenta, der Fruchtblase und des Embryos erstellt. Eine häufige Messung ist das Lungenvolumen des Feten, das bei nor-malen Feten und bei Feten mit hohem Risiko für eine Lungenhypoplasie gemessen wird. Volumenmessungen wurden für verschiedene fetale Strukturen wie Leber, Ge-hirn, Plazenta, Nieren, Seitenventrikel, Herzhöhlen und andere durchgeführt. Eine der Hauptanwendungen von Volumenmessungen ist die Schätzung des fetalen Gewichts durch Berechnung des Volumens einer Extremität oder in Kombination mit anderen Volumenmessungen. Die routinemäßige Anwendung der Volumenberechnung ist je-doch noch unüblich und wird in der Geburtshilfe hauptsächlich in Forschungsstudien durchgeführt.

13.4 Fazit

3D-Volumenmessungen können bei der pränatalen Ultraschalluntersuchung in aus-gewählten Fällen von Bedeutung sein, doch ist die Durchführung solcher Berechnun-gen immer noch recht zeitaufwändig. VOCAL und Sono-AVC sind die am häufigsten verwendeten Werkzeuge und erfordern ein gewisses Maß an Erfahrung, bevor sie ef-fektiv und einfach eingesetzt werden können, was ihre Verwendung bei Routine-Ultra-schalluntersuchungen einschränkt.

14 Der elektronische Matrix-Schallkopf

14.1 Grundlagen

Eine elektronische Matrixsonde zeichnet sich dadurch aus, dass der Schallkopf über mehrere Reihen von Kristallen verfügt und nicht nur über eine, wie bei herkömmlichen mechanischen Sonden. Mit diesen mehreren Kristallreihen (in einigen Fällen 64 Reihen) hat der Schallkopf eine Grundfläche von bis zu 8.000 Elementen, daher die Bezeichnung „Matrix-Array-Schallkopf". Bei herkömmlichen mechanischen 3D-Schallköpfen wird eine einzige Kristallreihe zur Erzeugung des 2D-Bildes verwendet. Sobald die 3D-Akquisition aktiviert ist, schwenkt ein mechanischer Motor den Ultraschallstrahl und erzeugt mehrere 2D-Ebenen, die zu einem 3D-Volumen zusammengesetzt werden. Durch den Einsatz schneller Computerprozessoren können Matrixsonden den Ultraschallstrahl elektronisch durch eine ausgewählte Volumenbox lenken und Volumen 2- bis 4-mal schneller aufnehmen als ein mechanischer 3D-Schallkopf. Aus diesem Grund bietet ein elektronischer Volumenschallkopf mehrere Vorteile gegenüber einem herkömmlichen mechanischen Schallkopf. Unter anderem sind das folgende:

- Die hohe Anzahl an elektronisch ansteuerbaren Kristallelementen schlägt sich in einem verbesserten Bild sowohl im B-Bild als auch im Farbdoppler nieder.
- Die Akquisition von 3D- oder 4D-Volumina ist mit dem elektronischen Schallkopf deutlich schneller. So dauert z. B. die STIC-Volumenaufnahme mit einer elektronischen Sonde nur 2–3 Sekunden gegenüber der Dauer 7,5–15 Sekunden mit einer mechanischen 3D-Sonde. Das ist der Grund warum auch eine Untersuchung in Echtzeit-4D oder mit VCI-A viel flüssiger und mit einer höheren Bildwiederholrate abläuft als mit einem mechanischen 3D-Schallkopf.
- Die elektronischen 3D/4D-Schallköpfe ermöglichen es in einer neueren Software durch die gezielte Ansteuerung von Elementen, statt mit einem Schnittbild dann mit einer Schichtdicke permanent zu untersuchen. Dies ist inzwischen auch in der 2D-Untersuchung möglich. Die Software hebt dabei bestimmte, vom Untersucher zu definierende Bildinhalte (Knochen, Weichteile,) hervor und unterdrückt andere Bereiche. Somit entsteht ein plastisches B-Bild. Man kann dabei die Schichtdicke festlegen, mit einer Wahl von 2 bis 20 mm.
- Eine weitere wichtige Anwendung, die nur mit einem Matrix-Schallkopf möglich ist, ist die gleichzeitige Darstellung von zwei orthogonalen Ebenen als sogenannte Biplane-Darstellung. So kann der Untersucher in Echtzeit eine Ebene und zeitgleich für eine interessierende Struktur das dazugehörige senkrechte Schnittbild in Dual-Modus untersuchen. Im Gegensatz zu den Schnittbildern im Rahmen einer 3D-Volumenaufnahme handelt es sich hierbei um zwei originale und nicht digital rekonstruierte Ultraschallbilder. Der Untersucher platziert dabei je nach Fragestellung die „Kameralinie" im ersten Bild und generiert in Echtzeit das entsprechende orthogonale Bild und kann dabei die Position der Linie verändern.

https://doi.org/10.1515/9783111251981-014

14.2 Biplane Darstellung

14.2.1 Praktisches Vorgehen

Die Untersuchung wird zunächst in 2D mit der Matrixsonde begonnen und der zu untersuchende Bereich wird eingestellt. Neben der Optimierung des Bildes (s. Kap. 1) sollte der Anwender den Ausschnitt am besten etwas schmaler halten, bevor die Biplane-Funktion eingeschaltet wird. Das Bild wird in zwei Bilder A und B (Dual-Bild) aufgeteilt (Abb. 14.1). Auf dem linken Bild (Ebene A) ist das bisherige Nativ-Bild zu sehen. Hinzu kommt eine vertikale Linie („Kameralinie"), die vom Untersucher auf die interessierende Struktur gelegt wird. Das rechte Bild (B) entspricht dem orthogonalen Bild entlang der Linie im A-Bild (Abb. 14.1). Während in der A-Ebene untersucht wird, entstehen simultan entlang der Kameralinie Bilder im 90°-Winkel zu Bild A in der B-Ebene. Die Biplane-Untersuchung kann im B-Bild, aber auch in Kombination mit Farbdoppler angewandt werden. Die Autoren empfehlen dem Anwender diese interessante Darstellungsart auszuprobieren.

14.2.2 Typische Anwendungen der Biplane Darstellung

Wenn der Untersucher öfter die Biplane-Funktion angewandt hat, realisiert er, dass diese neue Darstellung nicht nur im Screening-Ultraschall eingesetzt werden kann, sondern auch bei Verdacht auf Anomalien gute Informationen liefert.

Untersuchung von Kopf und Gesicht: Kopf und Gesicht werden im 2D- und im 3D-multiplanaren Modus regelmäßig in mehreren Ebenen untersucht. Demnach bietet sich der Biplane-Modus für viele anatomische Strukturen ideal an. Während der Kopf z. B. in einer transversalen Ebene untersucht wird, können im Biplane-Modus das Cavum septi pellucidi, die Lateralventrikel, die Sylvische Fissur oder die hintere Schädelgrube gleichzeitig dargestellt werden. Anomalien des Gehirns können mit dem Biplane-Modus gut in beiden Ebenen dargestellt und verifiziert werden, z. B. eine Agenesie des Corpus callosum, ein fehlendes Septum pellucidum und andere. Die Abb. 14.1 bis 14.3 zeigen die Anwendung des Biplane-Modus bei der Beurteilung des Gehirns.

Besonders hilfreich ist der Biplane-Modus bei der Untersuchung des fetalen Gesichts, wobei die Untersuchung am besten von einer sagittalen Profileinstellung begonnen werden kann. Die einfachste Möglichkeit besteht in der Einstellung eines Profils und gleichzeitigem Schwenken im Biplane-Modus von der Augengegend bis hin zur Nase, zu Ober- und Unterkiefer (Abb. 14.4, 14.5). Gesichtsanomalien wie Lippen-Kiefer-Gaumenspalten (Abb. 14.6) und andere Fehlbildungen lassen sich mit dem Biplane-Modus deutlich darstellen und identifizieren. Ein ähnliches Vorgehen kann bereits bei einer Screening-Untersuchung im ersten Trimenon angewandt werden (Abb. 14.7).

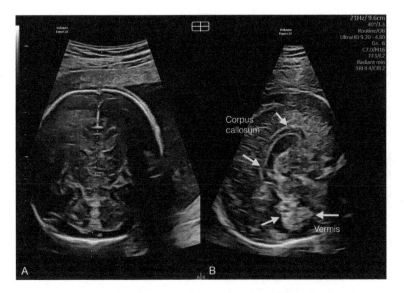

Abb. 14.1: Untersuchung des Kopfes mit dem Biplane-Modus durch die Stirn in (A) mit Darstellung des Corpus callosum und des Vermis in der mediosagittalen Ebene (Pfeile) in (B).

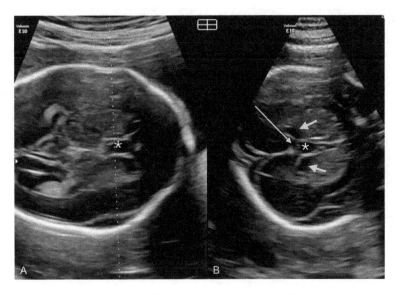

Abb. 14.2: Untersuchung des Gehirns im Biplane-Modus auf der Höhe des Cavum septi pellucidi (*) in beiden orthogonalen Ebenen. Die Ebene in (A) ist die axiale Standardebene des Kopfes. Das Bild in (B) zeigt die beiden Vorderhörner (kurze Pfeile) und das Corpus callosum (langer Pfeil).

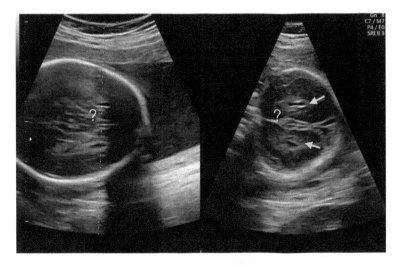

Abb. 14.3: Agenesie des Corpus callosum im Biplane-Modus dargestellt. Der Kopf wird, wie in der vorherigen Abbildung in der transversalen Standardebene untersucht, aber in diesem Fall fehlt das Cavum septi pellucidi in beiden Ebenen (?). In der Aufnahme auf der rechten Seite sind die Vorderhörner seitlich verlagert.

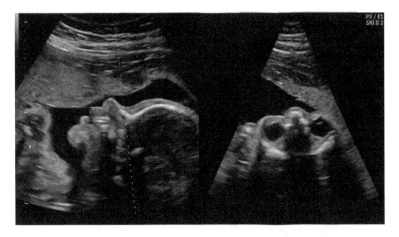

Abb. 14.4: Untersuchung des fetalen Gesichts im Biplane-Modus. Das Profil des Feten wird dargestellt, die Biplane Linie wird auf der Höhe der Augen platziert. Die Augen sind in Ebene A nicht sichtbar, aber das orthogonale Biplane-Bild zeigt sowohl die Augen als auch die Augenhöhlen.

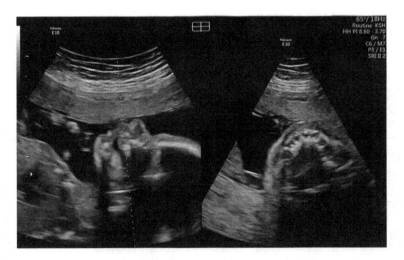

Abb. 14.5: Biplane-Modus des Gesichts. Das Profil ist das gleiche wie in der vorherigen Abbildung, aber die Biplane-Linie befindet sich jetzt auf der Höhe des Mundes, so dass der intakte Oberkiefer sichtbar ist.

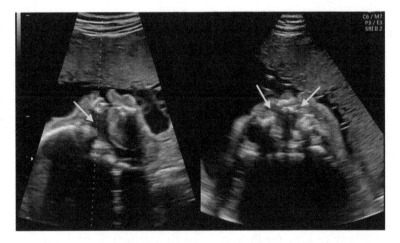

Abb. 14.6: Biplane Darstellung des Gesichts bei beidseitiger Lippen-Kiefer-Gaumenspalte (Pfeile). Die Biplane Untersuchung erfolgt durch Darstellen des Profils und Platzieren der Linie entlang des Oberkiefers.

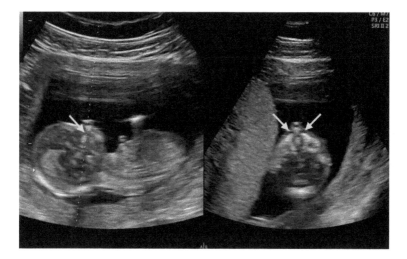

Abb. 14.7: Biplane-Modus bei einer bilateralen Lippen-Kiefer-Gaumenspalte (Pfeile) bei einem Feten mit 13 SSW. Das linke Bild zeigt die „maxillary gap", wo die Linie platziert wurde, und der Verdacht bestätigt sich im resultierenden Biplane-Bild.

Untersuchung des Herzens: Der Biplane-Modus bietet sich idealerweise für die Untersuchung des Herzens, des Thorax und Mediastinums an. Am Herzen lässt sich vom Dreigefäß-Trachea-Blick gleichzeitig ein sagittaler Längsschnitt von Aorten- oder Duktusbogen darstellen (Abb. 14.8). Anomalien der großen Gefäße können somit gleichzeitig in zwei Ebenen abgebildet werden. Eine interessante Sichtweise ist die Darstellung des interventrikulären Septums in zwei Ebenen, vor allem die direkte Sicht auf die Fläche des Septums (Abb. 14.9). Diese Einstellung bietet sich idealerweise für die Überprüfung der Intaktheit des Septums im B-Bild oder in Kombination mit Farbdoppler an (Abb. 14.10). Abb. 14.8 bis 14.10 zeigen Beispiele von fetalen Herzen unter normalen und auffälligen Bedingungen.

Untersuchung von Thorax, Abdomen, Skelett-System und andere Bereiche: Auch bei anderen Körperorganen kann der Biplane-Modus gut eingesetzt werden. Die Darstellung der Wirbelsäule in zwei Ebenen kann somit gut vorgenommen werden und in der Überprüfung der Höhe eines Wirbelsäulendefektes oder bei Keilwirbel hilfreich sein. Die Lungen und die Abdominalorgane lassen sich auch gut mit dem Biplane-Modus untersuchen, um bei pathologischen Zuständen eine bessere Übersicht zu bekommen. Dies gelingt sowohl im ersten als auch im zweiten und dritten Trimenon. Abb. 14.11 zeigt das Beispiel eines Feten mit Pleuraerguss im Biplane-Modus.

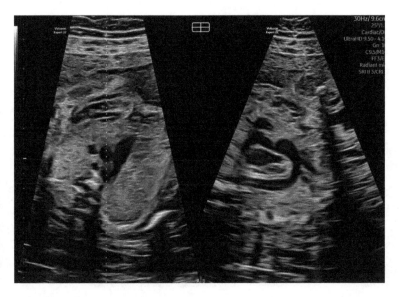

Abb. 14.8: Biplane-Modus bei einem normalen Herzen. Die Untersuchung wird in der Ebene des Dreigefäß-Trachea-Blicks durchgeführt (links). Im Biplane-Bild wird gleichzeitig der Aortenbogen dargestellt.

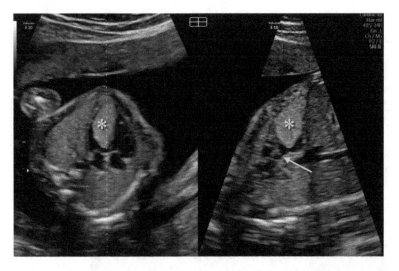

Abb. 14.9: Biplane-Blick auf das Ventrikelseptum bei einem Feten mit Rhabdomyom. Ein großes Rhabdomyom (*) befindet sich im Bereich des Septums und des linken Ventrikels. Im Biplane-Modus ist zu erkennen, dass die Aortenklappe nicht durch den Tumor verdeckt wird (Pfeil).

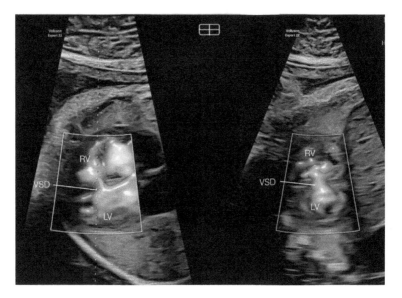

Abb. 14.10: Biplane-Darstellung im Farbdoppler bei einem Herzen mit einem muskulären Ventrikelseptumdefekt (VSD). Der Defekt wird auf dem linken Bild vermutet und auf dem rechten Bild bestätigt. LV: linker Ventrikel; RV: rechter Ventrikel.

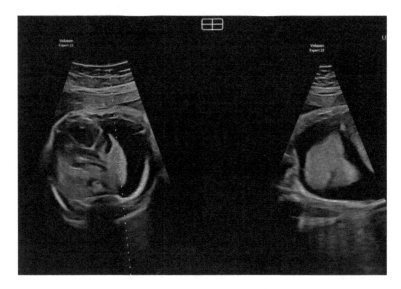

Abb. 14.11: Biplane-Darstellung eines rechtsseitigen Hydrothorax. Im linken Teil des Bildes ist der Pleuraerguss zu sehen, dessen Ausdehnung in der orthogonalen Sagittalebene besser zu erkennen ist.

14.3 Volume Contrast Imaging der A-Ebene (VCI-A)

14.3.1 Praktisches Vorgehen

Das Prinzip des Volume Contrast Imaging (VCI) wurde im Kapitel 4 erläutert und basiert auf der Hervorhebung einer dünnen Schicht (1–20 mm) aus dem statischen 3D-Volumendatensatz, um die Detailerkennung zu erhöhen bei Reduktion der Artefakte. Bei der statischen Anwendung (s. Kap. 4) werden aller 3 orthogonalen Ebenen A, B und C gleichzeitig hervorgehoben. VCI kann auch bei einer Echtzeit-4D Anwendung finden unter Hervorhebung der Untersuchungsebene, der A-Ebene und wird daher VCI-A genannt. VCI-A kann zwar mit einem mechanischen Schallkopf angewandt werden, aber die volle Entfaltung der Methode im Hinblick auf Bildfrequenz und Auflösung kommt besser mit der Verwendung des elektronischen Matrix-Schallkopfs zur Geltung. Die Schichtdicke und das Rendering, mit dem das Organ dargestellt wird, wird bei VCI-A in Echtzeit gewählt. Beim Rendering kann Gewebe-Modus („Röntgen"), Maximum-Modus (Skelett), Minimum-Modus, Oberflächen-Modus und Inversion-Modus ausgewählt werden, wie in Kapitel 4 für das statische VCI erläutert wurde (s. Abb. 4.3). Aus unserer klinischen Erfahrung verwenden wir VCI-A vorwiegend im Gewebe-Modus mit einer dünnen Schicht für die Untersuchung der Weichteilorgane und im Maximum-Modus mit einer dicken Schicht für die Abbildung der knöchernen Strukturen, wie im Folgenden ausgeführt wird.

14.3.2 Typische Anwendungen der VCI-A Darstellung

VCI-A Gewebe-Modus für Untersuchung der Weichteile: Durch Aktivierung dieser Funktion untersucht man in der herkömmlichen Untersuchungsebene (Ebene A) aber mit einer permanenten 3D-Schichtdicke. Mit der Gewebsanwendung (Röntgen-Modus genannt). fokussiert man auf die Weichteile und wählt eine Schicht von wenigen Millimetern (1–5 mm). Im Programm wird der Begriff „Röntgen"-Modus (im englischen X-Ray) für die Hervorhebung der Kontraste der Weichteile ausgewählt. Durch die Kontrasterhöhung nimmt die Plastizität der gewonnen Bilder deutlich zu (Abb. 14.12, 14.13, 14.14). Diese Untersuchungsart eignet sich gut für die Untersuchung des fetalen Herzens (Abb. 14.12, 14.13), des Gehirns (Abb. 14.15), des Abdomens (Abb. 14.16) und des Thorax. Dabei lassen sich im Thorax Kontraste zwischen Myokard, Lumen und Lungen sehr gut abgrenzen (Abb. 14.12, 14.13, 14.14). Im Abdomen weisen Darm, Nieren, Leber und Zwerchfell unterschiedliche Echogenitäten auf und können mit VCI-A für Gewebe ebenfalls gut abgegrenzt werden (Abb. 14.14, 14.16). Für solche Fragestellungen verwenden wir je nach Fragestellung und Gestationsalter eine Schichtdicke zwischen 2–5 mm. Abb. 14.12 bis 14.16 zeigen Bilder, die mittels VCI-A mit Gewebe-Rendering aufgenommen wurden.

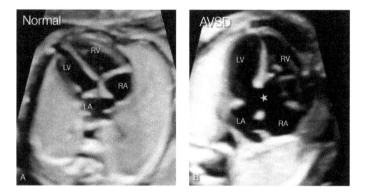

Abb. 14.12: Volume Contrast Imaging (VCI) in der A-Ebene, genannt VCI-A, hier mit Weichteilkontrast-erhöhung in zwei fetalen Herzen bei einer Schichtdicke von 4 mm und mit Röntgenmodus-Darstellung gezeigt. (A) zeigt einen normalen Vierkammerblick, während (B) ein Herz mit einem atrioventrikulären Septumdefekt (AVSD) zeigt, wobei der Defekt (Stern) deutlich sichtbar ist. LA: linker Vorhof; LV: linker Ventrikel; RA: rechter Vorhof; RV: rechter Ventrikel.

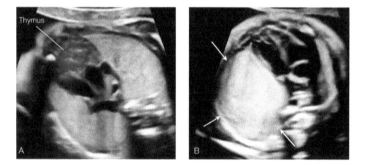

Abb. 14.13: VCI-A von zwei Herzen mit Weichteilkontrasterhöhung in (A) auf der Ebene des Dreigefäß-Trachea-Blicks, wobei der dunkel erscheinende Thymus zwischen den beiden hellen Lungen deutlich sichtbar ist. In (B) ist das Herz durch eine vergrößerte, hyperechogene linke Lunge nach rechts verdrängt (Pfeile).

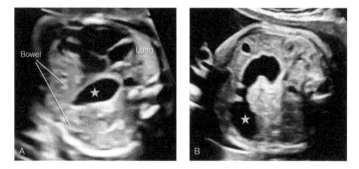

Abb. 14.14: VCI-A von zwei Mägen bei fetalen Anomalien in (A) kongenitale Zwerchfellhernie und (B) Double-Bubble-Zeichen bei Duodenalatresie. Der erhöhte Kontrast in (A) ermöglicht eine gute Differenzierung des Gewebes nicht nur der Magenform (Stern), sondern auch zwischen Darm und Lunge. In (B) Double-Bubble-Zeichen (Stern) mit erweitertem Magen und Duodenum.

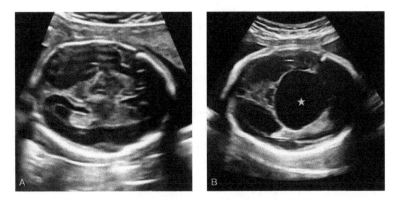

Abb. 14.15: VCI-A des fetalen Kopfes mit Gehirn bei einem normalen Feten (A) mit den symmetrischen intrazerebralen Strukturen und in (B) mit einer großen interhemisphärischen Zyste (Stern).

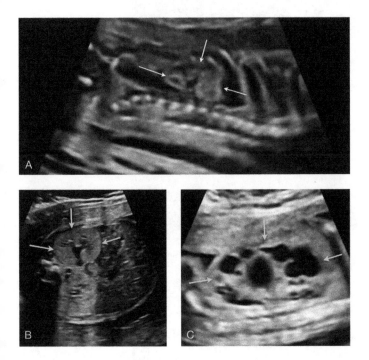

Abb. 14.16: VCI-A bei einem Feten mit normaler Niere (A) (weißer Pfeil) und bei zwei Feten mit auffälliger Nierenanatomie (grüne Pfeile). Der Fet in (B) hat vergrößerte hyperechogene Nieren (Pfeile) und der Fet in (C) hat eine multizystische Nierendysplasie mit zahlreichen Zysten unterschiedlicher Größe.

VCI-A Maximum-Modus für die Untersuchung des Skeletts: Die oben erläuterte VCI-A-Untersuchungstechnik eignet sich besonders gut für die Darstellung des knöchernen Skeletts. Dabei wählt der Untersucher im II. und III. Trimenon eine Schicht von 10 bis 20 mm. Bei einer Dicke von z. B. 10 mm liegen dann 5 mm vor und 5 mm hinter der Untersuchungsebene und werden in der 3D-Berechnung verarbeitet. Das Ergebnis wird dann in Echtzeit im Maximum-Modus wiedergegeben (siehe Kap. 8). In der klinischen Praxis wählen die Autoren eine Schichtdicke von 8 bis 14 mm und verwenden VCI-A für die Darstellung der Extremitäten, der Wirbelsäule sowie der Schädelknochen (Abb. 14.17–14.22). Mit diesem Vorgehen kann z. B. die gesamte Hand abgebildet werden, auch wenn die Finger gebeugt sind. In ähnlicher Weise können die Darstellung

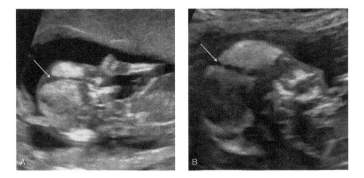

Abb. 14.17: VCI-A für Knochen zeigt eine parasagittale Darstellung des Gesichts mit einem seitlichen Blick auf den Schädel bei zwei Feten mit 14 und 22 SSW. Man beachte die Frontalnaht (Pfeil) bei beiden Feten und einige der Gesichtsknochen in diesen Darstellungen. In (A) beträgt die Schichtdicke 12 mm und in (B) 13 mm.

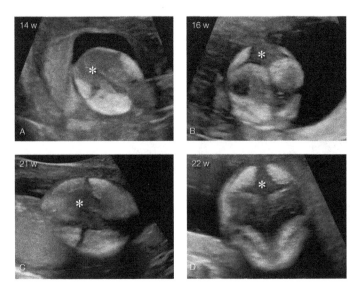

Abb. 14.18: VCI-A für Knochen zeigt einen Blick auf den oberen Teil des Schädels mit der Fontanelle (Sternchen) in verschiedenen Gestationsaltern gut dargestellt. Die Schichtdicke beträgt in allen vier Fällen 10 mm.

der Schädelknochen und -nähte routinemäßig durchgeführt werden. Es ist wichtig zu betonen, dass diese Volumendarstellung auch im ersten Trimenon ein großes Potenzial hat, da der gesamte Fet mit dem Skelettmodus abgebildet werden kann.

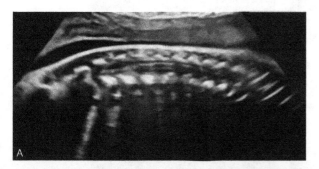

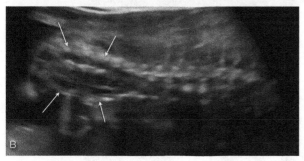

Abb. 14.19: VCI-A für Knochen zeigt die Lendenwirbelsäule bei einem normalen Feten (A) und bei einem Feten mit offener Spina bifida (Pfeile) mit einem frontalen Blick auf den offenen Rücken.

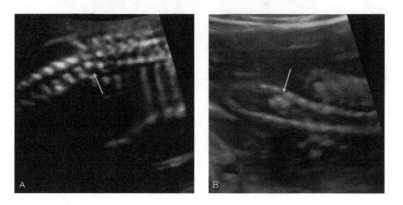

Abb. 14.20: VCI-A für Knochen zeigt einen frontalen Blick bei einem Feten (A) mit Keilwirbel (Pfeil) und bei einem Feten (B) mit einem Knochensporn bei Diastematomyelie (Pfeil).

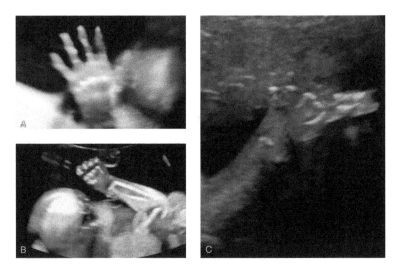

Abb. 14.21: VCI-A für Knochen mit Darstellung der Hände bei zwei normalen Feten (A), (B) und einem auf-fälligen Fall (C). In (A) ist die Hand und in (B) der Unterarm mit Hand (B) zu sehen, während bei Fet (C) eine Spalthand zu erkennen ist.

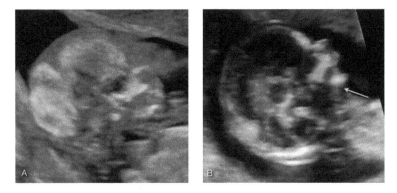

Abb. 14.22: VCI-A für Knochen zeigt das Profil von zwei Feten (A) mit normalem Ober- und Unterkiefer und mit Retrognathie in (B) (Pfeil).

14.4 Das neue VCI-2D

Vor kurzem wurde eine neue Software für den elektronischen Matrixschallkopf entwickelt, die auf die Erfahrungen mit dem VCI-A-Rendering basiert. Methodisch ähnlich wie beim VCI-A, verwendet die Matrixsonde eine Schicht von einigen Millimetern anstelle einer einzigen Schnittebene, um eine 2D-Untersuchung durchzuführen. Mit dieser Software, VCI-2D genannt, ist die Bildauflösung deutlich höher als beim einfachen 2D-Bild oder bei einem VCI-A-Bild. Dabei kann der Untersucher die Schichtdicke (1– 20 mm) und den Render-Modus (Gewebe oder Knochen) wählen. Dies ist eine vielversprechende neue Untersuchungstechnik, bei der der Algorithmus für die 3D-Darstellungs auf eine 2D-Untersuchung übertragen wird. Abb. 14.23 und 14.24 zeigen erste Beispiele dieser neuen Technik.

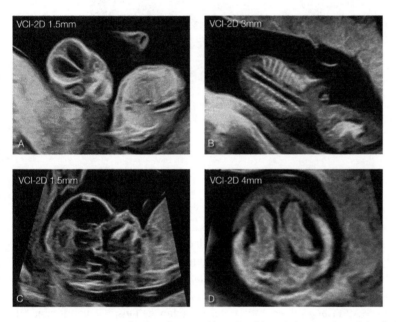

Abb. 14.23: Eine neuere technologische Entwicklung der elektronischen Matrixsonde ist die Möglichkeit, in 2D mit einer Schicht anstelle einer einfachen Ebene zu untersuchen. Dieses Vorgehen wird als VCI-2D bezeichnet; die Schichtdicke kann ausgewählt werden. Die Darstellung dieser Feten im ersten Trimenon zeigen einen erhöhten Kontrast und mehr Details. Die gewählte Schichtdicke wird angezeigt.

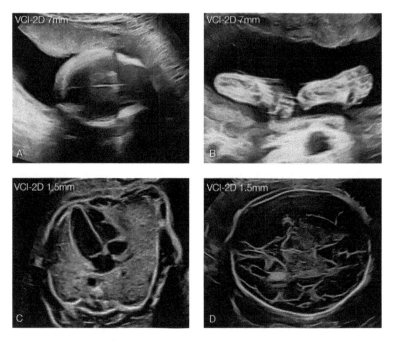

Abb. 14.24: Wie in der vorherigen Abbildung erläutert, sind dies weitere Beispiele für die Verwendung von VCI-2D. Diese Untersuchungen wurden mit 22 (A)–(C) und 28 SSW (D) durchgeführt. Man beachte, wie die Schichtdicke die Auflösung und den Kontrast erhöht.

14.5 Fazit

Die Grundlagen der elektronischen Matrixsonden wurden bereits im Kapitel 1 erläutert und die Anwendung von Echtzeit-4D in Kapitel 1 und 15 besprochen. Hervorzuheben ist vor allem, dass bei einem elektronischen Schallkopf mit zunehmender Rechenkapazität der heutigen Prozessoren auch 4D-Bilderfolgen in nahezu Echtzeit aufgenommen und dargestellt werden können. So verwenden die Autoren für 4D-Aufnahmen lieber die Matrix- als die mechanische Sonde, zumal auch Aufnahmen in der Frühschwangerschaft eine höhere Auflösung zeigen. Im Kapitel 15 finden Sie Beispiele von fetaler Mimik und Grimassen, die mit diesem Schallkopf aufgenommen wurden. Auch für das fetale Herz bietet die Echtzeit-4D eine Möglichkeit der Live-Untersuchung, aber für die bessere Nachverarbeitung empfehlen wir lieber eSTIC anzuwenden. eSTIC Volumina, sind nicht nur schnell aufzunehmen, sondern zeigen auch eine höhere Auflösung. Diese feinen Details in diesem Kapitel lassen sich leider schwer in Form von Bildern in diesem Buch festhalten. Daher raten wir dem Untersucher den Matrix-Schallkopf auszuprobieren und sich selbst von seinem Potenzial ein Bild zu machen.

Teil III: **Klinische Anwendungen in der pränatalen Diagnostik**

15 Das fetale Gesicht in 3D

15.1 Die Untersuchung des Gesichts im 2D- und 3D-Ultraschall

Eine detaillierte Untersuchung des fetalen Gesichts mittels 2D-Ultraschall umfasst in der Regel die Darstellung der Längsschnitts-Ebene des Profils, sowie eine Reihe von parallelen Querschnittsebenen um Augen, Nase, Lippe, Ober- und Unterkiefer und idealerweise den harten Gaumen darzustellen. Außerdem können, wenn möglich, ein oder beide Ohren dargestellt werden. Das Profilbild ist einer der wichtigsten Aufnahmen, die die schwangere Frau sehen möchte, denn das Profil fasst das Abbild vom Kind zusammen. Die beste Möglichkeit, ein fetales Gesicht in 3D darzustellen gelingt heute mit Hilfe des Oberflächen-Modus (siehe Kap. 7). Einer der Hauptvorteile des 3D-Oberflächen-Modus ist die Möglichkeit, das gesamte Gesicht in einem einzigen Bild realistisch darzustellen. Dadurch wird der Fet personifiziert und die Bindung zwischen Eltern und dem ungeborenen Kind intensiviert. Es ist auch interessant zu beobachten, wie sich die Gesichtszüge der Feten im Laufe der Schwangerschaft verändern (Abb. 15.1). Zu Beginn des dritten Trimenons sind die Bilder des Gesichts den Gesichtszügen eines Neugeborenen verblüffend ähnlich (siehe unten). Der Untersucher, der 3D-Ultraschall anwendet, wird im Laufe seiner Praxis ca. mehr als 80 % der 3D/4D-Darstellung des fetalen Gesichts im Vergleich zu anderen Organen durchführen. Aus diesem Grund haben wir dem fetalen Gesicht ein eigenes Kapitel gewidmet. Die Untersuchung des fetalen Gesichts kann mit dem Oberflächen-Modus, dem multiplanaren Modus und dem Skelett-Modus durchgeführt werden. In diesem Kapitel werden wir die ersten beiden besprechen und dabei normale und auffällige Befunde hervorheben, während das knöcherne Gesicht und der Schädel separat in Kapitel 17 behandelt werden.

15.2 Das normale Gesicht im 3D-Oberflächen-Modus

Die Darstellung des fetalen Gesichts mit 3D/4D-Ultraschall ist oft synonym mit 3D-Ultraschall und wird von den meisten Patienten erwartet, die sich einem Ultraschall-Screening in der Schwangerschaft unterziehen. Um ein gutes Ergebnis zu erzielen, müssen vier Schritte berücksichtigt werden. Diese sind:

1. ein optimales 2D-Bild vor der 3D/4D-Aufnahme
2. die frontale oder seitliche Einstellung des Gesichts unter Beachtung der umgebenden Strukturen
3. gute Voreinstellungen vor der 3D/4D-Akquisition
4. Post-Processing 3D-Darstellung und Volumenmanipulation

Diese Funktionen werden in diesem Abschnitt erläutert. Siehe auch Kapitel 7 über den Oberflächen-Modus.

https://doi.org/10.1515/9783111251981-015

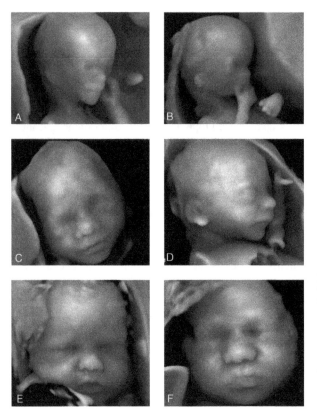

Abb. 15.1: Fetale Gesichter im 3D-Oberflächen-Modus. Das Aussehen des fetalen Gesichts ändert sich während der Schwangerschaft erheblich, wobei das subkutane Fettgewebe im III. Trimenon zunimmt. Siehe den Unterschied zwischen 12 Wochen (A), (B), 22 Wochen (C), (D) und nach 30 Wochen (E), (F).

15.2.1 2D-Bild vor der 3D-Akquisition

Bevor man eine 3D-Volumenakquisition startet, vergewissert man sich, dass das 2D-Bild eine hohe Auflösung hat, um eine gute Abgrenzung der Gesichtsdetails zu ermöglichen. Der Bildkontrast kann erhöht werden, um das Fruchtwasser klar und ohne Artefakte darzustellen (siehe Abb. 1.2).

15.2.2 Der Einfallswinkel

Der Untersucher sollte darauf achten, dass sich genügend Fruchtwasser vor dem Gesicht befindet und dass keine Gegenstände wie Hände oder Nabelschnur das Gesicht während der Volumenaufnahme verdecken. Vor der Volumenaufnahme kann es hilfreich sein, einen freien Schwenk mit dem Schallkopf durchzuführen, um sich die Regionen links und rechts der Aufnahmeebene anzuschauen. Um ein perfektes Ergebnis zu erzielen, ist es besser, sich dem fetalen Gesicht von der Seite zu nähern und nicht aus der direkten mediosagittalen Profileinstellung (vgl. Abb. 15.2 und 15.3). Es ist hilf-

reich, sich einen Fotografen vorzustellen, der eine klassische Portraitaufnahme aufnimmt. Für ein gutes 3D-Ergebnis sollte sich der Untersucher daher dem Gesicht aus
einer leicht seitlichen Position nähern. Idealerweise sollte man versuchen so vorzuge-
hen, dass Kinn, Mund, Nase und Stirn in einer horizontalen Ebene liegen (Abb. 7.6,
15.3); andernfalls wenn das Kinn tiefer liegt im Vergleich zur Stirn, wird die Mund-
Kinn-Region in 3D nicht deutlich sichtbar, wie **Abb. 15.2 zeigt.**

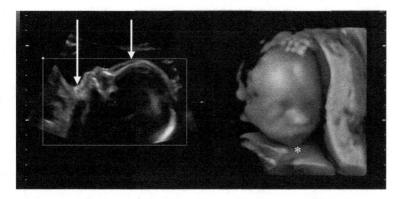

Abb. 15.2: In diesem Beispiel ist das B-Bild vom Profil gut, aber die Position könnte für die 3D-Volumendar-
stellung verbessert werden. In dieser 3D-Akquisition sind Mund- und Kinnbereich im Vergleich zum Kopf
niedrig (langer versus kurzer Pfeil). Das Ergebnis in 3D zeigt, dass die Mund- und Kinnregionen (*) nicht optimal dargestellt wurden. Siehe nächstes Bild.

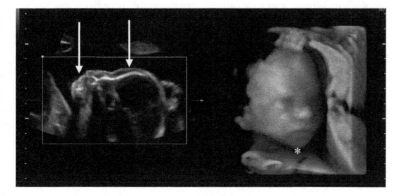

Abb. 15.3: Bei dieser 3D-Akquisition wurde darauf geachtet, dass das fetale Gesicht fast waagerecht liegt
und dass Mund, Kinn und Stirn im B-Bild (links) fast auf gleicher Höhe liegen. Dies führt zu einer guten 3D-
Wiedergabe des gesamten Gesichts, insbesondere des Mund- und Kinnbereichs, im Vergleich zum vorherigen Bild.

15.2.3 3D-Voreinstellungen vor der Volumen-Akquisition

Im Ultraschallsystem stehen programmierte 3D-Rendering-Voreinstellungen für die Darstellung des fetalen Gesichts zur Verfügung. Im Allgemeinen müssen drei Merkmale im Voraus ausgewählt werden: 1) die Größe der Aufnahmebox, 2) die Volumentiefe und 3) die Volumenauflösung. Wir empfehlen eine größere Volumengröße und eine ausreichende Tiefe, um so viele Informationen wie möglich im Volumen mit aufzunehmen (siehe Abb. 7.8). Bei der Volumenauflösung bevorzugen wir einen mittleren Bereich (Mid 1, Mid 2), um ein weiches Gesichtsbild zu bekommen. Für eine 3D-Darstellung von Händen oder Ohren empfehlen wir dagegen, die Auflösung zu erhöhen.

15.2.4 Post-Processing 3D-Rendering und Volumenmanipulation

Eine wichtige Funktion für eine gute 3D-Darstellung des Gesichts ist die Optimierung der Weichheit des Bildes in HD-live. Zu diesem Zweck wählen wir beim „Volumen SRI" die Stufe 1 für etwas schärfere Konturen bis Stufe 5 für weichere Konturen (siehe Abb. 7.10). Ein etwas weicheres Bild erhält man, indem man die Schattenstufe z. B. auf 130 erhöht. Die zusätzliche Verwendung des Silhouette-Modus macht das Bild noch weicher, wie in Kapitel 11 ausführlich beschrieben. Häufig wird das sog. elektronische Skalpell, nämlich Magicut benötigt, um angrenzende Artefakte oder störende Strukturen im 3D-Bild zu entfernen. Zu diesem Zweck wird zunächst das 3D-Volumen fixiert (Taste: Fixiere ROI) und die „nicht benötigten" Strukturen werden mit Magicut entfernt (Abb. 15.4). In einigen Fällen kann eine Änderung der Verstärkung und des Schwellenwerts helfen, das Vorhandensein einer störenden Nabelschnur zu reduzieren. Ferner kann auch die Position der Lichtquelle so eingestellt werden, dass das Gesicht von oben und nicht von vorne beleuchtet wird (siehe Abb. 3.16). Die Abb. 15.4 bis 15.7 zeigen eine Reihe von Bildern, die anhand der im vorigen Abschnitt erläuterten Schritte erstellt und bearbeitet wurden.

Vorher   Nach Magicut

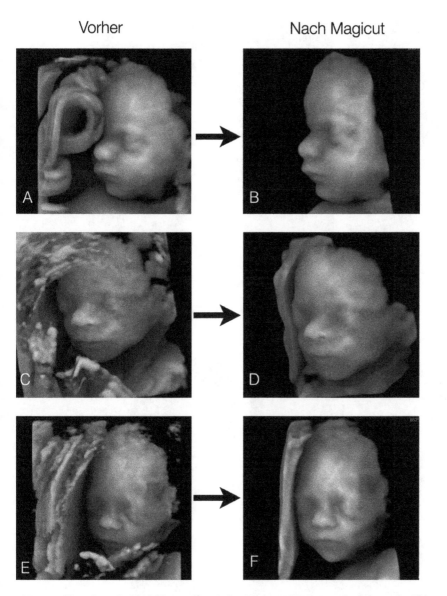

Abb. 15.4: Die meisten Gesichtsbilder werden mit dem Werkzeug Magicut manipuliert, um das Bild zu verbessern. Hier sind drei Beispiele vor Magicut (A), (C) und (E) und nach Magicut (B), (D) und (F).

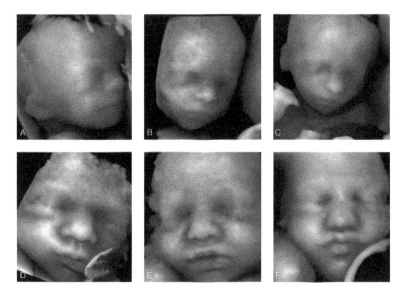

Abb. 15.5: In der Ruhephase erscheinen die Feten als ob sie schlafen, hier mit 22 SSW (A), (B), (C) sowie mit 30 (D), (E) und 32 SSW (F).

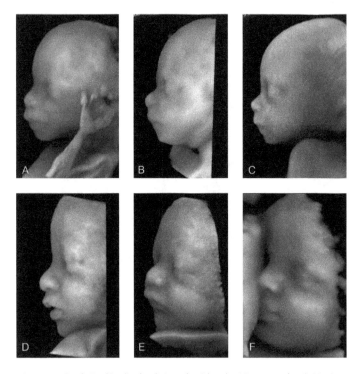

Abb. 15.6: Fetale Profile, die durch Ausschneiden des Hintergrunds mit Magicut erstellt wurden. In (A), (B), (C) sind die Feten mit 22 SSW und in (D), (E), (F) mit 30 SSW. Beachte die Entwicklung der Gesichtszüge nach 28 SSW.

Gesicht mit Hand

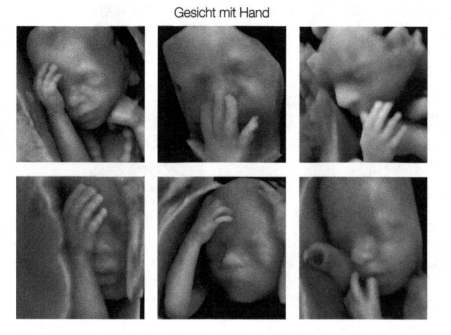

Abb. 15.7: Ein typisches Verhalten von Feten ist das Halten der Hand vor dem Kopf und dem Gesicht, was sich gut in 3D darstellen lässt.

15.3 Das normale Gesicht im 4D-Oberflächen-Modus

Die Untersuchung des Gesichts mit Echtzeit-4D unterscheidet sich geringfügig von einer statischen 3D-Untersuchung. Während die vorherigen Schritte 1 und 2 ähnlich sind, wird in Schritt 3 die Größe des Kastens nahe am Gesicht gewählt und direkt im Fruchtwasser platziert, um eine direkte Darstellung des Gesichts zu ermöglichen. Die intensive Nutzung von Magicut und anderen Werkzeugen ist bei einer 4D-Untersuchung aufgrund des sich bewegenden Feten nur begrenzt möglich. Für eine 4D-Untersuchung in Echtzeit sollte der Untersucher daher die verschiedenen in Schritt 4 besprochenen Funktionen wie Bildglättung mit V-SRI und andere vorbereiten. Anstelle von Magicut kann der Untersucher die Funktion „SonoRender-Live" aktivieren (siehe Kap. 3), die eine Echtzeitanpassung der Render-Linie an den sich bewegenden Feten ermöglicht. Der große Vorteil von Echtzeit-4D ist zum einen die Einfachheit, das Ergebnis direkt zu erhalten, aber vor allem, dass sich sowohl der Untersucher als auch die Eltern auf die Gesichtsbewegungen konzentrieren können, wie z. B. das Öffnen des Mundes oder der Augen, die Mimik (Abb. 15.8) oder die Handbewegungen vor dem Gesicht. Die Abb. 15.8 und 15.9 zeigen Beispiele für Momente von verschiedenen Gesichtsausdrücken, wie sie in einer Folge von Serienbildern aus 4D-Volumina aufgenommen wurden. Die 4D-Untersuchung ist daher im dritten Trimenon besonders interessant, wenn Gesichtszüge und Grimassen besser zu erkennen sind.

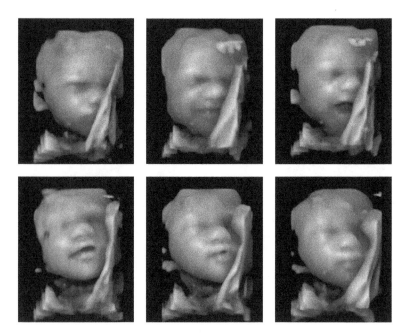

Abb. 15.8: Eine Reihe von Bildern aus einer Zeitlupe von 4D-Volumina, die fetale Gesichtsausdrücke illustrieren. Der Fet trinkt, gähnt oder zieht einfach Grimassen.

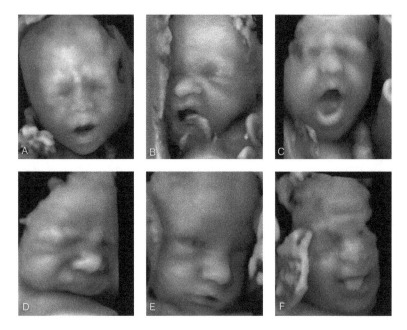

Abb. 15.9: Während einer Echtzeit-4D-Untersuchung können Gesichtsausdrücke wie Trinken (A), (B), Gähnen (C), Weinen (D), Denken mit offenen Augen (E) oder Zeigen der Zunge (F) häufig beobachtet werden, insbesondere im dritten Trimenon.

15.4 Das normale Gesicht in den verschiedenen Schwangerschaftsaltern

3D-Gesicht im ersten und frühen zweiten Trimenon: Bei einem Feten vor 19 Schwangerschaftswochen (SSW) ist das subkutane Fettgewebe noch nicht ausreichend entwickelt und die Größe des Feten ist gering, um bestimmte Gesichtszüge mit guter Auflösung zu erfassen. Um das Bildergebnis zu verbessern, wird die Untersuchung daher besser transvaginal durchgeführt und die Akquisition wird mit einer höheren Auflösung vorgenommen (Stufe hoch-1 oder hoch-2). Wenn aus medizinischer Indikation ein klares fetales Gesicht benötigt wird, um eine Anomalie auszuschließen oder zu bestätigen, empfehlen wir eine transvaginale Untersuchung. Abb. 15.10 zeigt Beispiele für fetale Gesichter zwischen 11 und 13 SSW.

3D-Gesicht in der Mitte der Schwangerschaft: Die in Kapitel 7 besprochenen Voreinstellungen konzentrierten sich auf das häufigste Szenario einer Untersuchung in der Mitte der Schwangerschaft. Eine Serie von Bildern zu diesem Zeitpunkt ist in Abb. 15.11 und in der oberen Reihe der Abb. 15.5 und 15.6 zu sehen. Während des Ultraschalls im II. Trimenon sind Gesichtsbewegungen nicht sehr häufig, und viele Feten ähneln sich, da das subkutane Fettgewebe noch nicht ausreichend entwickelt ist, um eine gute 3D-

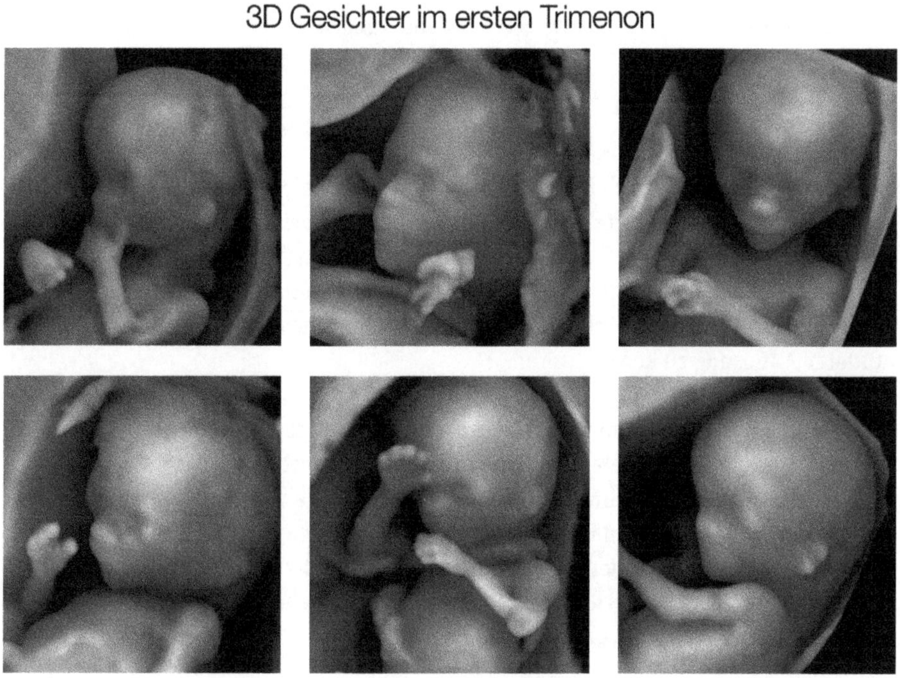

3D Gesichter im ersten Trimenon

Abb. 15.10: Fetale Gesichtsbilder im 3D-Oberflächen-Modus zwischen 11–13 SSW. Arme und Hände befinden sich häufig vor dem Gesicht.

3D Gesichter im zweiten Trimenon

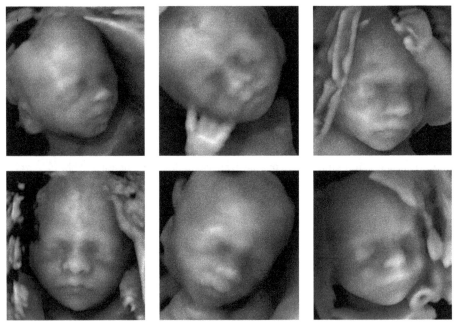

Abb. 15.11: Sammlung von 3D-Gesichtsbildern im Oberflächen-Modus um die 20–25 SSW. Es sind verschiedene Gesichtsausdrücke zu erkennen. In diesem Schwangerschaftsalter erscheint die Region der Orbita häufig prominent, was normal ist. Die Augen sind immer geschlossen.

Differenzierung zwischen den Gesichtsmerkmalen zu liefern. Nasen und Mundregionen sind von Fet zu Fet unterschiedlich und die Augäpfel sind in diesem Stadium noch sehr prominent, was viele Eltern überrascht. Bewegungen sind nicht flüssig genug und von relativ kurzer Dauer, um eine gute Echtzeit 4D-Aufnahme zu ermöglichen. Wir ziehen es vor, uns in diesem Schwangerschaftsalter auf eine statische 3D-Aufnahme mit mittlerer Auflösung zu konzentrieren.

3D-Gesicht im dritten Trimenon: Nach 26 SSW nimmt das subkutane Fettgewebe zu und die Gesichtsbilder ähneln dem Gesicht eines Babys nach der Geburt. Gesichtsbewegungen sind ab jetzt koordinierter und realistischer. Die Abb. 15.12 und 15.13 zeigen verschiedene 3D-Gesichter nach 28 SSW und verdeutlichen die Unterschiede zwischen den unterschiedlichen fetalen Physiognomien. Abb. 15.14 zeigt die Ähnlichkeiten zwischen zwei fetalen Gesichtern und ihrem jeweiligen Aussehen nach der Geburt.

3D Gesichter im dritten Trimenon

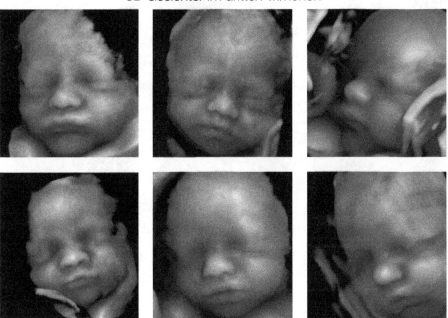

Abb. 15.12: Während sich Feten im ersten und zweiten Trimenon ähneln können (siehe vorherige Abbildungen), haben Feten im dritten Trimenon bereits ihre individuellen Merkmale und ähneln oft den postnatalen Porträts.

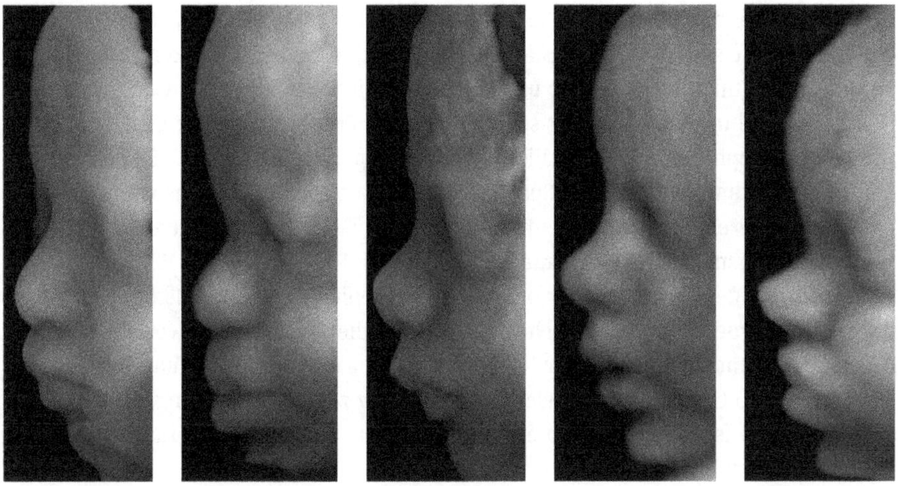

Abb. 15.13: Im 3. Trimenon nach 28 SSW beginnt der Fet seine persönlichen Gesichtszüge zu entwickeln. Die Form von Nase und Mund, die Gesichtsproportionen und die Dicke der Wangen geben dem Gesicht seine typischen Züge. Hier sehen wir das Profil von fünf Feten mit unterschiedlichen Erscheinungsbildern.

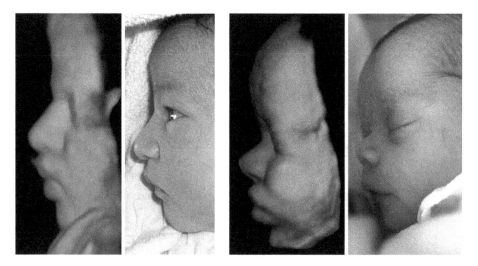

Abb. 15.14: Vergleich eines Profils von zwei Feten im 3. Trimenon in 3D mit dem postnatalen Profil. Die Stirn, die Nase und der Mund sind prä- und postnatal oft identisch.

15.5 Das auffällige Gesicht in 3D/4D

Seit den Anfängen des 3D-Ultraschalls besteht ein großes Interesse und eine wichtige klinische Fragestellung an der Darstellung einer fetalen Gesichtsdysmorphie. Während einige Merkmale im 2D-Ultraschall besser abgebildet werden können (z. B. präfrontales Ödem, fehlendes Nasenbein o. ä.), kann ein 3D-Blick auf die Oberfläche des Gesichts eine große Hilfe sein, um ein vollständigeres Bild zu erhalten. In diesem Modus lassen sich die Verhältnisse des Gesichts und seine verschiedenen Bereiche wie Stirn, Augen, Nase, Mund, Kinn und Ohren gut sehen. Auffällige Proportionen von Gesicht zu Stirn wie bei Anenzephalie, Mikrozephalie oder Makrozephalie, wie in Abb. 15.15 dargestellt, können gut erkannt werden. Das Spektrum der Lippen-Kiefer-Gaumenspalten lässt sich gut differenzieren und für Patientin und Fachkollegen nachvollziehbarer machen (Abb. 15.16). Dysmorphe Gesichtsmerkmale wie bei Trisomien (Abb. 15.17), das flache Profil beim Binder- Syndrom oder bei Holoprosenzephalie (Abb. 15.18) können deutlich dargestellt werden. Man sollte sich nicht nur auf die 3D-Aufnahme verlassen, da die Darstellung manchmal viel milder in 3D erscheinen als in der 2D-Profilansicht. Wir betrachten das 3D-Gesichtsbild als wichtige Ergänzung zur 2D-Beurteilung, aber nicht als Ersatz dafür. Beispiele von Gesichtern bei Feten mit Syndromen sind in den Abb. 15.15 bis 15.20 dargestellt.

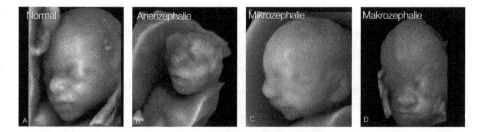

Abb. 15.15: Feten mit normaler (A) und auffälliger Gesichts- und Kopfform (B), (C), (D) im Alter von 22–25 Wochen. Der Fet in (A) ist normal mit normalem Gesichts- und Stirnverhältnis. Der Fet in (B) hat eine Anenzephalie, ohne Stirn und Schädel. Fet (C) hat eine Mikrozephalie mit kleinem Schädel und der Fet (D) hat eine hohe Stirn als Turrizephalie zusammen mit einer Makrozephalie bei einem Apert-Syndrom.

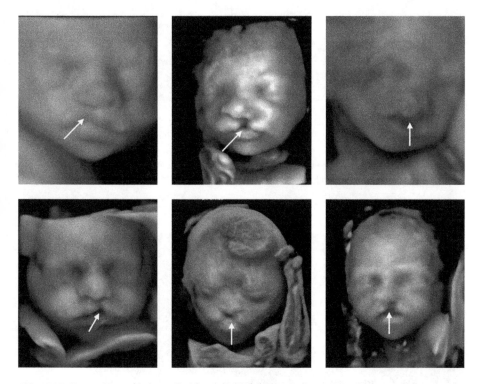

Abb. 15.16: Feten mit verschiedenen Gesichtsspalten (Pfeile), wie isolierter Lippenspalte, mediolateraler Lippen-Kiefer-Gaumenspalte und medianer Lippen-Kiefer-Gaumenspalte.

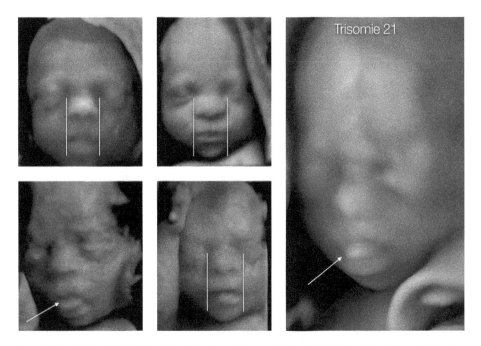

Abb. 15.17: Gesichter im 3D-Oberflächen-Modus bei Feten mit Trisomie 21. Einige Feten können in 3D auffällig sein, wie z. B. der offene Mund mit gelegentlich hervorstehender Zunge (Pfeil). Eines der interessanten Merkmale ist das Verhältnis von Nase zu Mund mit einer kleinen Nase und Mikrostoma. Nase und Mund sind bei Trisomie 21 gleich breit im Vergleich zu normalen Feten, wo in anderen Feten der Mund oft größer als die Nase ist (siehe andere Abbildungen).

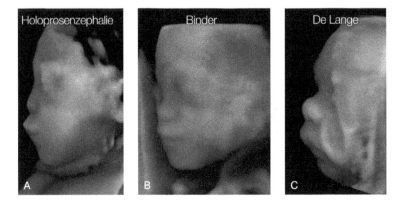

Abb. 15.18: Auffälliges Profil bei 3 Feten mit Mittelliniendefekt und Holoprosenzephalie (A), beim Binder-Gesicht (B) und beim Cornelia de Lange Syndrom mit verdächtiger Nase-Philtrum-Gegend.

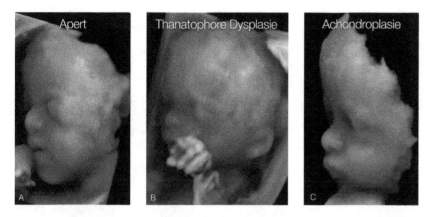

Abb. 15.19: Auffälliges Profil bei 3 Feten mit Skelettdysplasien, die alle eine prominente Stirn als frontal Bossing aufweisen. In (A) hat der Fet ein Apert-Syndrom, in (B) eine thanatophore Dysplasie und in (C) eine Achondroplasie.

15.6 Das normale und auffällige Ohr

Im Vergleich zum 2D-Ultraschall gelingt eine deutliche Darstellung des Ohrs am besten mit dem 3D-Oberflächen-Modus. Die ideale Aufnahme in 3D erreicht man aus einem frontal-lateralen Winkel. Abb. 15.21 zeigt Beispiele für normale und auffällige Befunde der Ohren, einschließlich Mikrotie unterschiedlichen Grades, abnorme Ohr-Form oder -stellung bei unterschiedlichen Syndromen (Abb. 15.20, 15.21). Mit dem 3D-Ultraschall hat sich die Möglichkeit, die Ohren in die Beurteilung von fetalen Syndromen einzubeziehen, deutlich verbessert.

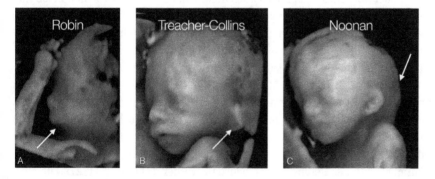

Abb. 15.20: Auffälliges Gesicht bei 3 Feten mit syndromalen Störungen. In (A) hat der Fet die Robin-Sequenz mit unterentwickeltem Unterkiefer (Pfeil), in (B) das Treacher-Collins-Syndrom mit breitem Mund, schrägen Augenachse und Ohrendysplasie (Pfeil) und in (C) das Noonan-Syndrom mit nach unten gerichteten Augen, Ohrendrehung und verdicktem Hals (Pfeil).

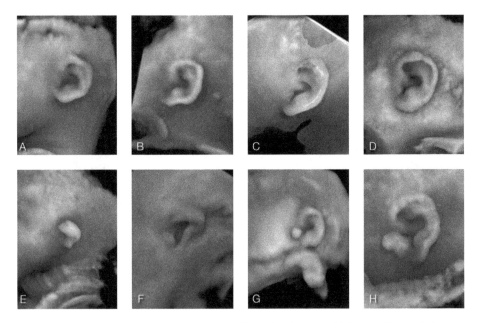

Abb. 15.21: Die Ohren können mit 3D besser dargestellt werden als mit B-Bild allein und können bei syndromalen Erkrankungen eine wichtige Rolle spielen. Normale Ohren in den oberen Bildern in (A) bis (D). Bilder in (E) bis (H) mit kleinen und dysplastischen Ohren und mit Ohranhängsel, die bei einigen Syndromen auftreten, aber isoliert sein können.

15.7 Das Gesicht in der multiplanaren Darstellung

Für die multiplanare Abbildung des Gesichts wird das Volumen am besten von kranial nach kaudal oder von links nach rechts aufgenommen. Im ersten Fall sollten beide Augenhöhlen oder die Nase in der Ausgangsebene sichtbar sein; im zweiten Fall beginnt der Einfall in der Profilebene. Durch die Navigation durch das Volumen im multiplanaren orthogonalen (Abb. 15.22) oder tomographischen (Abb. 15.23) Modus kann das Gesicht dann mit allen notwendigen Details wie Stirn, Augen, Nase, Mund und Kiefer dargestellt werden (Abb. 15.22–15.24). Man kann die paarigen Augen als gute Orientierungsstrukturen nehmen. In bestimmten Fragestellungen kann der Untersucher den Omniview-Modus verwenden, um manche Strukturen wie den harten und weichen Gaumen bei normalen Feten selektiv darzustellen (Abb. 15.25). Mit dieser Vorgehensweise oder mit einem anderen multiplanaren Modus kann bei Feten mit einer Lippen-Kiefer-Gaumenspalte der Befund besser beurteilt werden (Abb. 15.26, 15.27). Für eine gezielte Fokussierung auf den harten Gaumen wird die Akquisition idealerweise in einem transversalen Blick, beginnend in Höhe des Unterkiefers, durchgeführt, wie in Abb. 15.24 und 5.7 in Kapitel 5 gezeigt ist. Abb. 15.28 zeigt das Gesicht eines Feten mit Mikrophthalmie im Tomographie-Modus. Abb. 15.29 zeigt die multiplanare Darstellung einer normalen Augenlinse und im Vergleich dazu die opake Linse bei einem Feten mit Katarakt.

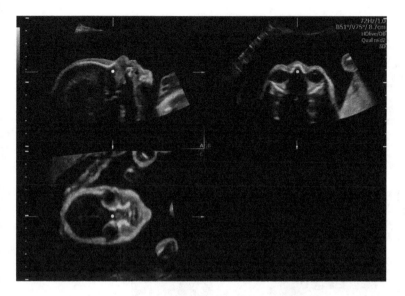

Abb. 15.22: Gesicht in multiplanarer Darstellung im orthogonalen Modus. Der Schnittpunkt (Navigations-punkt) wurde auf der Nase platziert und die Bilder wurden entsprechend gedreht und angepasst.

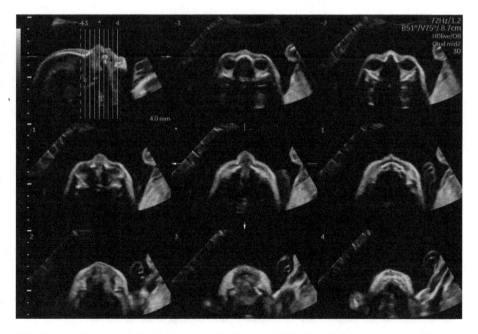

Abb. 15.23: Gesicht in multiplanarer Darstellung im Tomographie-Modus. Die Referenzebene oben links zeigt das Profil und die tomographischen Bilder zeigen achsenparallele Schichten des Gesichts von den Au-gen (oben Mitte) bis zum Unterkiefer (unten rechts).

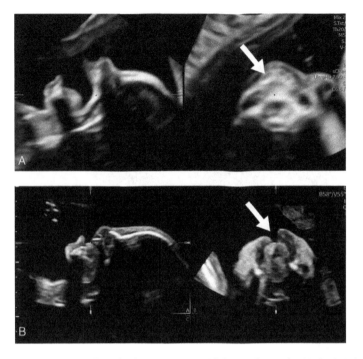

Abb. 15.24: Darstellung des harten Gaumens (Pfeil) im orthogonalen Modus bei einem normalen Feten (A) und bei einem Feten mit medio-lateraler Lippen-Kiefer-Gaumenspalte (Pfeil) (B).

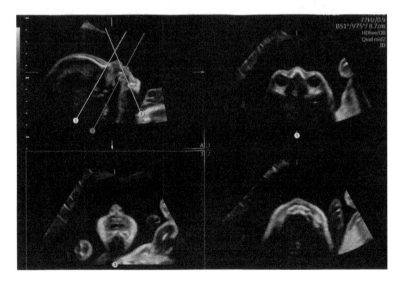

Abb. 15.25: Selektive Ebenen im multiplanaren Modus, dargestellt als Omniview-Ebenen. Drei Schnittebenen in Gelb (1), Magenta (2) und Cyan (3) wurden in der Referenzebene im linken oberen Bild platziert, um die typischen Eckpunkte zu zeigen. Die obere rechte Ebene zeigt die Augenhöhlen, die untere linke Ebene zeigt das Nasen-Mund-Dreieck und die untere rechte Ebene zeigt eine axiale Darstellung des Oberkiefers.

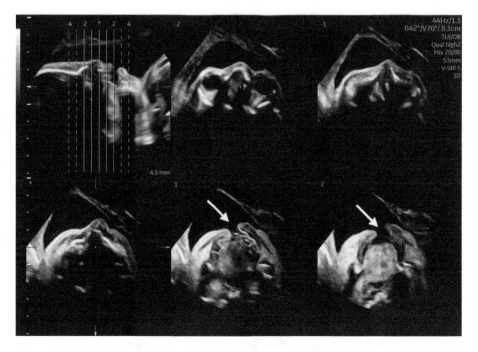

Abb. 15.26: Fet mit einer mediolateralen Lippen-Kiefer-Gaumenspalte (Pfeil) in der Tomographie-Ansicht. Die beiden Augenhöhlen erscheinen normal. Der Defekt ist in einer axialen Darstellung in der unteren Ebene zu sehen (Pfeil).

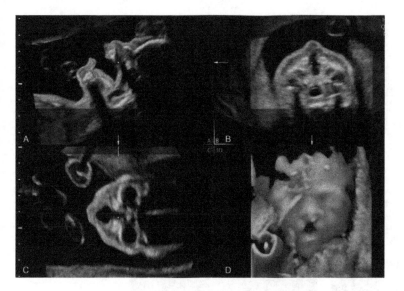

Abb. 15.27: Fet mit beidseitiger Lippen-Kiefer-Gaumenspalte, dargestellt im multiplanaren Modus (A), (B), (C) und gerendert im 3D-Oberflächen-Modus in (D).

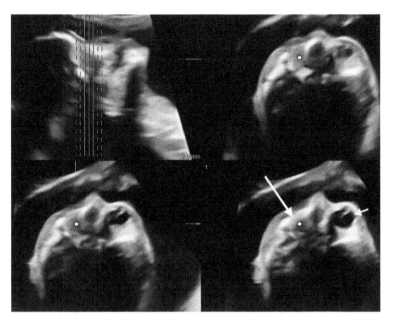

Abb. 15.28: Gesicht im multiplanaren Rendering im Tomographie-Modus bei einem Feten mit einseitiger Mikrophthalmie (langer Pfeil). Die verschiedenen Ebenen zeigen den Unterschied zwischen dem normalen Auge (kurzer Pfeil) und dem auffälligen Auge (langer Pfeil).

Normale Linse　　　　　Katarakt

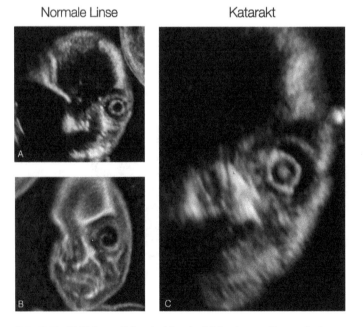

Abb. 15.29: Multiplanare Rekonstruktion des fetalen Auges mit normaler transparenter Linse (A), (B) und bei einem Feten mit Katarakt mit trüber Linse (C).

15.8 Fazit

Trotz des breiten Spektrums an verschiedenen Darstellungsmöglichkeiten im Volumen-
ultraschall ist die 3D- und 4D-Darstellung des fetalen Gesichts nach wie vor die am häufigsten durchgeführte Untersuchung und die erste 3D-Darstellung, die ein Untersucher
lernt. Auffälligkeiten im Gesicht können im multiplanaren Modus recht gut dargestellt
werden, aber die 3D-Oberflächendarstellung bietet einen räumlichen Blick auf das Gesicht, der dem postnatalen Bild oft sehr ähnlich ist. Voraussetzung für ein gutes 3D-Bild
ist die Verwendung einer guten Voreinstellung in 2D-Grauskala vor der Aufnahme, eine große Aufnahme-Box, die benachbarte Strukturen wie Extremitäten einschließt,
und ein guter seitlicher Einfall des Gesichts statt direkt von vorne. Eine schrittweise
Manipulation des 3D-Bildes mit Magicut, mit verschiedenen Oberflächenmodi und glat-
ter Haut ermöglicht dann die Demonstration eines sehr realistischen Bildes. Gesichtszüge und Grimassen werden im dritten Trimenon deutlicher und lassen sich am besten
in Echtzeit-4D darstellen. Gesichtsanomalien wie Gesichtsspalten oder Anomalien der
Augen, der Nase, der Lippen und der Ohren oder einige syndromale Erkrankungen
können in 3D recht gut dargestellt werden und sind oft eine wichtige Ergänzung zu
den in 2D bereitgestellten Informationen.

16 3D Fetale Neurosonographie

16.1 Einleitung

Das Interesse am fetalen Gehirn hat in den letzten zwei Jahrzehnten dank der Einführung neuer Bildgebungsverfahren und des zunehmenden Wissenszuwachses zugenommen. Heutzutage kann bereits ab 7 Schwangerschaftswochen (SSW) das Gehirn des sich entwickelnden Embryos mittels Ultraschall untersucht und die Entwicklung bis zur Geburt um 40 SSW verfolgt werden. Das Ziel der Untersuchung unterscheidet sich je nach Schwangerschaftsalter und den benötigten Informationen. Ab 11 SSW besteht das übliche Vorgehen darin, typische Querschnittsebenen des Gehirns darzustellen, die die Symmetrie der verschiedenen Hirnareale mit den entsprechenden Merkmalen zeigen. Dies kann bei Bedarf durch sagittale und frontale Ebenen ergänzt werden. Es ist inzwischen anerkannt, dass die 3D-Darstellung wesentlich zur rasanten Entwicklung der modernen fetalen Neurosonographie beigetragen hat und inzwischen sowohl bei einer Screening-Untersuchung als auch bei gezielten Neurosonographie eingesetzt wird.

Aus klinischer Sicht sind die wichtigsten Aspekte des Einsatzes von 3D in der fetalen Neurosonographie die verschiedenen multiplanaren Modi (siehe Kapitel 2–6), die entweder die Rekonstruktion einer ausgewählten Struktur (Corpus callosum, Vermis) oder die tomographische Übersicht über die interessierende Hirnregion ermöglichen. Das 3D-Volumen-Rendering hat ein großes Potenzial für den Einsatz im embryonalen Gehirn, aber auch bei Feten mit auffälligem Ventrikelsystem oder Cortex. Der 3D-Glass-Body-Modus kann gut zur Darstellung des Verlaufs normaler und auffälliger arterieller und venöser Gefäße verwendet werden. In diesem Kapitel werden daher die verschiedenen Aspekte des 3D-Einsatzes bei der Untersuchung des fetalen Gehirns diskutiert.

16.2 Transabdominale 3D-Untersuchung des Gehirns und multiplanare Rekonstruktion

Die routinemäßige transabdominale Ultraschalluntersuchung des fetalen Gehirns, die nach 15 SSW durchgeführt wird, konzentriert sich in erster Linie auf die Darstellung der Querschnitts-Ebenen, die typischerweise zur Messung des biparietalen und transzerebellären Durchmessers verwendet werden. Bei Verdacht auf eine Auffälligkeit oder bei Feten mit hohem Risiko für ZNS-Anomalien sind im Rahmen einer detaillierten fetalen Neurosonographie zusätzliche sagittale und frontale Schnittebenen erforderlich. Zusätzliche Ebenen sind oft schwierig zu bekommen, insbesondere bei einer ungünstigen Lage des Feten, wie z. B. bei einer Schädellage. Dieses Hindernis kann entweder durch eine transvaginale Untersuchung des Gehirns oder durch die Akquisition eines 3D-Volumens mit Rekonstruktion der interessierenden Ebene überwunden werden.

https://doi.org/10.1515/9783111251981-016

Mit der 3D-Neurosonographie kann der Untersucher ein Volumen aufnehmen, digital speichern und für spätere Beurteilung wieder verwenden. Die 3D-Volumenaufnahme kann aus verschiedenen Einfallswinkeln mit transversaler, frontaler oder sagittaler Einstellung erfolgen. Die beiden Hauptvorteile des multiplanaren 3D-Modus sind:

– Die Möglichkeit, mit dem Tomographie-Modus jede beliebige Hirnregion zusammen mit ihren angrenzenden Strukturen in einem einzigen Bild darzustellen. Dadurch erhält man einen Überblick über das Gehirn, wie er aus CT- oder MR-Untersuchungen des kindlichen Gehirns bekannt ist (Abb. 16.1–16.2).

– Die Möglichkeit, jede beliebige Hirnstruktur aus einem 3D-Volumendatensatz virtuell zu rekonstruieren, zum Beispiel typische Mittellinienstrukturen wie das Corpus callosum oder den Kleinhirnwurm (Abb. 16.3, 16.4).

Einige technische Aspekte werden im folgenden Abschnitt erörtert.

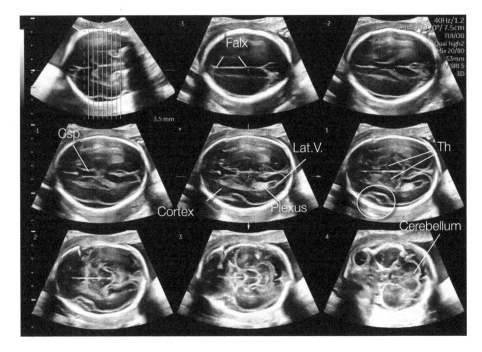

Abb. 16.1: 3D-Volumendatensatz einer transversalen Aufnahme eines fetalen Gehirns im Tomographie-Modus. Die verschiedenen dargestellten Ebenen geben einen Überblick über die wichtigsten Strukturen eines normalen Gehirns wie die Falx cerebri (Falx), die Lateralventrikel (Lat.V), den Plexus choroideus (Plexus), die Thalami (Th), das Cavum septi pellucidi (Csp), die Sylvische Fissur (Kreis), die Großhirnrinde und das Kleinhirn mit der Cisterna magna.

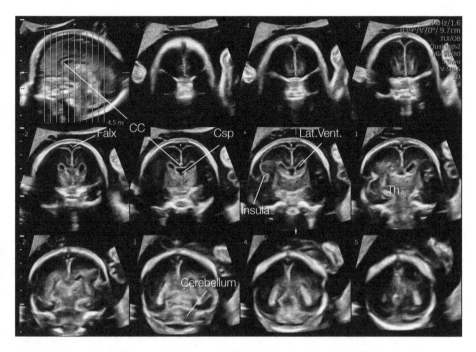

Abb. 16.2: Frontale Schnittebenen im Tomographie-Modus nach transabdominaler Volumenaufnahme durch die Fontanelle. Auf einen Blick kann man sich einen Überblick verschaffen und die folgenden Strukturen erkennen: Die Falx cerebri, das Corpus callosum (CC), das Cavum septi pellucidi (Csp), die Thalami (Th), die Insula und die Vorderhörner mit den Lateralventrikeln (Lat.Vent.).

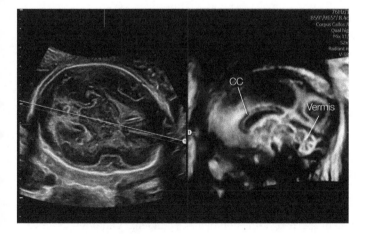

Abb. 16.3: Omniview mit VCI entlang der Mittellinie mit Darstellung des Corpus Callosum (CC) und des Kleinhirnwurmes. Die Falx cerebri und das Cavum septi pellucidi wurden zur Orientierung verwendet.

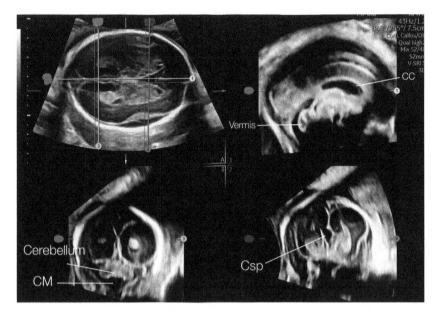

Nach einer transversalen statischen 3D-Akquisition eines fetalen Kopfes wurden drei Omniview-Linien gezeichnet, um das Corpus callosum (CC) in einer sagittalen Ebene darzustellen, eine frontale Ebene, um das Cavum septi pellucidi (Csp) darzustellen, und eine weitere posteriore parallele frontale Ebene, um das Kleinhirn und die Cisterna magna darzustellen.

16.2.1 3D-Akquisition eines Gehirnvolumens

Die am häufigsten durchgeführte 3D-Volumenakquisition erfolgt aus einer Querschnittseinstellung des Kopfes, vor allem wenn der Fet sich in Schädellage befindet (Abb. 16.1). Eine 3D-Volumenaufnahme ist natürlich in jeder anderen fetalen Lage möglich (Abb. 16.2). Vor der Aufnahme eines Volumens sollte bei der Einstellung darauf geachtet werden, dass Schatten durch Schädelknochen gering sind und nicht das interessierende Gebiet zudecken. Dazu führt man einen manuellen Schwenk mit dem Schallkopf durch und passt dann die Lage des Schallkopfs an, bevor die 3D-Taste aktiviert wird. Der Untersucher sollte das Endergebnis vor Augen haben, bevor er ein Volumen aufnimmt und entsprechend die Einstellung vor Volumenaufnahme anpassen. Wenn das Ziel darin besteht, Hirnstrukturen auf der tomographischen Darstellung zu dokumentieren, sollte der Akquisitionswinkel groß genug sein, um das gesamte Gehirn zu erfassen. Die Auflösung sollte in solch einem Fall hoch sein (High-1 bis Max). Unserer Erfahrung nach gibt es kein „perfekt" aufgenommenes Volumen. Es empfiehlt sich vielmehr mehrere Volumina aus benachbarten Einstellungen zu akquirieren und nach der Nachbearbeitung den besten Volumendatensatz zu behalten. Dieses „Versuch und Irrtum"-Vorgehens (trial and error) ist auch unter Experten, die 3D pränatal einsetzen, weit verbreitet.

In der fetalen Neurosonographie sind einige Strukturen wie das Corpus callosum oder der Kleinhirnwurm oft die beiden wichtigsten Strukturen, die mit orthogonaler oder Omniview-Darstellung in 3D rekonstruiert werden müssen und im Folgenden erläutert werden.

3D-Rekonstruktion des Corpus callosum: Für den erfahrenen Untersucher ist die Darstellung des Corpus callosum Teil einer detaillierten Ultraschalluntersuchung. Diese Struktur wird entweder direkt eingestellt oder mit einer schnellen Rekonstruktion einer Sagittalebene nach einer 3D-Volumenaufnahme aus einer transversalen Ebene rekonstruiert. Das Cavum septi pellucidi ist sowohl bei der Volumenaufnahme als auch bei der 3D-Darstellung ein wichtiger Orientierungspunkt. Die Abb. 16.5 bis 16.7 erläutern die 3D-Rekonstruktion des Corpus Callosum Schritt für Schritt. Basierend auf den Erfahrungen der Autoren werden an dieser Stelle zwei Tipps empfohlen:
1. Die Helligkeit des 2D-Bilds sollte vor der Akquisition erhöht werden, denn die zusätzliche Anwendung von VCI im Anschluss verdunkelt das rekonstruierte 3D-Bild.
2. Vor Volumenaufnahme sollte der Untersucher einen manuellen Schwenk mit dem Schallkopf über die interessierende Region durchführen, um sicherzustellen, dass die Gegend des Corpus callosum nicht im Schatten eines Schädelknochens liegt. Ein gutes Ergebnis wird erzielt, wenn das Corpus callosum deutlich als echoarme Struktur sichtbar ist, wie in den Abb. 16.3 und 16.7 zu sehen ist.

3D-Rekonstruktion des Kleinhirnwurms: Die Anatomie des Kleinhirns und der hinteren Schädelgrube wird im Screening-Ultraschall in einer Querschnitt-Einstellung beurteilt. Das Bild zeigt dann die normale Form der beiden Hemisphären mit dem Wurm dazwischen. Hinter Kleinhirn und Wurm befinden sich die Cisterna cerebello-medullaris (o. Cisterna magna) ohne Vermehrung von Flüssigkeit. Wenn die hintere Schädelgrube in dieser transversalen Ebene verdächtige Befunde aufzeigt, bekommt die Darstellung der Längsschnittebene des Wurmes eine große Bedeutung in der Differenzierung zwischen den verschiedenen Entitäten. Dies lässt sich gut mit einer Aufnahme eines 3D-Volumens der hinteren Schädelgrube aus einer Querschnittseinstellung realisieren. In dieser Längsschnitts-Darstellung lassen sich Form, Größe und Lage des Kleinhirnwurms besser beurteilen. Abb. 16.8 bis 16.10 erläutern schrittweise die 3D-Rekonstruktion des Kleinhirnwurms.

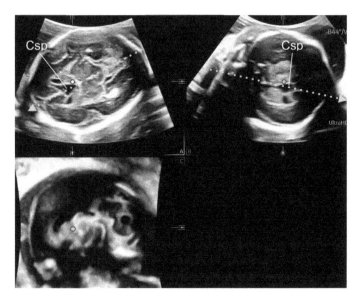

Abb. 16.5: Trotz der Schädellage bei diesem Feten kann das Corpus Callosum, das nicht zu sehen ist, hier mit Hilfe von 3D in Kombination mit VCI digital rekonstruiert werden. Schritt 1: Die Orientierung erfolgt am besten durch die Lokalisierung des Cavum septi pellucidi (Csp) und die Platzierung des Schnittpunkts im Csp. Die Achsen des Kopfes (gestrichelte Pfeile) sind immer noch schräg, sollten aber an der horizontalen Linie ausgerichtet werden. Siehe nächste Abbildung.

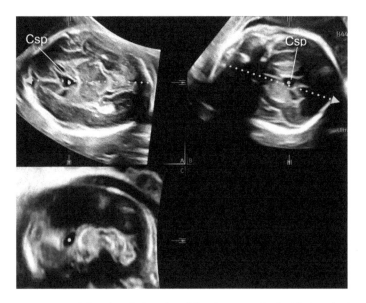

Abb. 16.6: Nachdem der Schnittpunkt auf dem Cavum septi pellucidi (Csp) platziert wurde, wird die A-Ebene so gedreht, dass die Achse der Falx cerebri mit der horizontalen Achse ausgerichtet ist (gestrichelter Pfeil). In der B-Ebene ist die Achse immer noch schräg. Siehe nächste Abbildung.

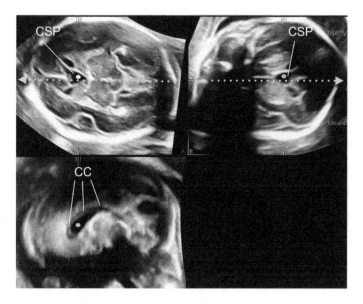

Abb. 16.7: Zur Vervollständigung der vorherigen Abbildung sind nun beide Achsen in den Ebenen A und B horizontal ausgerichtet (gestrichelte Pfeile), und das Corpus callosum (CC) erscheint in Ebene C. Beachte, dass der Schnittpunkt im Cavum septi pellucidi (Csp) liegt, das in allen drei Ebenen zu sehen ist.

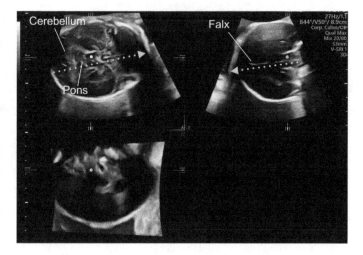

Abb. 16.8: Bei diesem Feten in Schädellage soll der Kleinhirnwurm im Längsschnitt rekonstruiert werden. Es wurde darauf geachtet, ein Volumen aufzunehmen, welches das Kleinhirn und den Pons einschließt. Beachten Sie, dass die Achsen sowohl in der A- als auch in der B-Ebene schräg verlaufen (gestrichelte Pfeile). Man lege den Schnittpunkt im 4. Ventrikel und in den A- und B-Ebenen so, dass die Achsen horizontal verlaufen. Siehe nächste Abbildung.

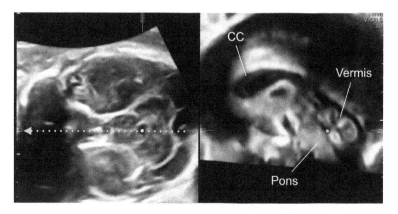

Abb. 16.9: Vervollständigung der vorherigen Abbildung: Da die Achsen nun horizontal ausgerichtet sind (gestrichelter Pfeil), kann die sagittale Darstellung des Kleinhirns mit dem Pons leicht identifiziert werden. Der Schnittpunkt liegt in der Region des 4. Ventrikels und des Fastigiums. CC, Corpus callosum. Vergleiche mit der nächsten Abbildung.

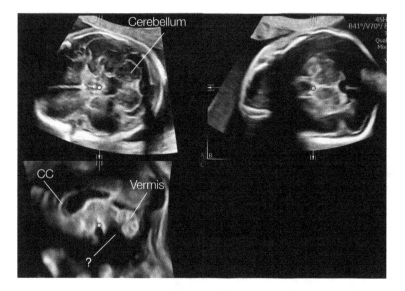

Abb. 16.10: In diesem guten 3D-Volumen des Gehirns ist das Kleinhirn gut enthalten, aber die Pons-Region lag im Schatten der Schädelknochen und war nicht sichtbar (?). Nach der 3D-Rekonstruktion können der Wurm und das Corpus Callosum (CC) gut beurteilt werden, nicht aber der Pons.

Nach der Volumenaufnahme werden die Bilder so gedreht, dass sowohl die Hirnachse als auch der Wurm ausgerichtet sind. Der Wurm ist dann in der C-Ebene zu sehen, insbesondere in seiner Beziehung zur Cisterna magna und zum Hirnstamm (Abb. 16.9). Wenn möglich, sollten nicht nur das Kleinhirn und die Cisterna magna, sondern auch der Hirnstamm in den 3D-Volumendatensatz aufgenommen werden. Dies kann aufgrund der Verknöcherung des angrenzenden Okzipital-Knochens schwierig sein, wie in Abb. 16.10 dargestellt. Zustände wie eine Mega-Cisterna magna lassen sich dann auch leicht von einer Blake Pouch-Zyste, einer partiellen oder kompletten Wurmagenesie oder einer echten Dandy-Walker-Malformation unterscheiden, wie Abb. 16.11 zusammenfassend zeigt.

Normal

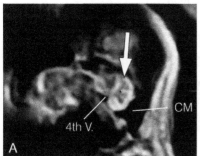

Blake´s Pouch

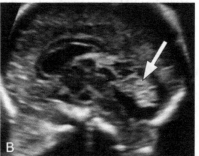

Partielle Wurmagenesie

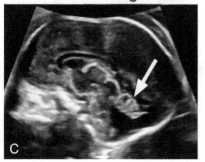

Dandy-Walker

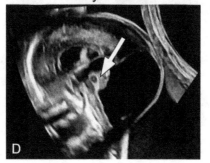

Abb. 16.11: Mediosagittale Ebene der hinteren Schädelgrube mit Kleinhirnwurm bei einem normalen Feten (A). Die Höhe des Wurmes ist normal und es besteht keine Verbindung zwischen dem 4. Ventrikel (4.V) und der Cisterna magna (CM). Drei Feten (B), (C), (D) mit einer auffälligen Fossa posterior. Fet (B) hat eine Blake's Pouch Zyste mit einer normalen Höhe des Wurmes, aber einer Verbindung zwischen 4. Ventrikel und der CM als Aufwärtsrotation des Wurmes. Fet (C) hat einen kleinen Wurm aufgrund einer partiellen Wurmagenesie und Fet (D) hat eine Wurmhypoplasie mit starker Erweiterung der Fossa und Anhebung des Tentorium cerebelli als Dandy-Walker-Malformation.

Darstellung des normalen und auffälligen Gehirns im Tomographie-Modus: Die am häufigsten verwendete 3D-Darstellung intrakranieller Strukturen ist die multiplanare Rekonstruktion, z. B. im Orthogonal-, Tomographie- oder Omniview-Modus, oft in Kombination mit Volume Contrast Imaging (VCI) zur Verbesserung von Kontrast und Details (siehe Kap. 4). Für die Dokumentation eines normalen oder auffälligen Gehirns empfehlen wir den Tomographie-Modus (Abb. 16.1) , der die Darstellung und Dokumentation einer Reihe von parallelen Ebenen mit einem guten Überblick über die Hirnanatomie ermöglicht. Wie Abb. 16.1 zeigt, können wichtige Merkmale wie Kleinhirn mit Cisterna magna, Kortex, Hinter- und Vorderhörner der Lateralventrikel und Falx cerebri mit Cavum septi pellucidi als Übersicht in einem einzigen Bild zusammengefasst werden. Die Abb. 16.12 bis 16.15 zeigen im Tomographie-Modus einige typische Hirnanomalien wie eine Holoprosenzephalie (Abb. 16.12), eine Spina bifida (Abb. 16.13) und die Agenesie des Corpus callosum (Abb. 16.14, 16.15).

Holoprosenzephalie

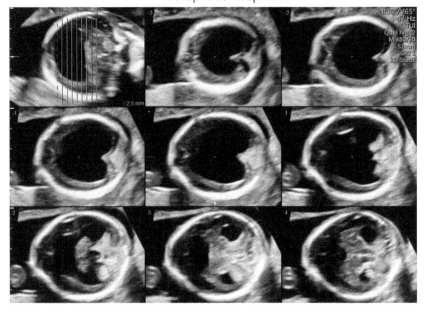

Abb. 16.12: Ein Fet mit 18 SSW mit alobärer Holoprosenzephalie im Tomographie-Modus.

Spina Bifida

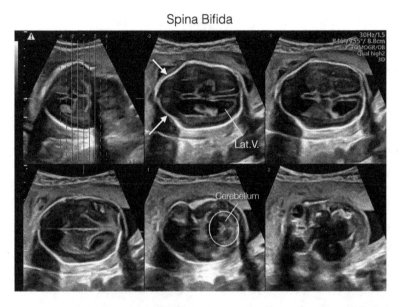

Abb. 16.13: Fet mit offener Spina bifida, der in einer tomographischen Darstellung alle typischen zerebralen Merkmale wie die Eindellung der Frontalknochen (Pfeile) („Lemon-Zeichen"), das in der hinteren Fossa komprimierte Kleinhirn („Banana-Zeichen") (Kreis) und die Ventrikulomegalie mit erweiterten Lateralventrikeln (Lat.V.) zeigt.

Agenesie Corpus callosum

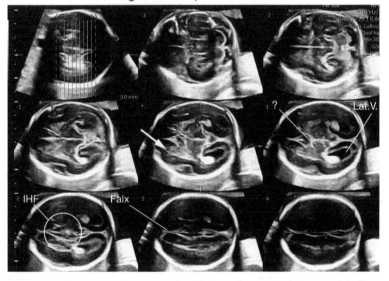

Abb. 16.14: Fet mit Agenesie des Corpus callosum in transversalen Ebenen Tomographie-Modus. Das Cavum septi pellucidi fehlt (?) und in der Mittellinie befindet sich eine erweiterte interhemisphärische Fissur (IHF) (Kreis). Die Form der Lateralventrikel (Lat.V) zeigt eine typische Kolpozephalie (Pfeil); Falx cerebri (Falx).

Agenesie Corpus callosum mit Schizenzephalie

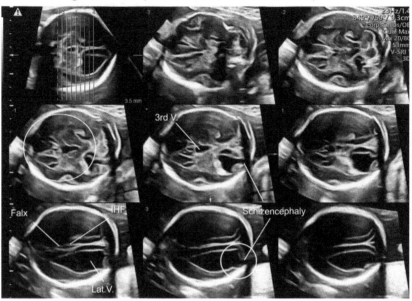

Abb. 16.15: Fet mit Agenesie des Corpus callosum in Verbindung mit einer Schizenzephalie (kleiner Kreis). Der dritte Ventrikel (3.V.) ist dilatiert, und es finden sich die typischen Eckpunkte (großer Kreis) wie in der vorherigen Abbildung beschrieben. Der Tomographie-Modus liefert ein vollständigeres Bild des Gehirns im Vergleich zu einer Einzelaufnahme.

16.3 Transvaginale 3D-Untersuchung des Gehirns und multiplanare Rekonstruktion

Seit Jahren ist es anerkannt, dass die beste Auflösung in der Darstellung von Hirnstruktur durch eine transvaginale Untersuchung eines Feten in Schädellage erreicht wird. Einige Untersucher wenden sogar den Feten, um ihn in Schädellage zu bringen und eine transvaginale Neurosonographie durchführen zu können. Die drei Gründe für die bessere Sichtbarkeit und die höhere Bildqualität sind:

1. der geringe Abstand zum Gehirn ohne eine dazwischen liegende mütterliche Schicht wie bei der transabdominalen Untersuchung
2. die hohe Auflösungsfrequenz eines transvaginalen Schallkopfs und
3. die Untersuchung des Gehirns durch die offene Fontanelle ohne den Schatten der Schädelknochen

Bei einer transvaginalen Untersuchung befindet sich der Fet nicht immer in einer perfekten Position für die exakte Darstellung der Mittellinie. Zwischendurch liegt der Fet kurzzeitig in idealer Lage und anstatt eine Analyse des Gehirns direkt in Echtzeit durchzuführen, kann es sinnvoll sein, die Akquisition mehrerer 3D-Volumina vorzunehmen und im Anschluss daran in Ruhe eine Offline-Analyse mit Rekonstruktion der wichtigen Hirnstrukturen durchzuführen. Gute 3D-Bilder des Gehirns werden in der späten Schwangerschaft nach 28 SSW schwieriger (Abb. 16.16, 16.17), aber der Zeitraum zwischen 20 und 27 Wochen ist ideal. Zwischen 14 und 20 SSW ist die transvaginale Untersuchung des Gehirns unvergleichlich besser als die transabdominale Darstellung. Transvaginale 3D-Untersuchungen des sich entwickelnden Gehirns zwischen 7 und 13 Wochen werden am Ende des Kapitels besprochen.

Die 3D-Rekonstruktion erfolgt nach derselben Vorgehensweise wie bei der transabdominalen Darstellung beschrieben.

Die Darstellung im Tomographie-Modus bietet hier auch den besten Überblick, wie in Abb. 16.16 und 16.17 zu sehen ist. Gelegentlich wird eine transversale Aufnahme des Gehirns durchgeführt (Abb. 16.18), aber wenn möglich, sollten die Aufnahmen am besten durch die große oder kleine Fontanelle erfolgen. Aus diesem Grund werden die meisten transvaginal aufgenommenen 3D-Tomographie-Bilder entweder in der Frontal- oder in der Sagittal-/Parasagittal-Ebene gezeigt. Die Abb. 16.16 bis 16.21 zeigen Beispiele von normalen und auffälligen Gehirnen im 3D-Tomographie-Modus.

Normal: Sagittale /Parasagittale Ebenen

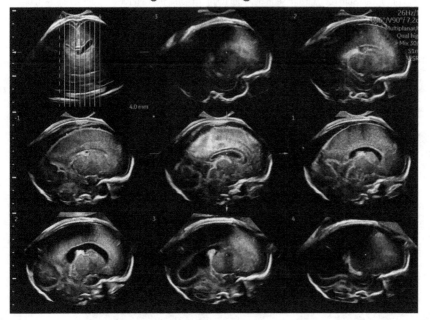

Abb. 16.16: Sagittale und parasagittale Schnittebenen im Tomographie-Modus nach transvaginaler Volumenaufnahme durch die Fontanelle. Auf einen Blick sind das Corpus callosum, der Wurm des Kleinhirns und die Lateralventrikel mit Hinterhörnern deutlich zu erkennen.

Normal: Koronare Ebenen

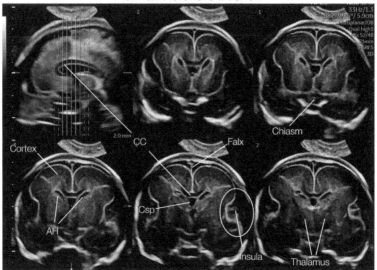

Abb. 16.17: Frontale Schnittebenen im Tomographie-Modus nach transvaginaler Volumenaufnahme durch die Fontanelle. Auf einen Blick ist die Übersicht gegeben und es sind folgende Strukturen zu sehen: Kortex, Falx cerebri, Corpus callosum (CC), Cavum septi pellucidi (Csp), Thalami, Insula (Kreis), Vorderhörner (AH) und das Chiasma opticum (Chiasm).

Rhombenzephalosynapsis mit Aquäduktstenose

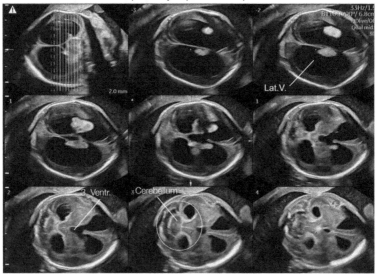

Abb. 16.18: Transvaginale Neurosonographie und Tomographie-Modus bei einem Feten mit Ventrikulomegalie. Die Lateralventrikel (LV) und der dritte Ventrikel (3 V) sind erweitert, was auf eine Aquäduktstenose hindeutet. Dies ist auf das auffällige Kleinhirn, das die Merkmale einer Rhombenzephalosynapsis aufweist (Kreis), zurückzuführen.

Agenesie Corpus callosum

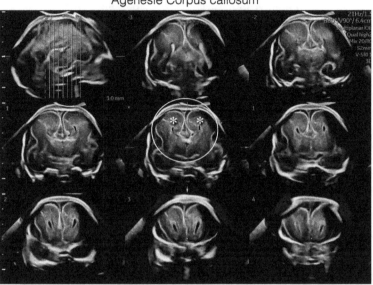

Abb. 16.19: Frontale Schnitte nach transvaginaler 3D-Volumenaufnahme durch die Fontanelle bei einem Feten mit Agenesie des Corpus callosum. In dieser Darstellung ist kein Corpus callosum zu sehen, dafür aber die typische „Stierhorn-Form" (Kreis). Die frontalen Vorderhörner (*) sind bei dieser Anomalie komprimiert und lateralisiert.

Agenesie Septum Pellucidum

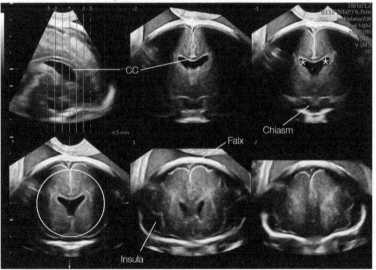

Abb. 16.20: Frontale Schnitte nach transvaginaler 3D-Volumenaufnahme durch die Fontanelle bei einem Feten mit Fehlen des Septum pellucidum (Kreis) im Tomographie-Modus. In dieser Darstellung sind beide Vorderhörner (*) fusioniert, aber eine Falx cerebri und ein Corpus callosum (CC) sind vorhanden, was eine lobäre Holoprosenzephalie ausschließt. Die Beurteilung des Chiasma opticum (Chiasm) und der Gyrierung (Insula) ist in solchen Fällen wichtig.

Lissenzephalie, Polymikrogyrie, dickes Corpus callosum

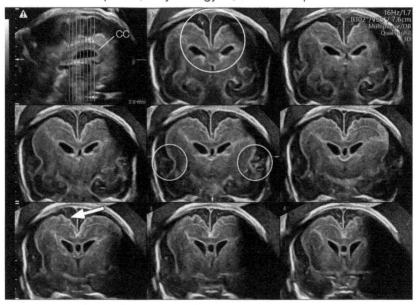

Abb. 16.21: Frontale Schnitte nach transvaginaler 3D-Volumenaufnahme durch die Fontanelle bei einem Feten mit einer Trisomie 21 und auffälliger Hirnanatomie im Tomographie-Modus. Die Tomographie bietet einen guten Überblick über die meisten Befunde wie einen vergrößerten Subarachnoidalraum (großer Kreis), eine flache Sylvische Fissur (kleine Kreise), eine Polymikrogyrie (Pfeil) und ein verdicktes Corpus Callosum (CC).

16.4 Darstellung des fetalen Gehirns im 3D-Volumen-Rendering

Die Anwendung von 3D in der fetalen Neurosonographie konzentriert sich hauptsächlich auf den multiplanaren Modus, wie bereits ausführlich erläutert. Es gibt jedoch viele klinische Situationen, in denen das 3D-Volumen-Rendering mit den verschiedenen Modi eine wichtige Information liefert. In solchen Fällen vervollständigt das Rendering die Informationen, die die 2D- und multiplanaren 3D-Bilder liefern (Abb. 16.22, 16.23). Im Allgemeinen verwenden wir häufig den Oberflächen-Modus der Region von Interesse und ergänzen ihn gelegentlich mit dem Silhouette-Modus. Die Weiterentwicklung des Silhouette-Modus hat ein neues Fenster zu den intrazerebralen Gehirnstrukturen geöffnet (Abb. 16.24, 16.25). Bei Flüssigkeitsvermehrung im Ventrikelsystem können Oberflächen-, Inversion- oder Silhouette-Modus mit gutem Ergebnis eingesetzt werden. In der Frühschwangerschaft erlauben die noch nicht verknöcherten Schädelknochen den Einsatz von Silhouette zur Darstellung des Ventrikelsystems, wie später erläutert wird. Die Abb. 16.22 bis 16.25 zeigen einige Beispiele für verschiedene 3D-Oberflächenmodi. In einer neueren Studie haben Chen und Li aus China den Inversion-Modus verwendet, um die Sylvische Fissur und Gyrierung in der distal liegenden Großhirnhemisphäre darzustellen, eine Technik, die viel versprechend erscheint (Abb. 10.12, 16.26).

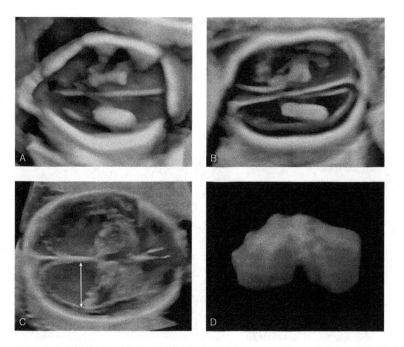

Abb. 16.22: Oberflächen-Modus mit Blick in das Gehirn von zwei Feten mit Spina bifida (A), (B), einem Feten mit Ventrikulomegalie (Doppelpfeil) (C) und die Rekonstruktion eines normalen Kleinhirns in (D).

16.5 Das intrakranielle Gefäßsystem im 3D Glass-Body-Modus

Die großen intrazerebralen Arterien und Venen lassen sich sowohl in transversalen als auch in mediosagittalen Ebenen gut darstellen (Abb. 16.27). An der Schädelbasis erkennt man den Circulus Willisi, der mit Farbdoppler und 3D-Glass-Body-Modus gut in einer transversalen Ebene dargestellt werden kann (Abb. 16.27 A). In der mediosagittalen Ebene erkennt man leicht, die A. cerebri anterior, die entlang des Corpus callosum verläuft und die A. pericallosa und die A. callosomarginalis abgibt (Abb. 16.27B). Bei Feten mit einer partiellen oder kompletten Agenesie des Corpus callosum verlaufen diese Arterien atypisch, was sich mittels 3D-Glass-Body-Modus gut darstellen lässt wie Abb. 16.28 und Abb. 16.29 zeigen. In jüngster Zeit wurde mehr Augenmerk auf das intrakranielle Venensystem gerichtet. Im Mittelpunkt des Interesses stehen nicht nur der Sinus sagittalis superior, der Sinus rectus und der Sinus transversus (Abb. 16.27B), sondern auch andere Venen wie die Vena Galeni, die inneren Zerebralvenen und die tiefen medullären Venen. Anomalien wie Aneurysma der Vena Galeni (Abb. 16.29) können heute schon im zweiten Trimenon diagnostiziert werden. Interessant ist die neue Möglichkeit, den 3D-Glass-Body-Modus mit der Silhouette-Funktion in Grauskala zu kombinieren, wodurch die Hirnstrukturen leicht transparent werden und so die Darstellung der Gefäße verbessert wird (Abb. 16.27). Der Glass-Body-Modus kann auch mit monochromer Farbe und spezieller Lichtquelle kombiniert werden (Abb. 16.28). Eine weitere Funktion, die in der klinischen Praxis einfacher anzuwenden ist, ist das Aktivieren von VCI zum Farbdoppler-3D-Bild, wodurch sich der interessierende Bereich um einige Millimeter abhebt und ein Bild ähnlich dem Glass-Body-Modus entsteht (Abb. 16.28B). Abb. 16.27 bis Abb. 16.30 zeigen einige typische Anomalien, die das intrazerebrale Gefäßsystem betreffen.

Zephalozelen

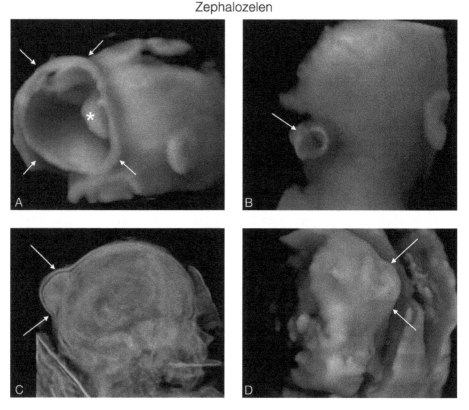

Abb. 16.23: Rendering im Oberflächen-Modus bei Feten mit verschiedenen Zephalozelen (Pfeile): (A) Enzephalozele, (B) subokzipitale Meningozele, (C) atretische parietale Zephalozele, und (D) frontale Meningozele.

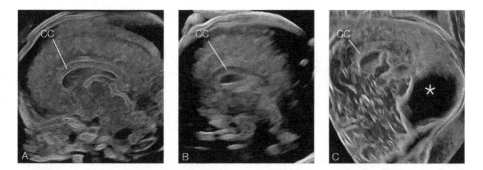

Abb. 16.24: Rendering im Silhouette-Modus der Mittellinie bei einem normalen Feten mit normalem Corpus callosum (CC) (A), einem Feten mit verdicktem CC (B) und einem Feten mit kurzem CC und einer Dandy-Walker-Fehlbildung (*) (C).

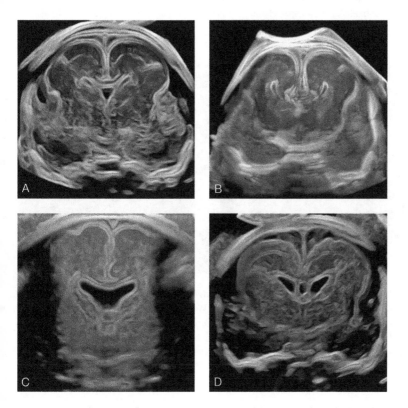

Abb. 16.25: Rendering im Silhouette-Modus einer Frontalebene als Dickschichtebene bei einem normalen Feten (A), einem Feten mit Agenesie des Corpus Callosum (B), einem Feten mit fehlendem Septum pellucidum (C) und einem Feten mit Lissenzephalie und Polymikrogyrie (D).

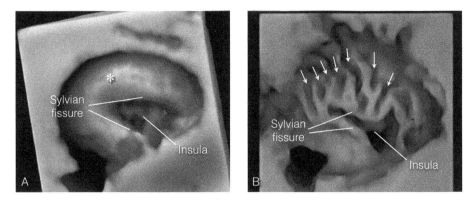

Abb. 16.26: Inversion-Modus der konvexen Oberfläche der distalen Großhirnhemisphären in einem Feten mit 23 (A) und mit 31 SSW. Die Hirnoberfläche ist glatt (Sternchen) (A) mit 23 SSW, außer der weiten Sylvi-schen Fissur und der sichtbaren offenen Insula. In (B) nach Reifung des Gehirns mit 31 SSW erkennt man am Kortex die Gyrierung (Pfeile), die Verschmälerung der Sylvischen Fissur und das Zudecken der Insula, auch Operculisation genannt (siehe auch Abb. 10.12).

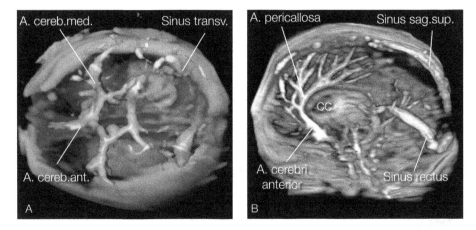

Abb. 16.27: Intrakranielle Arterien und Venen im 3D-Glass-Body-Modus in transversaler (A) und sagittaler (B) Darstellung bei zwei normalen Feten. In (A) ist der Circulus Willisi mit den Aa. cerebri media und anterior und dem Sinus transversus deutlich sichtbar. In (B) sind die A. cerebri anterior und die A. pericallosa im vor-deren Bereich gut zu sichtbar, der Sinus sagittalis superior und der Sinus rectus sind im hinteren Bereich gut zu erkennen. Unterhalb der A. pericallosa ist das Corpus callosum (CC) zu erkennen.

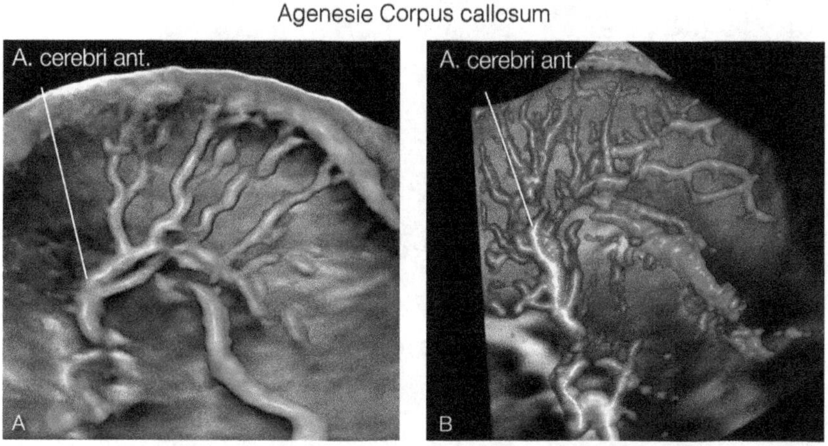

Agenesie Corpus callosum

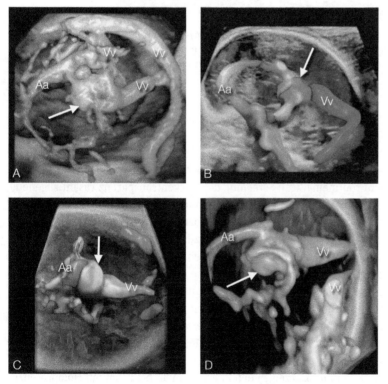

Abb. 16.28: Intrakranielle Arterien und Venen im 3D-Glass-Body-Modus im Sagittalschnitt bei zwei Feten mit kompletter Agenesie des Corpus callosum. Die A. cerebri anterior zeigt in beiden Fällen einen auffälligen Verlauf. Vergleiche mit normalem Gefäßverlauf in vorheriger Abbildung.

Aneurysma der Vena Galeni

Abb. 16.29: 3D-Glass-Body-Modus-Darstellung des intrazerebralen Gefäßsystems bei vier Feten mit Aneurysma der V. Galeni, mit massiver Erweiterung der V. Galeni (Pfeil) einschließlich der zuführenden Arterien (Aa.) und ableitenden Venen (Vv).

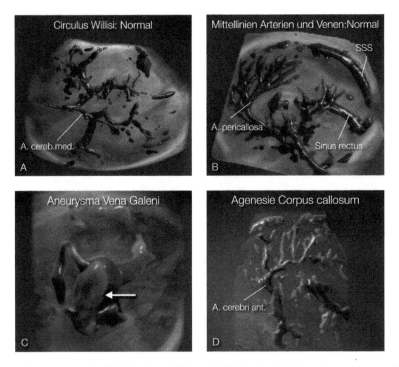

Abb. 16.30: Intrakranielle Arterien und Venen im 3D-Glass-Body-Modus mit monochromer Darstellung im axialen (A) und sagittalen (B) Blick bei zwei normalen Feten. In (C) Fet mit Aneurysma der V. Galeni und (D) mit kompletter Agenesie des Corpus callosum. SSS: Sinus sagittalis superior.

16.6 3D des fetalen Gehirns vor 14 SSW

Das Interesse an der normalen und auffälligen fetalen Anatomie in den ersten 14 Wochen hat mit dem routinemäßigen Screening der Nackentransparenz rasant zugenommen. Viele Jahre lang beschränkte sich die Beurteilung des Gehirns in diesem Schwangerschaftsalter auf die Darstellung der Schädelform und der Falx cerebri, um eine Anenzephalie resp. eine Holoprosenzephalie auszuschließen. Mit Einführung der intrakraniellen Transparenz und der Möglichkeit eine Spina bifida schon früh in der Schwangerschaft zu erkennen, wuchs das Interesse an der Hirnanatomie und Hirnentwicklung im ersten Trimenon. Unter vielen Bedingungen bietet ein 3D-Volumen mit tomographischer Darstellung (Abb. 16.31, 16.32) einen guten Überblick über die intrakranielle Anatomie und ermöglicht einfach die Unterscheidung zwischen normalen und auffälligen Befunden (Abb. 16.33–16.35). Die Abb. 16.33 und 16.34 zeigen intrazerebrale Veränderungen im Gehirn eines 12 und 13 Wochen alten Feten mit offener Spina bifida, und die Abb. 16.34 und 16.35 zeigen den Einsatz von 3D bei Feten mit Holoprosenzephalie. Nur wenige Studien haben 3D-Ultraschall zur Untersuchung der embryonalen

Entwicklung des menschlichen Gehirns vor 11 SSW untersucht (Abb. 16.37, 16.38). Die Anatomie lässt sich gut mit dem multiplanaren Modus zur Darstellung des Ventrikelsystems und der angrenzenden Strukturen erreichen. Interessanterweise sind auch einige Render-Modi wie Silhouette- oder Inversion-Modus in der Lage das sich entwickelnde Ventrikelsystem darzustellen (Abb. 16.38). Mit der zunehmenden Auflösung von 2D und 3D ist zu erwarten, dass in diesem frühen Stadium der Hirnentwicklung mehr Erkenntnisse zur Verfügung stehen werden und Risikopatienten eine frühere Untersuchung angeboten werden kann.

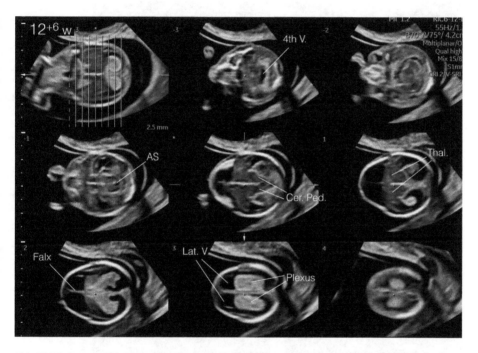

Abb. 16.31: Tomographie-Modus einer transversalen Darstellung des fetalen Gehirns mit 12 SSW, die einen Überblick über die wichtigsten Eckpunkte des Gehirns in diesem Entwicklungsstadium gibt. Dazu gehören die großen Plexus choroidei, die Falx cerebri, die beiden Lateralventrikel (Lat.V.), die Thalami (Thal.), der Sylvische Aquädukt (AS), die Pedunculi cerebri (Cer.Ped.) und der vierte Ventrikel (4. V.).

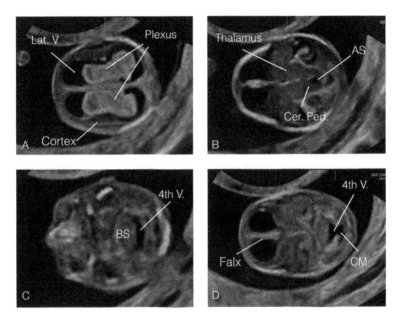

Abb. 16.32: Einzelne wesentliche Ebenen, die aus einem 3D-Volumen des fetalen Gehirns mit 12 SSW extrahiert wurden. (A): Transventrikuläre Ebene mit Lateralventrikeln (Lat. V.) und Kortex und beiden Plexus choroidei. (B): transthalamische Ebene mit Thalami, pedunculi cerebri (Cer.Ped.) und Sylvischem Aquädukt (AS). In (C) Ebene mit Hirnstamm (BS) und 4. Ventrikel (4. V.) und (D) auf Höhe der Fossa posterior inferior mit Verbindung des 4. Ventrikels zur Cisterna magna (CM).

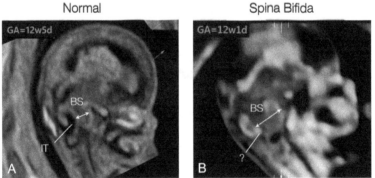

Abb. 16.33: Rekonstruktion der Fossa posterior aus zwei Volumina eines normalen Feten (A) und einem Feten mit Spina bifida (B) mit 12 SSW. Die intrakranielle Transparenz (IT), die den vierten Ventrikel darstellt, ist in (A) deutlich sichtbar, während sie in (B) fehlt (?). Der Hirnstamm (BS, Doppelpfeil) ist in (A) dünn und in (B) verdickt und komprimiert.

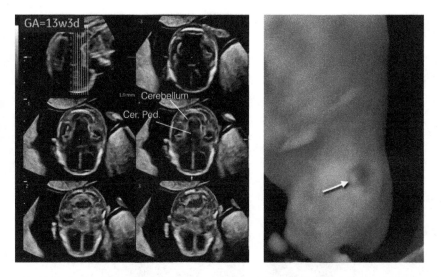

Abb. 16.34: Tomographie-Modus einer transversalen Darstellung des Gehirns bei einem 13 Wochen alten Feten mit Spina bifida. Man beachte, dass das Kleinhirn bereits die hintere Fossa obliteriert (links). Die 3D-Darstellung der unteren Wirbelsäule (rechts) zeigt die Wirbelsäulenläsion (Pfeil).

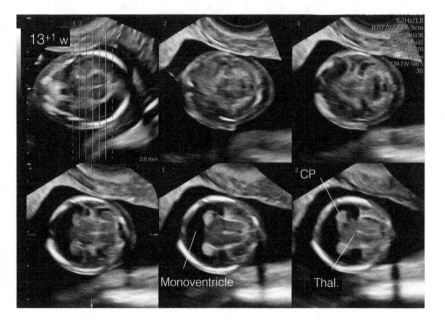

Abb. 16.35: Tomographie-Modus bei einem Feten mit 12 SSW mit alobärer Holoprosenzephalie, der die verschmolzenen Thalami (Thal.) und den Plexus choroideus (CP) sowie das Fehlen der Falx cerebri mit einem Monoventrikel zeigt.

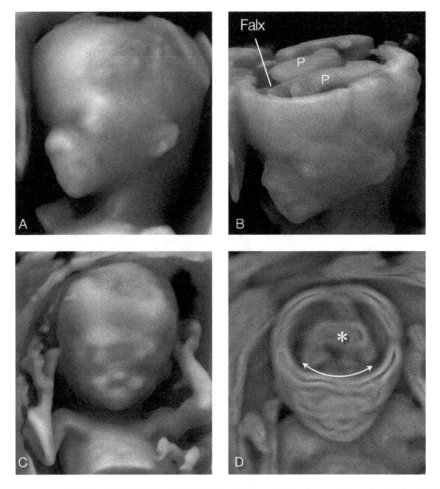

Abb. 16.36: 3D-Oberflächen-Modus mit 12 SSW des Gesichts und des darunter liegenden Gehirns bei einem normalen Feten (A), (B) und einem Feten mit Trisomie 13 mit Medianspalte und Holoprosenzephalie (C), (D). Die Gesichter sind offensichtlich unterschiedlich und das Gehirn in (B) zeigt die klare Trennung der beiden Hemisphären und des Plexus choroideus (P) durch den Falx, während in (D) die Holoprosenzephalie mit verschmolzenen Ventrikeln (Doppelpfeil) und verschmolzenem Plexus choroidei (*) offensichtlich ist.

Normal   Exenzephalie

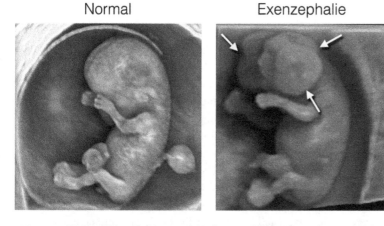

Abb. 16.37: 3D-Oberflächen-Modus von zwei Embryonen (links) mit normalem Kopf und (rechts) mit Exenzephalie (Pfeile). Der 3D-Oberflächen-Modus gibt einen guten Überblick über den Schweregrad des Befundes.

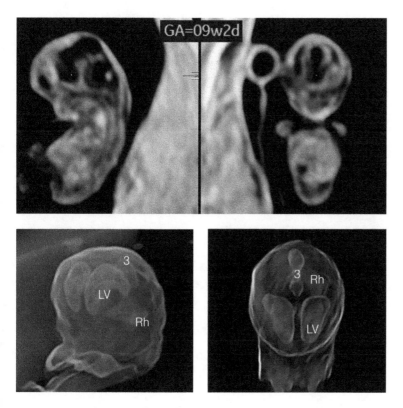

Abb. 16.38: 3D-Volumen in orthogonaler Darstellung von Schädel und Gehirn mit 9 SSW. Das Ventrikelsystem kann im multiplanaren Modus gut beurteilt werden (oben), aber der Silhouette-Modus (unten) ermöglicht eine klare Darstellung der beiden Lateralventrikel (LV), des dritten Ventrikels (3) und des Rhombenzephalons (Rh).

16.7 Fazit

Die fetale Neurosonographie ist ein wichtiger Bestandteil einer detaillierten Ultraschalldiagnostik zum Ausschluss fetaler Hirnfehlbildungen, insbesondere in der zweiten Hälfte der Schwangerschaft. Die Kombination von 3D- und 2D-Ultraschall erleichtert die Beurteilung des fetalen Gehirns und bietet die Möglichkeit, Ebenen zu rekonstruieren, die bei Routineuntersuchung unzugänglich sind. Die Rekonstruktion sowie die Offline-Analyse und die detaillierte Darstellung von Strukturen im multiplanaren Modus sind die Hauptvorteile von 3D-Untersuchungen am Gehirn. Die tomographische Sicht auf Schnittebenen bietet auch eine zuverlässige Funktion für den Vergleich mit anderen diagnostischen Modalitäten wie der MR-Untersuchung des fetalen Gehirns. Die Untersuchung der frühen embryonalen Hirnentwicklung unter normalen und auffälligen Bedingungen mit 3D-Ultraschall bietet ein erhebliches Zukunftspotential.

17 3D-Darstellung von Schädel, Wirbelsäule und Extremitäten

17.1 Untersuchung des fetalen Skeletts mit 2D-Ultraschall

Die Untersuchung des fetalen Skeletts einschließlich des Schädels, der Wirbelsäule und der Extremitäten mittels 2D-Ultraschall beschränkt sich häufig auf die Darstellung der Knochen, die leicht einstellbar sind. Im Screening-Ultraschall umfasst die Untersuchung die Vermessung der Röhrenknochen, die Darstellung der Wirbelsäule und die bestmögliche Abbildung der Hände und Füße. Schädelknochen, Rippen und einige andere Strukturen können mit 2D-Ultraschall nur eingeschränkt beurteilt werden. Ein besserer Ansatz zur Darstellung des Skelettsystems ist die kombinierte Untersuchung von 2D- und 3D-Ultraschall mit Einsatz von Anwendungen wie Maximal-, Oberflächen- oder Silhouetten-Modus. Die Beherrschung von 3D-Aufnahmen in Kombination mit der Verwendung verschiedener multiplanarer und 3D-Wiedergabemodi, wie Oberflächen- oder Transparenzmodi, kann dabei helfen, Bilder der typischen Knochen von Interesse zu erhalten. In diesem Kapitel wird auf die Untersuchung der verschiedenen Teile des Skelettsystems wie Schädel, Wirbelsäule und Extremitäten unter normalen und auffälligen Bedingungen eingegangen.

17.2 3D-Darstellung der Gesichts- und Schädelknochen

Die Gesichts- und Schädelknochen mit ihren entsprechenden Nähten lassen sich am besten im Maximum-Modus oder mit einem voreingestellten Silhouette-Modus für Knochen darstellen (siehe Kap. 8 und Kap. 11). Die Volumenaufnahme kann entweder im statischen 3D-, 4D-, VCI-A- oder VCI-Omniview-Modus durchgeführt werden. Eine Voraussetzung für die optimale Darstellung von Knochen in 3D ist vor der Volumenaufnahme die Reduzierung der Verstärkung (Gain) und die Kontrasterhöhung in 2D. Das Volumen wird je nach der darzustellenden Region entweder aus einem sagittalen Blick auf das Gesicht oder aus einem seitlichen Einfall von Schädel und Kiefer aufgenommen. Zur besseren Hervorhebung der Knochen im Maximum-Modus kann auch VCI-Omniview mit einer dicken Schichtdicke (15–20 mm) gewählt werden.

Gesichtsknochen und Schädelknochen: Der frontale Blick auf das knöcherne Gesicht zeigt die beiden Stirnknochen mit der Frontalnaht, die beiden Augenhöhlen, das Nasenbein, den Oberkiefer und den Unterkiefer (Abb. 17.1, 17.2A). Abb. 17.1 zeigt das Fortschreiten der Verknöcherung der Frontalnaht zwischen dem ersten und zweiten Trimenon der Schwangerschaft. Diese Darstellung kann bei der Beurteilung der Frontalnaht (oder sutura metopica), der Orbitahöhlen, des Nasenbeins und des Ober- und Unterkiefers helfen. Die Abb. 17.1 bis 17.6 zeigen normale und verschiedene auffällige Befunde in dieser Frontalansicht. Die Schädelnähte sind in diesen Ebenen am besten zu

https://doi.org/10.1515/9783111251981-017

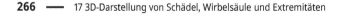

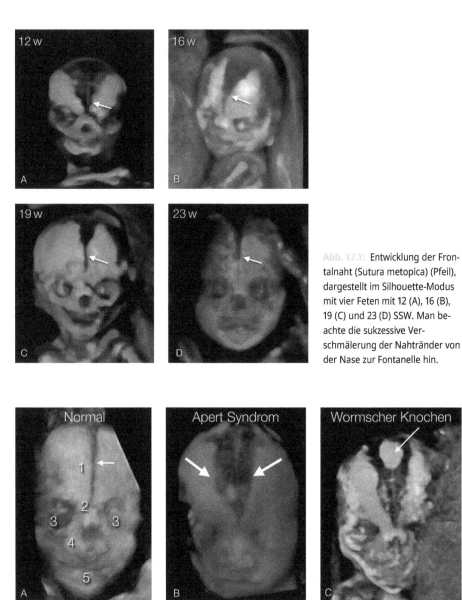

Abb. 17.1: Entwicklung der Frontalnaht (Sutura metopica) (Pfeil), dargestellt im Silhouette-Modus mit vier Feten mit 12 (A), 16 (B), 19 (C) und 23 (D) SSW. Man beachte die sukzessive Verschmälerung der Nahtränder von der Nase zur Fontanelle hin.

Abb. 17.2: Darstellung des knöchernen Gesichts im Maximum- und Silhouette-Modus bei 3 Feten mit 23 SSW: In (A) ein normaler Fet mit den typischen Eckpunkten wie der Frontalnaht (Sutura metopica) (1), dem Nasenbein (2), den Augenhöhlen (3), dem Oberkiefer (4) und dem Unterkiefer (5). Man beachte die Frontalnaht in (A) (kurzer Pfeil) und im Vergleich dazu zwei Anomalien, darunter ein Fet (B) mit Kraniosynostose der Koronarnaht (hier beim Apert-Syndrom) und breiter Frontalnaht (zwei Pfeile) und ein weiterer Fet in (C) mit einem Wormschen-Knochen (gelber Pfeil) als zusätzlichem Knochen in der Fontanelle mit einer breiten Frontalnaht bei einem schweren Gesichtsdysmorphie Syndrom unbekannter Ätiologie.

erkennen. Zu den auffälligen Befunden gehört die breite Frontalnaht, die typischerweise beim Apert-Syndrom (Abb. 17.2B) oder bei anderen Erkrankungen vorkommt, die mit einer Kraniosynostose der Frontalnaht einhergeht. Das Vorhandensein zusätzlicher Knochen, sog. Wormsche Knochen (Wormian bone), kann gelegentlich in der Frontalnaht oder in den Fontanellen gefunden werden. Sie werden häufig bei syndromalen Mittellinienerkrankungen gefunden, ihre tatsächliche klinische Bedeutung ist jedoch noch nicht bekannt (Abb. 17.2C). Außerdem kann die Frontalnaht bei Feten mit alobärer Holoprosenzephalie fusioniert sein (Abb. 17.3). In der frontalen Darstellung ist ein fehlendes Nasenbein gleich erkennbar (Abb. 17.4), ebenso wie das Vorhandensein von Gesichtsspalten, die den vorderen Alveolarkamm einbeziehen (Abb. 17.5, 17.6). Eine seitliche oder kraniale Einstellung des Kopfes ermöglicht die Darstellung der verschiedenen Schädelknochen mit ihren entsprechenden Nähten (siehe auch Kap. 8). Mit der 3D-Abbildung können verschmolzene Nähte bei Kraniosynostose besser dargestellt werden (Abb. 17.7B) als mit 2D-Ultraschall allein. Eine verminderte Verknöcherung der

Holoprosenzephalie

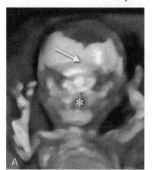
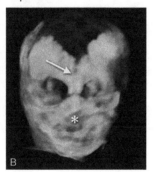

Abb. 17.3: Zwei Feten mit Holoprosenzephalie in (A) mit 12 Wochen und in (B) mit 17 Wochen, die beide die für diese Mittellinienanomalie charakteristische frühe Synostose der Frontalnaht (Sutura metopica) (Pfeile) aufweisen. Vergleiche mit Abb. 17.1 für die normale Frontalnaht. Beachte die Medianspalte (*) bei beiden Feten und den Hypotelorismus bei Fet (B).

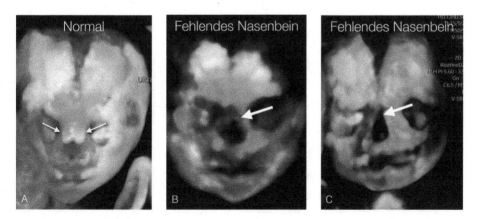

Abb. 17.4: In (A) Fet mit normaler Verknöcherung des Nasenbeins und in (B) und (C) mit fehlender Verknöcherung, wie im 3D-Silhouette-Modus dargestellt, mit Blick auf die Knochen von ventral. Der Fet in (B) hatte eine Trisomie 21, während der Fet in (C) das Cornelia de Lange Syndrom aufwies.

Schädelknochen ist sowohl bei der Osteogenesis imperfecta als auch bei der Kleidokranialen Dysplasie zu beobachten (Abb. 17.8B).

Oberkiefer und Unterkiefer: Der Kiefer kann in der Frontalansicht gut dargestellt werden, eine bessere Beurteilung erhält man jedoch mit einer seitlichen 3D-Akquisition. Mit einer Akquisition von der Seite können die Schädelknochen mit dem Ober- und Unterkiefer dargestellt werden (Abb. 17.8).

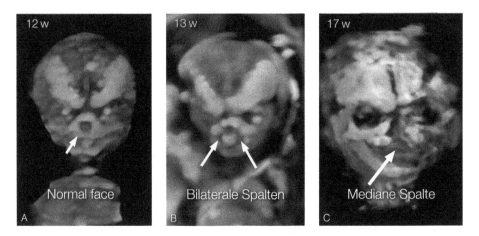

Abb. 17.5: Drei fetale Gesichter mit 12, 13 und 17 SSW, dargestellt im Silhouette-Modus mit Darstellung der Gesichtsknochen. In (A) normaler Fet mit intaktem Oberkiefer (kurzer Pfeil), in (B) mit beidseitiger Spalte (zwei Pfeile) und in (C) mit medianer Spalte (langer Pfeil).

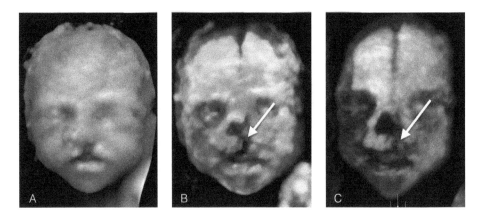

Abb. 17.6: Fet mit mediolateraler Lippen-Kiefer-Gaumenspalte im Oberflächen-Modus (A), Silhouette-Modus (B) und Maximum-Modus in (C).

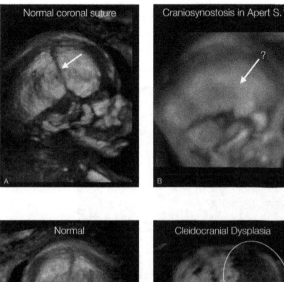

Abb. 17.7: Maximum-Modus eines seitlichen Blicks auf die Schädelknochen bei einem normalen Feten (A) und bei einem Feten mit Apert-Syndrom und Synostose der Koronarnaht (B). Die Koronarnaht ist bei Fet (A) zu sehen (Pfeil), während sie bei Fet (B) verschmolzen ist (?).

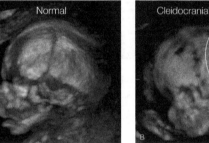

Abb. 17.8: Fet mit normaler Verknöcherung der Schädelknochen (A) und in (B) ein Fet mit Skelettdysplasie aus der Familie der Kleidokranialen Dysplasie mit der typischen auffälligen Verknöcherung des Scheitelbeins (Kreis).

17.3 3D-Darstellung der Wirbelsäule und Rippen

Die fetale Wirbelsäule kann mit verschiedenen 3D-Methoden dargestellt werden, die in den Abb. 17.9 bis 17.11 zu sehen sind und in Kapitel 8 näher erläutert werden. Diese Programme ermöglichen eine gute Darstellung der knöchernen Wirbelsäule mit den Wirbelkörpern und Bögen in verschiedenen Stadien der Verknöcherung. Die Navigation durch das Volumen bietet auch einen Überblick über die Wirbelsäule mit allen Wirbelkörpern und den zugehörigen Bandscheiben im Maximum- und Silhouette-Modus (Abb. 17.10, 17.11). Einzelne Wirbelkörper können auch mit Magicut oder mit Navigation im multiplanaren Modus dargestellt werden (Abb. 17.12). In einer frontalen Projektion der Wirbelsäule können die Rippen gut dargestellt werden, was eine Beurteilung der Symmetrie und der Anzahl der Rippen ermöglicht. Zu den typischen Anomalien, die mit diesem Verfahren dargestellt werden können, gehören die verschiedenen Formen der offenen Spina bifida (Abb. 17.13–17.17), Keilwirbel (Abb. 17.18) und andere Wirbelsäulendeformitäten (Abb. 17.19, 17.20). Bei offener Spina bifida kann zunächst der Oberflächen-Modus verwendet werden, um die Größe und Art des Defekts als Myelomeningozele (Abb. 17.15) oder Myeloschisis (Abb. 17.16) zu beurteilen. Darüber hinaus können der Knochendefekt und die Höhe der Läsion mit einem Transparenzmodus, der die Knochen hervorhebt, besser dargestellt werden (Abb. 17.17). Schwerwiegende Befunde wie Kyphoskoliose, kaudales Regressionssyndrom oder segmentale Wirbelsäulendysgenesie werden im 2D-Ultraschall erkannt, aber das gesamte Ausmaß der Läsion kann im 3D-Modus mit Transparenz besser dargestellt werden, wie Abb. 17.19 und 17.20 zeigen.

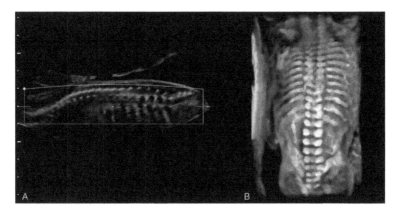

Abb. 17.9: 3D-Volumendatensatz einer Wirbelsäule mit Rippen, dargestellt im Silhouette-Modus mit Hervorhebung der Knochen (B). Beachte die geringe Tiefe der Volumenbox in (A).

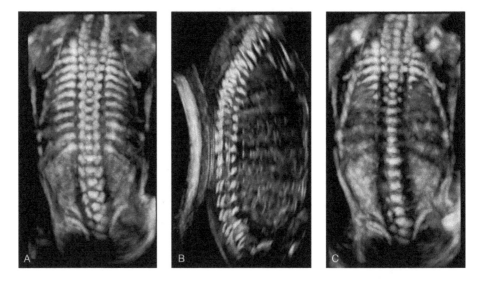

Abb. 17.10: In einem 3D-Volumendatensatz mit Maximum-Modus-Rendering kann das Bild gedreht oder die Perspektive verändert werden. (A): Dorsaler Blick auf Wirbelsäule und Rippen. (B): Seitliche Ansicht der Wirbelsäule mit intakter Haut, die die Wirbelsäule bedeckt. (C): Blick in eine tiefere Schicht von dorsal mit direkter Darstellung der Wirbelkörper.

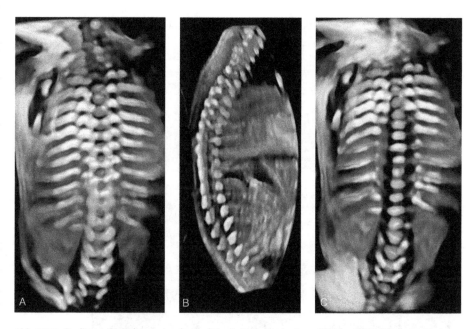

Abb. 17.11: In diesem 3D-Volumen wurde, ähnlich wie in der vorherigen Abbildung, der Silhouette-Modus für Knochen aktiviert und zeigt in (A) eine dorsale Darstellung der Wirbelsäule und Rippen, in (B) eine laterale Darstellung der Wirbelsäule mit intakter Haut, die die Wirbelsäule bedeckt, und in (C) einen Blick in eine tiefere Schicht von dorsal mit direkter Sicht auf die Wirbelkörper.

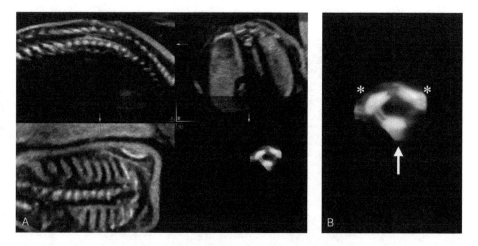

Abb. 17.12: Der Benutzer kann auch selektiv anatomische Strukturen aus einem Volumen herausschneiden. In diesem Beispiel wurde ein Wirbel ausgeschnitten (A) und vergrößert (B). Im Schnitt ist der Wirbelkörper (Pfeil) und die beiden Wirbelbögen (*) zu sehen.

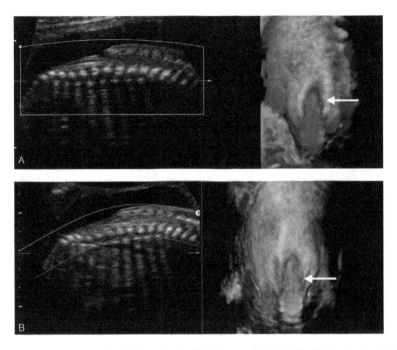

Abb. 17.13: Fet mit Spina bifida als Myeloschisis, dargestellt im 3D-Oberflächen-Modus in (A) und im Omni-view-Modus in (B) mit einer 17-mm-Schicht und Oberflächen-Modus, der in beiden Fällen eine direkte Darstellung des Defekts zeigt (Pfeile).

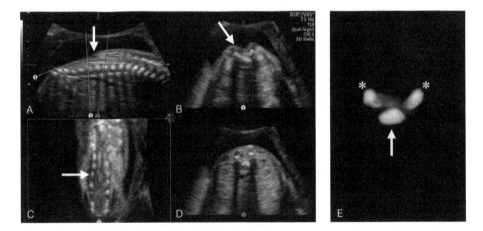

Abb. 17.14: Omniview-Ebenen (A) bei einem Feten mit Myeloschisis (Pfeil) mit einem transversalen Schnitt auf der Höhe des Defekts (B), auf einer Ebene einige Wirbel höher als der Defekt (D) und in einer frontalen direkten Darstellung des Defekts (Pfeil) (C). Darüber hinaus zeigt (E), ähnlich wie in der vorherigen Abbildung, die Entnahme eines einzelnen Wirbels aus dem Volumen, wobei ein Wirbel mit dem dorsalen Defekt mit dem Wirbelkörper (gelber Pfeil) und den offenen Wirbelbögen (*) sichtbar wird.

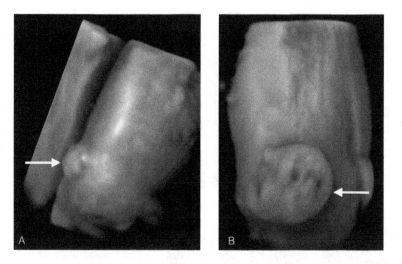

Abb. 17.15: Seitlicher Blick (A) und frontaler Blick (B) auf den Rücken zweier Feten mit einer kleinen (A) und großen (B) lumbosakralen Myelomeningozele (Pfeil) im Oberflächen-Modus.

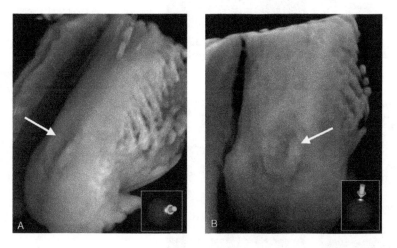

Abb. 17.16: Seitlicher Blick (A) und frontaler Blick (B) auf den Rücken eines Feten mit einer lumbosakralen Myelomeningozele (Pfeil) im Oberflächen-Modus. Solche Befunde sind mit 3D schwieriger darzustellen; eine Änderung der Position der Lichtquelle (unteres rechtes Feld) kann in solchen Fällen hilfreich sein.

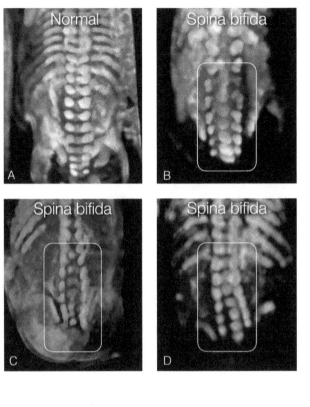

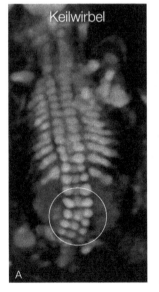

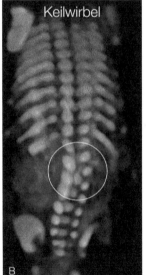

Abb. 17.17: 3D-Volumen des Rückens eines normalen Feten (A) und dreier Feten (B)–(D) mit offener Spina bifida (Kasten), alle gerendert im Silhouette-Modus für Knochen. Während in (A) die Wirbelbögen geschlossen und parallel ausgerichtet sind, zeigen die Feten in (B)–(D) offene Bögen und eine Verbreiterung der Wirbel.

Abb. 17.18: Zwei Feten mit Keilwirbeln (Kreis) im Silhouette-Modus, die eine Abweichung der Wirbelsäule aufweisen. Das Ausmaß der Abweichung lässt sich im 3D-Transparenzmodus besser veranschaulichen.

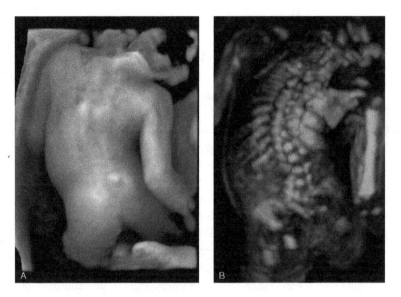

Abb. 17.19: Fet mit geschlossener Spina bifida und schweren Wirbelsäulen- und Rippenanomalien bei einer spondylokostalen Dysostose. Der Befund kann besser beurteilt werden, wenn vom Oberflächen-Modus (A) auf den Maximum-Modus (B) umgeschaltet wird.

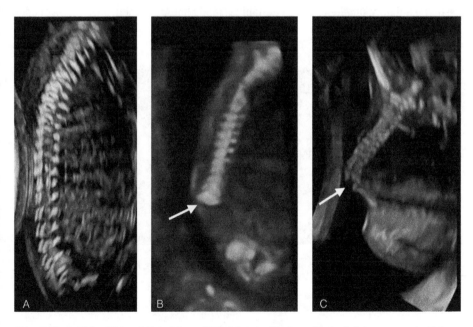

Abb. 17.20: Seitlicher Blick auf die knöcherne Wirbelsäule im Maximum-Modus bei einem normalen Feten (A) und bei zwei Feten mit schweren Wirbelsäulenanomalien. In (B) liegt eine segmentale spinalen Dysgenesie mit Disruption der lumbosakralen Wirbelsäule vor und in (C) hatte der Fet ein schweres kaudales Regressionssyndrom, das durch mütterlichen Diabetes mellitus verursacht wurde.

17.4 3D-Darstellung der Extremitäten

Eine Ultraschalluntersuchung der Gliedmaßen, einschließlich der Arme mit Händen und der Beine mit Füßen, wird von den Eltern häufig erwartet und ist Teil einer erweiterten Screening-Untersuchung. Die Darstellung der Extremitäten in 3D kann entweder mit dem Oberflächen-Modus oder durch Hervorhebung der knöchernen Teile mit dem Maximum- oder Silhouette-Modus durchgeführt werden (Abb. 17.21). Für ein gutes Ergebnis sollte die Akquisitionsebene ein senkrechter Einfall auf den Arm oder Bein sein, um eine gute Perspektive der zu untersuchenden Extremität zu erhalten. Idealerweise sollte die gesamte zu untersuchende Extremität während der Volumenaufnahme horizontal liegen (siehe Kap. 7), was eine gute Volumenaufnahme oft zu einer Herausforderung macht. Wenn diese Vorgehensweise jedoch erfolgreich ist, bestätigt die Darstellung der Extremität zuverlässig die normale Anatomie, und wenn auffällige Bedingungen vorliegen, kann das Ausmaß der Läsion gut dokumentiert werden. Auffälligkeiten der oberen und unteren Extremitäten können komplex sein und ein breites Spektrum aufweisen, so dass ein gutes 3D-Bild einen wichtigen Überblick über den zugrunde liegenden Befund bieten kann. Abb. 17.22 zeigt verschiedene Hände im 3D-Oberflächen-Modus, und Abb. 17.23 dokumentiert die Entwicklung der Gliedmaßen im ersten Trimenon. Anomalien, die den Unterarm, die Hand und die Finger betreffen, sind in den Abb. 17.24 bis 17.29 sowohl im Oberflächen- als auch in einem Transparenz-Modus dargestellt. Zu den Anomalien können auffällige Hände bei Aneuploidien (Abb. 17.24) oder bei anderen syndromalen Erkrankungen (Abb. 17.25–17.29) oder isolierte Anomalien gehören.

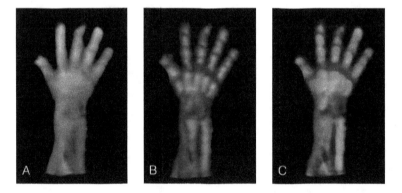

Abb. 17.21: Die Darstellung von Arm und Hand kann im Oberflächen-Modus, Maximum-Modus oder Silhouette-Modus erfolgen, wie in diesen Fällen gezeigt.

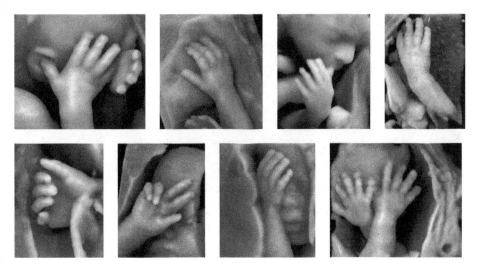

Abb. 17.22: Fetale Hände lassen sich am besten im Oberflächen-Modus darstellen, wie in diesen Beispielen gezeigt wird.

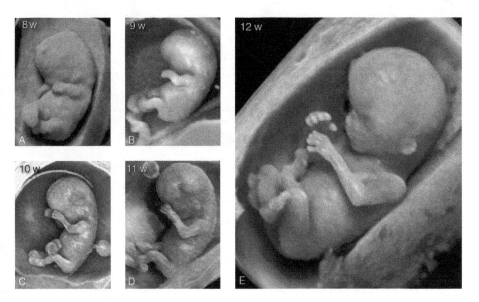

Abb. 17.23: Die Entwicklung der Extremitäten, insbesondere der Arme, zwischen Woche 8 und 12, dargestellt im 3D-Oberflächen-Modus. Von der kleinen Knospe und dem Zwei-Segment-Arm (A) über die Entwicklung des Drei-Segment-Arms (B) bis hin zu den Fingern (C), (D), (E) kann die Embryologie der Gliedmaßen nun in vivo mit 3D verfolgt werden.

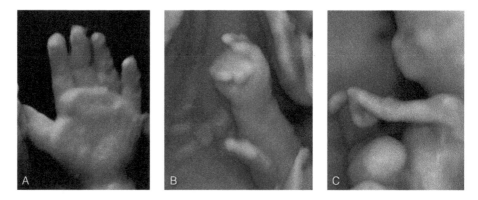

Abb. 17.24: Hände bei fetalen Aneuploidien zeigen in (A) eine Hand mit kurzen Fingern bei Trisomie 21, in (B) eine Hand mit überlappenden Fingern bei Trisomie 18 und in (C) eine Hand mit Radiusaplasie bei Trisomie 18.

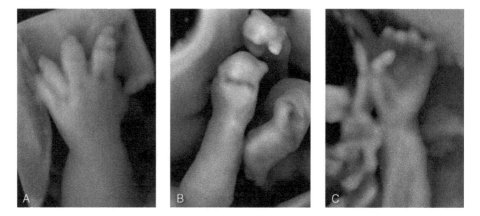

Abb. 17.25: Hände bei syndromalen Erkrankungen. (A): eine sogenannte Dreizack-Hand bei einem Feten mit Achondroplasie. (B): eine Hand mit Syndaktylie bei einem Feten mit Apert-Syndrom und (C) eine Hand mit adduziertem Daumen bei einem neurologischen Syndrom.

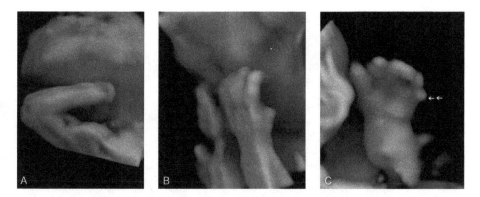

Abb. 17.26: Fetale Handanomalien mit einer fehlenden Hand in (A), einem fehlenden Daumen in (B) und einer postaxialen Polydaktylie in (C).

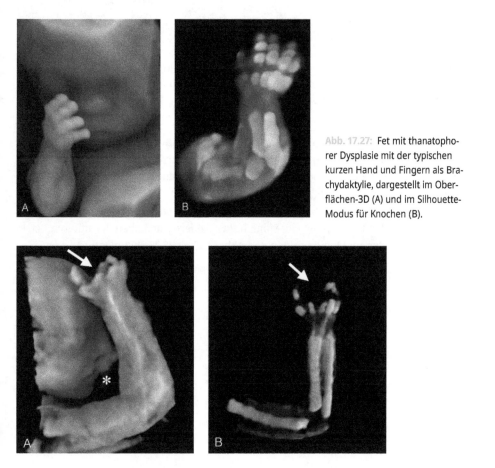

Abb. 17.27: Fet mit thanatophorer Dysplasie mit der typischen kurzen Hand und Fingern als Brachydaktylie, dargestellt im Oberflächen-3D (A) und im Silhouette-Modus für Knochen (B).

Abb. 17.28: Fet mit Ektrodaktylie und ektodermalem Dysplasie-Syndrom (EEC) mit den typischen Merkmalen wie Spalthänden (Pfeile) und Gesichtsspalten (*).

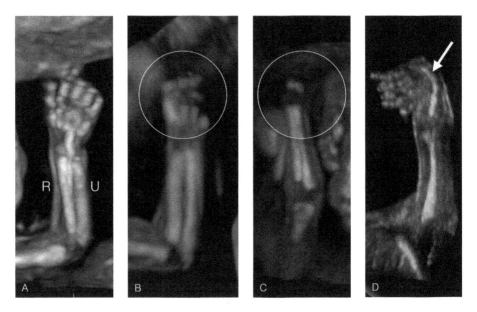

Abb. 17.29: Maximum-Modus, der den Unterarm mit Radius (R), Ulna (U) und Hand zeigt; (A) normaler Fet, (B) Fet mit Syndaktylie beim Apert-Syndrom, (C) Fet mit fehlender Hand, (D) Fet mit Radiusaplasie, kurzer Ulna (Pfeil) und typischer Handfehlstellung.

Beine und Füße können von der Seite oder von unten dargestellt werden. Die Abb. 17.30 und 17.31 zeigen einige Beispiele von 3D-Bildern von Beinen und Füßen, die im Oberflächen-Modus und bei Bedarf im Silhouette-Modus dargestellt werden. Zu den typischen Anomalien, die häufig berichtet und mit 3D dargestellt werden, gehören Klumpfüße (Abb. 17.32), entweder als isolierter Befund oder in Verbindung mit einer komplexen fetalen Fehlbildung wie Spina bifida. Andere Anomalien der unteren Extremitäten sind selten und einige sind in den Abb. 17.33 bis 17.35 dokumentiert.

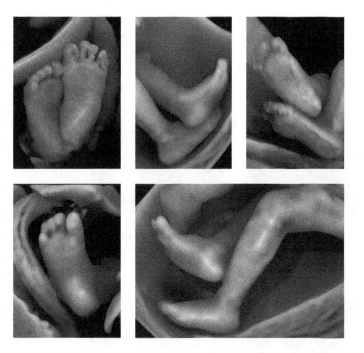

Abb. 17.30: Die Beine und Füße können im Oberflächen-Modus leicht von der Seite oder von unten dargestellt werden, wobei die einzelnen Zehen sichtbar sind.

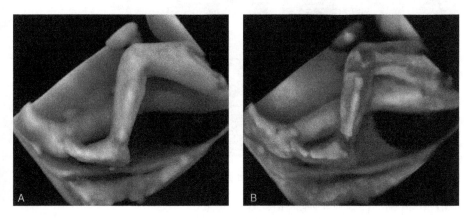

Abb. 17.31: Beine und Füße können mit der 3D-Oberfläche (A) und dem Silhouette-Modus für Knochen (B) gut dargestellt werden.

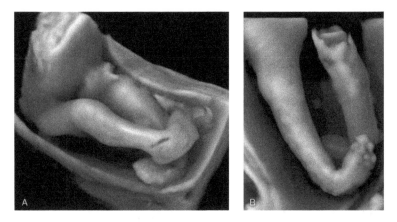

Abb. 17.32: Klumpfüße bei zwei Feten im Oberflächen-Modus. In (A) waren die beidseitigen Klumpfüße ein isolierter Befund und in (B) waren die beidseitigen Klumpfüße eine Komplikation einer offenen Spina bifida.

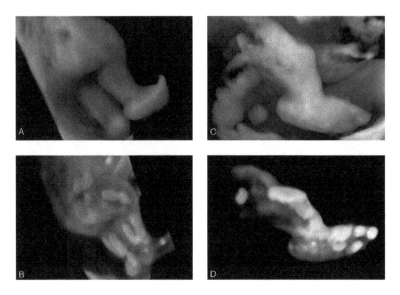

Abb. 17.33: 3D-Oberflächen-Modus (oberes Feld) und Silhouette-Modus (unteres Feld) eines kurzen Beins bei einem Feten mit thanatophorer Dysplasie (A), (B) und eines weiteren kurzen und auffälligen Beins bei einem Feten mit einem proximalen femoralen Fokaldefekt (C), (D).

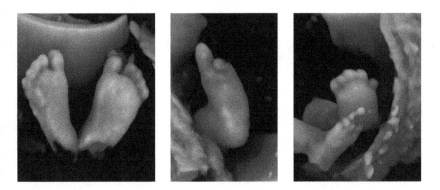

Abb. 17.34: 3D-Oberflächen-Modus eines normalen Fußes und Zehen (links) und in zwei Fussanomalien (Mitte und rechts). In der Mitte ein Fuß mit Oligodaktylie und rechts eine abduzierte Zehe mit kurzen Zehen bei einem fetalen Syndrom (otopalatodigitales Syndrom).

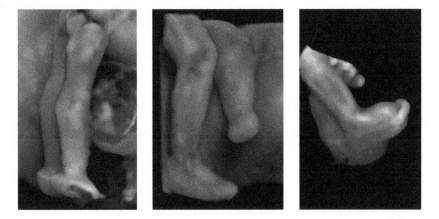

Abb. 17.35: 3D-Oberflächen-Modus von Bein- und Fußanomalien wie permanent gestreckte Beine (links), fehlender Fuß (Mitte) und Fußödem (rechts) bei einem Feten mit Turner-Syndrom.

17.5 Fazit

Der Maximum-Modus und neuerdings auch der Silhouette-Modus für Knochen sind gute Werkzeuge, die eine genaue Untersuchung des fetalen Skeletts mit 3D-Ultraschall ermöglichen. Aufgrund ihrer gebogenen Form können die meisten Knochen des Körpers in einem 3D-Volumen besser dargestellt werden als im 2D-Ultraschall. Normale Anatomie kann gut von auffälligen Befunden unterschieden werden, die interessierende Gebiete wie die Wirbelsäule, die Rippen, die oberen und unteren Extremitäten sowie das knöcherne Gesicht und den Schädel betreffen. Eine wichtige Voraussetzung ist ein guter Einfallswinkel und ein kontrastreiches Bild. Anomalien der Gliedmaßen und der Wirbelsäule, entweder isoliert oder als Teil von Skelettdysplasien, lassen sich mit dem

Maximum- oder Silhouette-Modus deutlich darstellen und identifizieren. Die Beurteilung des knöchernen Gesichts und des Schädels kann bei der Erkennung von Syndromen eine große Hilfe sein, aber es bedarf einer Lernkurve, um zuverlässige Bilder zu erhalten.

18.1 Einleitung

Eine detaillierte Untersuchung der fetalen intrathorakalen und intraabdominalen Organe mit 2D-Ultraschall umfasst eine Reihe Querschnitts-Ebenen, um unter anderem Lunge, Herz, Zwerchfell, Magen, Leber, Gallenblase, Darm, vordere Bauchwand, Harnblase und Nieren darzustellen. Darüber hinaus können sagittale und parasagittale Ebenen das Zwerchfell und andere Organe aus einer anderen Perspektive zeigen. Auf diese Weise kann der Nachweis der einzelnen Organe erbracht und zusätzlich deren Lage und Integrität beurteilt werden. Somit lassen sich fetale Auffälligkeiten Schritt für Schritt ausschließen. Diese Vorgehensweise kann durch die Anwendung der verschiedenen 3D-Modi, wie in den vorherigen Kapiteln beschrieben, gut und einfach erreicht werden. Es wird allgemein akzeptiert, dass eine Befunddarstellung im Tomographie-Modus (Abb. 18.1), eine bessere Dokumentation bietet als ein einzelnes Bild oder eine Sammlung einzelner Bilder. Solch eine Übersicht kann durch die transparente 3D-Projektion von Thorax- und Bauchorganen gut ergänzt werden. Insbesondere ermöglicht

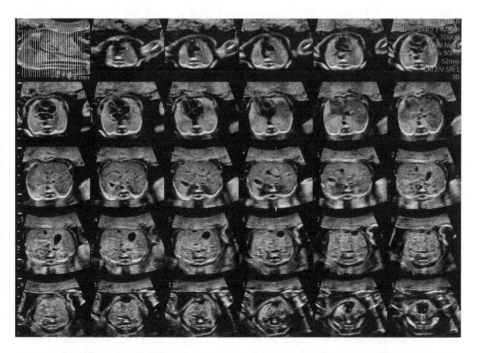

Abb. 18.1: Darstellung eines 3D-Volumens des Thorax und des Abdomens im Tomographie-Modus. In diesem Fall wurden insgesamt 30 Bilder ausgewählt. Diese Übersicht zeigt alle erforderlichen Details vom Thorax und dem Herzen in den oberen beiden Reihen bis zum mittleren Abdomen in der dritten und vierten Reihe und dem unteren Abdomen in der unteren Reihe.

https://doi.org/10.1515/9783111251981-018

eine solche 3D-Projektion einen besseren Überblick über die Ausdehnung eines Befundes zu bekommen. In diesem Kapitel wird das Potenzial der Anwendung verschiedener 3D-Werkzeuge bei Anomalien der intrathorakalen (exkl. Herz) und intraabdominalen Organe diskutiert. Anhand von einzelnen Beispielen werden Befunde illustriert und in Tabellen zusammengefasst. Die verwendeten 3D-Modi wie Tomographie, VCI, Silhouette u. a. wurden in den verschiedenen Kapiteln besprochen. Die Untersuchung des Herzens und der großen Gefäße wird in Kapitel 19 gesondert behandelt.

18.2 Intrathorakale Organe

Zu den typischen Anomalien der intrathorakalen Organe gehört die Zwerchfellhernie, bei der man sich in der 3D-Darstellung vor allem auf die Darstellung der Verschiebung der intrathorakalen Organe (Abb. 18.2) und die Abbildung der unterschiedlichen Lungengrößen mit der hypoplastischen Lunge auf der ipsilateralen Seite konzentriert. Lungenanomalien wie die kongenitale zystische adenomatoide Malformation der Lunge (CCAM) (Abb. 18.3), die bronchopulmonale Sequestration (Abb. 18.4) und andere zystische Läsionen können ebenfalls gut in 3D dargestellt werden. Dabei lassen sich das Ausmaß der Läsion und die Unterscheidung zwischen normalem und auffälligem Lungengewebe gut demonstrieren. Bei einem Hydrothorax kann das Ausmaß der Flüssigkeitsansammlung mit 3D-Ultraschall besser beurteilt (Abb. 18.5, 18.6), und das Flüssig-

Zwerchfelldefekt

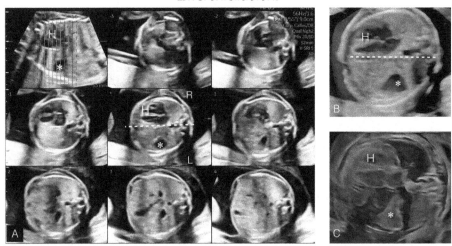

Abb. 18.2: Linkseitige Zwerchfellhernie, dargestellt im 3D-Tomographie-Modus (A), im Oberflächen-Modus (B) und im Silhouette-Modus (C). Der Magen (Sternchen) befindet sich auf der linken Seite (L) neben dem Herzen (H). In (A) teilt die Linie in der Mittelebene den Brustkorb in zwei Hälften und zeigt, dass das Herz vollständig in den rechten Thorax (R) verlagert ist. In (B) ist dies leicht zu erkennen, aber in (C) ist es aufgrund der Transparenz schwieriger, die räumliche Position des Magens in dieser Darstellung zu beurteilen.

Kongenitale Zystische Adenomatoide Malformation der Lunge

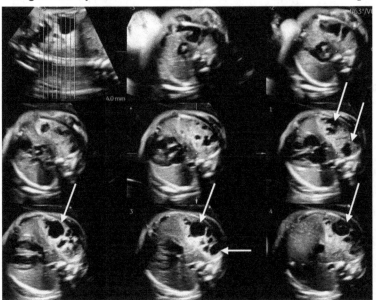

Abb. 18.3: Tomographie-Modus bei einem Feten mit einer kongenitalen zystischen adenomatoiden Malformation der Lunge (CCAM). Die Pfeile weisen auf mehrere mittelgroße Zysten in einem rechten Lungenlappen hin.

Bronchopulmonale Sequestration

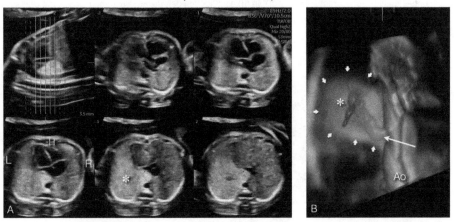

Abb. 18.4: In (A) wird eine Tomographie des Thorax bei einem Feten mit einer linken hyperechogenen Lunge (Sternchen) bei Verdacht auf bronchopulmonale Sequestration mit nach rechts verschobenem Herzen (H) gezeigt. In (B) zeigt die Farbdoppler-Sonographie mit Volume Contrast Imaging die Lungenläsion (kurze Pfeile) und das Vorhandensein einer zuführenden Arterie (langer Pfeil), die aus der Aorta descendens (Ao) entspringt, was ein typischer Befund bei diesem Krankheitsbild ist. L: links; R: rechts.

keitsvolumen bei Bedarf berechnet werden. Der Tomographie-Modus ist das beste Werkzeug zur 3D-Dokumentation einer Läsion mit ihren benachbarten Organen. Die neuen Funktionen des Silhouette-Modus ermöglichen auch eine 3D-transparente Wiedergabe der Organe in einer 3D-Projektion. Tab. 18.1 fasst häufige Diagnosen, die die intrathorakalen Organe betreffen, mit Vorschlägen für mögliche anwendbare 3D-Wekrzeuge zusammen. Die Abb. 18.2 bis 18.6 zeigen Beispiele für die 3D-Darstellung intrathorakaler Läsionen sowohl im Tomographie- als auch im 3D-Rendering-Modus.

Hydrothorax

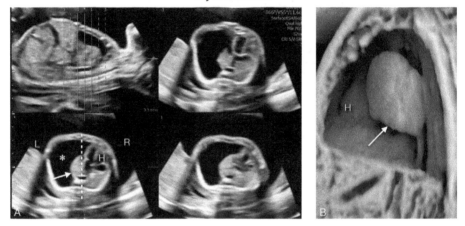

Abb. 18.5: Linksseitiger Hydrothorax (*) mit nach rechts verlagertem Herzen (H) und Kompression der linken Lunge (Pfeil) im Tomographie-Modus (A). In (B) ein Blick von der linken Seite in den Thorax mit Oberflächen-Modus, der die Lunge (Pfeil) mit dem Herzen im Hintergrund zeigt.

Hydrothorax

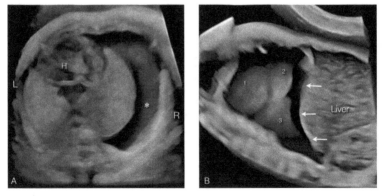

Abb. 18.6: Rechtsseitiger Hydrothorax (*) mit nach links verschobenem Herzen (H) (L) aus kranialer (A) und rechtsseitiger (B) Darstellung im Oberflächen-Modus. Man beachte die drei Lappen (1, 2 und 3) der rechten Lunge. Die Pfeile in (B) zeigen auf das Zwerchfell. R: rechts.

Typische intrathorakale Anomalien mit Anwendungsmöglichkeiten der 3D-Techniken.

Fehlbildungen	3D-Technik
Zwerchfellhernie	Tomographie-Modus Minimum-Modus Silhouette-Modus Oberflächen-Modus VOCAL (Lungen-Volumen)
CCAM: kongenitale zystische adenomatoide Malformation der Lunge	Tomographie-Modus Minimum-Modus Silhouette-Modus Sono-AVC (Zysten-Volumen)
Bronchopulmonale Sequestration	Tomographie-Modus Minimum-Modus Silhouette-Modus Glass-Body-Modus mit Darstellung des versorgenden Gefäßes
Hydrothorax	Tomographie-Modus Minimum-Modus Silhouette-Modus Oberflächen-Modus Sono-AVC (Hydrothorax-Volumen)

18.3 Das gastrointestinale System

Zu den Anomalien des gastrointestinalen Trakts (GIT) gehören eine auffällige Lage des Magens (z. B. Situs inversus), Obstruktionen des GIT wie Duodenal-Atresie (Abb. 18.7), Ileus (Abb. 18.8) und Bauchwanddefekte wie Omphalozele (Abb. 18.9) oder Gastroschisis (Abb. 18.10). Intrahepatische Anomalien betreffen vor allem die intrahepatischen Gefäße, wie z. B. die Agenesie oder Fehlmündung des Ductus venosus oder die Unterbrechung der intrahepatischen Vena cava inferior mit Azygoskontinuität, die sich sehr gut im Glass-Body-Modus darstellen lassen, (s. Kap. 12). Das Vorliegen eines Aszites, entweder isoliert oder als Teil eines generalisierten fetalen Hydrops, kann entweder im Tomographie- oder 3D-Oberflächen-Modus gut dokumentiert werden (Abb. 18.11, 18.12). Der Oberflächen-Modus für Aszites, wie in den Abb. 18.11B und 18.12 dargestellt, ähnelt einer „virtuellen Laparoskopie". Die Dokumentation von intraabdominalen zystischen Läsionen kann ebenfalls, wie oben bei den intrathorakalen Befunden gezeigt, auch gut erfolgen (Abb. 18.13). Tab. 18.2 fasst häufige Diagnosen, die den GIT betreffen, mit Vorschlägen für mögliche 3D-Anwendungen, die eingesetzt werden können, zusammen. Die Abb. 18.7 bis 18.13 zeigen eine Reihe von Beispielen für die 3D-Darstellung von Anomalien im GIT.

Tab. 18.2: Typische Anomalien des gastrointestinalen Systems mit Anwendungsmöglichkeiten der 3D-Techniken.

Fehlbildungen	3D-Technik
Situs inversus	Tomographie-Modus
	Silhouette-Modus
	Minimum-Modus
Duodenal-Atresie	Tomographie-Modus
	Silhouette-Modus
	Minimum-Modus
	Inversion-Modus
	Oberflächen-Modus
	Sono-AVC (Magen-Duodenum-Volumen)
Omphalozele/Gastroschisis	Tomographie-Modus
	Oberflächen-Modus
Ileus	Tomographie-Modus
	Silhouette-Modus
	Minimum-Modus
Intrahepatische Gefäße	Glass-Body-Modus
	Silhouette-Modus
	Minimum-Modus
Aszites	Tomographie-Modus
	Silhouette-Modus
	Minimum-Modus
	Oberflächen-Modus

Double Bubble in Duodenalatresie

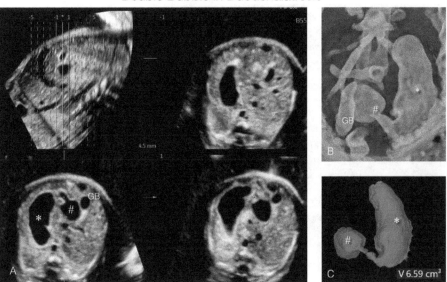

Abb. 18.7: In (A) eine Tomographie des Oberbauches bei einem Feten mit Trisomie 21 und Double-Bubble-Zeichen mit Verdacht auf Duodenalatresie. In (B) ist eine anterio-posteriore Darstellung des Abdomens (Pfeil) mit erweitertem Magen (*) und Duodenum (#) im Silhouette-Modus und mit Sono-AVC in (C) gezeigt. Letzteres ermöglicht die Berechnung des Flüssigkeitsvolumens, das hier 6,59 cm³ beträgt. GB: Gallenblase.

Ileus

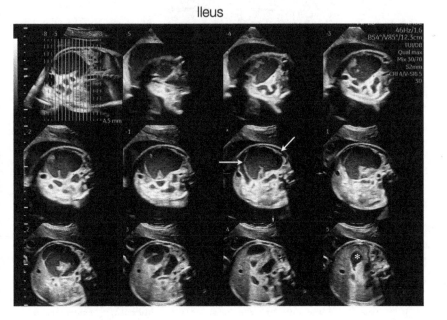

Abb. 18.8: Tomographie des Abdomens bei einem Feten mit Ileus und Darmperforation. Der Magen (*) ist in der unteren rechten Ebene zu sehen; der hyperechogene Inhalt der Zyste (Pfeile) ist typisch für eine Darmperforation.

Omphalozele

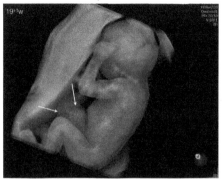

Abb. 18.9: Kleine Omphalozele mit Darminhalt (Pfeile) bei einem Feten mit 19 SSW im Oberflächen-Modus kombiniert mit Silhouette-Modus. Dieser Fet hatte ein Beckwith-Wiedemann-Syndrom.

Gastroschisis

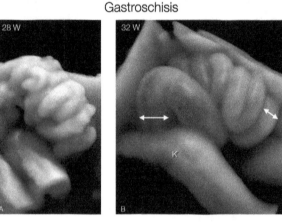

Abb. 18.10: Gastroschisis bei einem Feten mit 28 und 32 SSW im Oberflächen-Modus. In der späten Schwangerschaft sind die Darmschlingen oft geweitet. Im dritten Trimenon (rechts) ist der Unterschied zwischen dem Dünndarm (kurzer Pfeil) und dem Dickdarm (langer Pfeil) gut zu erkennen, besonders wenn er im Silhouette-Modus hervorgehoben wird; K: Knie.

Ascites

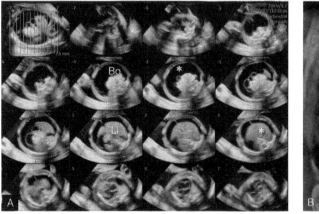
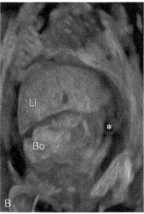

Abb. 18.11: In (A) Tomographie-Modus des Abdomens bei einem Feten (27 Wochen) mit Aszites (*) und in (B) im Silhouette-Modus von einer Frontalprojektion, die an eine „virtuelle Laparoskopie" erinnert. Man kann die Leber (Li) und den Darm (Bo) sehen. Die Tomographie gibt einen Überblick über das Ausmaß des Aszites und kann gut für die Verlaufskontrolle verwendet werden.

Ascites

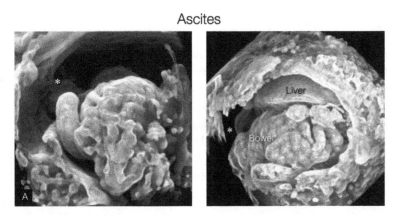

Abb. 18.12: 3D-Oberflächen-Modus mit Silhouette des (offenen) Abdomens bei einem Feten (32 Wochen) mit Aszites (*) in einer Frontalprojektion, die an eine „virtuelle Laparoskopie" erinnert, ähnlich wie im vorherigen Fall. Leber und Darm sind zu sehen.

Milzzyste

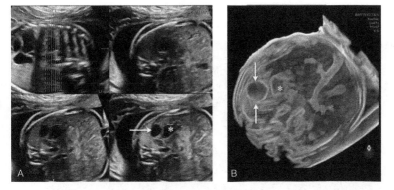

Abb. 18.13: Zystische Struktur (Pfeile) im Oberbauch hinter dem Magen (Sternchen) als Milzzyste, dargestellt im Tomographie-Modus (A) und im Silhouette-Modus (B).

18.4 Das urogenitale System

Zu den angeborenen Anomalien der Nieren und der ableitenden Harnwege (CAKUT) gehören Nierenanomalien wie die Beckenniere, die Hufeisenniere und die ein- oder beidseitige Nierenagenesie u. a. Hinzu kommen diverse Formen von Ansammlungen von Flüssigkeiten im Nierenbecken (Abb. 18.14), wie der vesikoureterale Reflux (Abb. 18.15), die Doppelniere mit Ureterozele, die Obstruktion der uretero-pelvinen Verbindung und die Hydronephrose, wie Abb. 18.14 bis 18.16 zeigen. Zystische Nierenerkrankungen können einseitig bei multizystischen Nierendysplasien (Abb. 18.17) oder beidseitig, typischerweise bei genetisch bedingten polyzystischen Nierenerkrankungen, auftreten. Darüber hinaus können auch vergrößerte, hyperechogene Nieren diagnostiziert werden und mit dem Tomographie-Modus kann das Ausmaßes der Läsion gut wiedergegeben werden (Abb. 18.18).

Zystische Läsionen im fetalen Becken wie z. B. Ovarialzysten können bei Feten nach 30 SSW als große zystische Bereiche im Unterbauch entdeckt werden (Abb. 18.19). Das äußere Genitale lässt sich mit dem Oberflächen-Modus gut beurteilen und erlaubt oft eine gute Differenzierung zwischen normalen und auffälligen Befunden (Abb. 18.20).

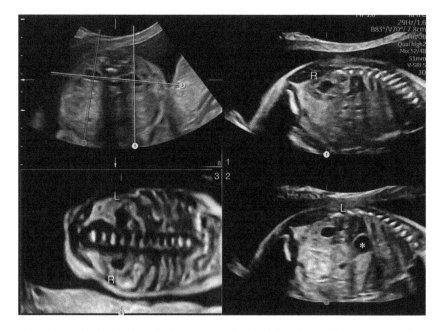

Abb. 18.14: Beidseitige Pyelektasie, dargestellt mit den Omniview-Ebenen. Die drei Linien wurden so platziert, dass sie die rechte (R) und die linke (L) Niere in der Frontal-Posterior-Ansicht und in der koronalen Darstellung zeigen (Bild unten links). Das Sternchen zeigt den Magen an.

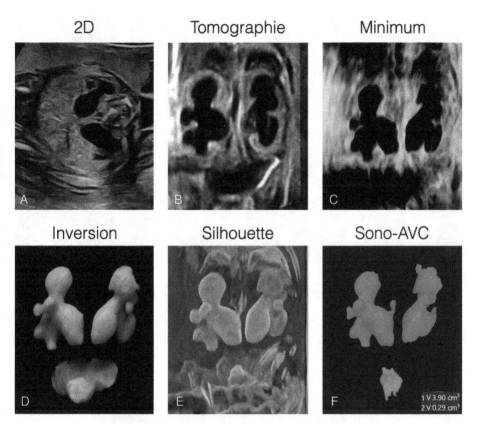

2D | **Tomographie** | **Minimum**

Inversion | **Silhouette** | **Sono-AVC**

1 V 3.90 cm³
2 V 0.29 cm³

Abb. 18.15: Ein Fet mit vesikoureteralem Reflux und Hydronephrose, dargestellt mit verschiedenen Darstellung-Modi. In (A) die übliche B-Bild-Aufnahme, in (B) mit Tomographie, die eine anterior-posteriore Darstellung der Pyelektasie zeigt. Mit dem gleichen Blick wird der Befund in (C) im Minimum-Modus, (D) im Inversion-Modus, (E) im Silhouette-Modus und (F) im Sono-AVC mit Volumenberechnung sowohl der Nierenfüllung als auch der Harnblase dargestellt.

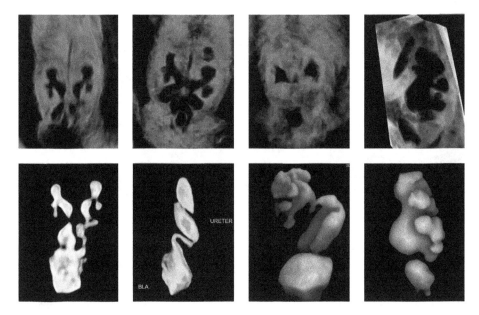

Abb. 18.16: Verschiedene Feten mit leicht bis stark dilatiertem Nierenbecken und Harnleitern mit einem anterior-posterioren Blick, dargestellt im Minimum-Modus (obere Reihe) und im Inversion-Modus (untere Reihe).

Multizystische Nierendysplasie

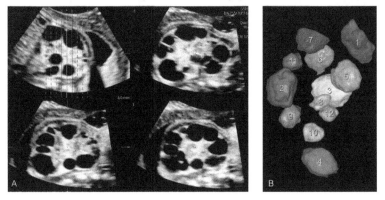

Abb. 18.17: In (A) Tomographie-Modus bei einem Feten mit multizystischer Nierendysplasie mit 29 SSW; in (B) wurden die einzelnen Zysten mit Sono-AVC dargestellt und separat berechnet (siehe auch Kap. 13).

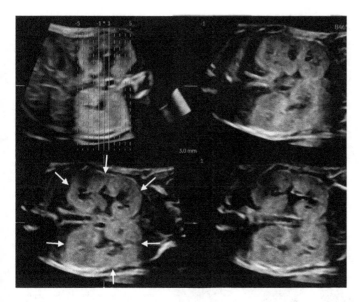

Abb. 18.18: Ein Fet mit beidseitig vergrößerten hyperechogenen Nieren (Pfeile) bei einem autosomal rezessiven Bardet-Biedl-Syndrom, dargestellt im Tomographie-Modus. Dieser Modus gibt einen guten Überblick über das Ausmaß des Befundes.

Ovarialzyste

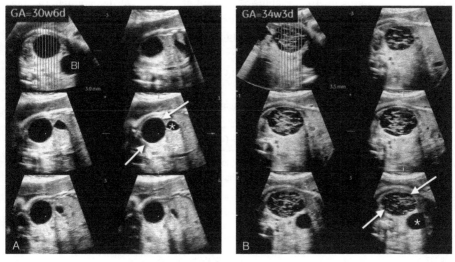

Abb. 18.19: Ein Fet mit 30 SSW mit einer isolierten Zyste (Pfeile) im linken Unterbauch, unterhalb des Magens (*). Die wahrscheinliche Diagnose bei einem weiblichen Feten ist eine Ovarialzyste, hier im Tomographie-Modus dargestellt. Die Zyste ist typischerweise echoleer. In (B), vier Wochen später, ist in der Zyste eine Blutung aufgetreten, die sich deutlich von dem Befund in (A) unterscheidet. Bl: Blase.

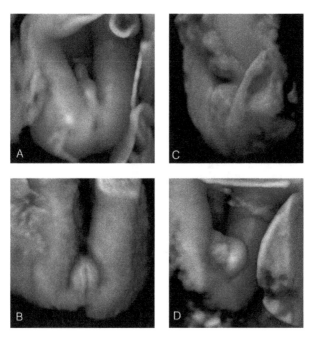

Abb. 18.20: 3D-Oberflächen-Modus bei einem männlichen (A) und weiblichen Feten (B) sowie bei zwei Feten mit auffälligen Genitalien in (C) und (D).

Zusammenfassend lässt sich sagen, dass Befunde, die die Nieren betreffen, in einer Übersichtsdarstellung im Tomographie-Modus gut abgebildet werden können. Das Vorliegen von intraabdominalen Flüssigkeitsansammlungen kann dagegen besser mit verschiedenen 3D-Render-Modi wie Oberflächen-, Inversion-, Silhouette-Modus räumlich dargestellt werden können. Tab. 18.3 fasst häufige Anomalien mit Vorschlägen für mögliche 3D-Anwendungen zusammen, die verwendet werden können.

Tab. 18.3: Typische Anomalien des urogenitalen Systems mit Anwendungsmöglichkeiten der 3D-Techniken.

Fehlbildungen	3D-Technik
Pyelektasie, Hydronephrose, Ureterabgangsstenose, vesikoureteraler Reflux, Doppelniere mit Ureterozele	Tomographie-Modus Silhouette-Modus
	Minimum-Modus Inversion-Modus
	Sono-AVC
Megazystis	Tomographie-Modus Silhouette-Modus
	Minimum-Modus Inversion-Modus
	Oberflächen-Modus

Tab. 18.3: (fortgesetzt)

Fehlbildungen	3D-Technik
Multizystische und polyzystische Nierendysplasie	Tomographie-Modus
	Silhouette-Modus
	Minimum-Modus
	Inversion-Modus
	Sono-AVC
Hufeisenniere, Beckenniere	Tomographie-Modus
	Omniview Mode
	Volume Contrast Imaging
Nierenagenesie	Tomographie-Modus
	Glass-Body-Modus
Genitalanomalien	Oberflächen-Modus
	Tomographie-Modus

18.5 Fazit

Die Darstellung der intrathorakalen und intraabdominalen Organe, einschließlich des Magen-Darm- und Nierensystems, kann sowohl mit multiplanaren als auch mit volumenbasierten Rendering-Modi durchgeführt werden. Aus klinischer Sicht ist das wichtigste Werkzeug für Auffälligkeiten in diesen Regionen der Tomographie-Modus, mit dem die untersuchte Läsion in ihrer Ausdehnung und ihrer Abgrenzung zur umgebenden Anatomie dargestellt werden kann. Darüber hinaus kann die Volumendarstellung eine umfassende räumliche Projektion der Läsion z. B. bei flüssigkeitsgefüllten Organen wie Hydrothorax, Aszites, Duodenal-Atresie, Hydronephrose oder Zystennieren oder bei Anomalien der Körperkonturen wie Omphalozele, Gastroschisis oder auffälligen Genitalien liefern.

19.1 Fetale Herzuntersuchung im B-Bild und Farbdoppler

Nach internationalen Leitlinien besteht eine fetale Herzuntersuchung aus der Einstellung und Dokumentation einer Reihe von benachbarten Ebenen vom oberen Abdomen bis zum oberen Mediastinum. Diese Ebenen sollten einen Querschnitt des oberen Abdomens, die Ebene des Vierkammerblicks, des Fünfkammerblicks, des Pulmonalarterien-Blicks und des Dreigefäß-Trachea-Blicks abbilden. Zusätzlich, wenn Längsschnitts-Ebenen dargestellt werden sollten, können die Schnittebenen des Aortenbogens, des Ductus arteriosus Bogens und der bikavalen Ebene demonstriert werden. Eine Verbesserung der diagnostischen Sicherheit kann durch die Kombination vom B-Bild und Farbdoppler-Sonographie erreicht werden, mit der die Hämodynamik in Diastole und Systole überprüft werden kann. Während Vorhöfe, Ventrikel und atrioventrikuläre Klappen in einer Ebene gleichzeitig zu sehen sind, können die großen Gefäße erst durch den Schwenk des Schallkopfes in den verschiedenen Ebenen in ihrem Ursprung und ihrer räumlichen Anordnung beurteilt werden. Die Dokumentation einer Herzuntersuchung für eine spätere Beurteilung oder für eine Zweitmeinung erfolgt heutzutage in Form der Speicherung von Einzelbildern bzw. von Videoclips, die die Haupteinschränkung haben, dass sie nur das zeigen, was vom Untersucher gesehen und aufgenommen wurde. Bei allen aufgeführten Punkten bietet die 3D-/4D- fetale Echokardiographie eindeutige Vorteile, die in diesem Kapitel beleuchtet werden.

19.2 Aufnahmetechniken von kardialen Volumendatensätzen

Die Aufnahme eines Volumendatensatzes am Herzen kann mittels statischer 3D-, STIC-oder 4D-Technik erfolgen. Dabei kann ein mechanischer oder elektronischer Schallkopf verwendet werden (zur Methodik siehe Kap. 1).

Statische 3D-Aufnahme: Diese Art der 3D-Akquisition ist schnell und hat eine hohe Auflösung. Bewegungen der Herzwände und der Herzklappen sind jedoch die größte Einschränkung bei fetalen Herzuntersuchungen, da sie Bewegungsartefakte erzeugen. Trotz dieser Einschränkung zeigt ein Volumen mit guter Auflösung oft akzeptable Informationen über die Anatomie der Ventrikel und der großen Gefäße, vor allem wenn die benötigten Informationen nicht von Herzwandbewegungen oder Herzzyklus-Ereignissen abhängig sind. Im statischen 3D können Größe der kardialen Strukturen, ihrer Beziehungen zueinander und des fetalen Situs zuverlässig beurteilt werden (Abb. 19.1). Statisches 3D kann nicht zuverlässig mit Farbdoppler kombiniert werden, da die Richtung des Blutflusses von der Phase des Herzzyklus abhängt. In solchen Fällen bevorzugen die Autoren die Anwendung von unidirektionalem Power-Doppler oder HD-Flow bei der statischen 3D-Aufnahme, da dieser eine einheitliche farbliche Darstellung bie-

https://doi.org/10.1515/9783111251981-019

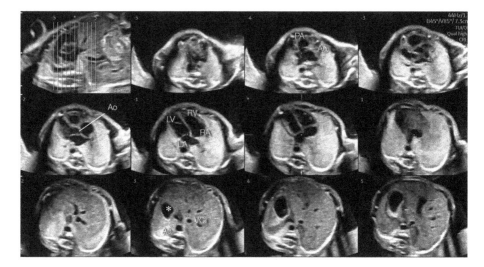

Abb. 19.1: Tomographie-Modus eines statischen 3D-Volumens des Herzens und des oberen Abdomens. Ein einziges Bild stellt alle Informationen dar, die für die Beschreibung eines normalen Situs mit Magen (Sternchen) auf der linken Seite, Herz im Vierkammerblick und großen Gefäßen erforderlich sind. Ao: Aorta; LA: linker Vorhof; LV: linker Ventrikel; PA: Pulmonalarterie; RA: rechter Vorhof; RV: rechter Ventrikel; VCI: Vena cava inferior.

tet, insbesondere um den Verlauf der Gefäße zu demonstrieren. Für die Kombination mit Farbdoppler ist die Akquisition eines STIC-Volumens vorzuziehen.

STIC-Volumenaufnahme: Mit der STIC-Software werden die qualitativ besten Herzvolumina aufgenommen, die ideal für die Offline-Analyse der fetalen Herzstrukturen und -bewegungen verwendet werden können. Die STIC-Volumenaufnahme kann in Kombination mit B-Bild (Abb. 19.2), Farbdoppler (Abb. 19.3), Power-Doppler, hochauflösendem bidirektionalem Flow-Doppler (HD-Flow) und B-Flow-Modus durchgeführt werden. Vor der Volumenaufnahme sollte der Untersucher die B-Bild- oder Farbdoppler-Voreinstellungen optimieren, um den Blutfluss am Herzen und in den Gefäßen klar darzustellen (siehe Kap. 1). Die Ausgangsebene für die Aufnahme hängt vorwiegend von der Fragestellung und dem erwarteten Ergebnis ab. Volumina zur Darstellung von Herzhöhlen werden am besten aus der Vier- oder Fünf-Kammer-Ebene aufgenommen, während Volumina zur Beurteilung der Lage der großen Gefäße und deren Verlauf aus einer Querschnitts-Ebene des oberen Mediastinums aufgenommen werden. Für die Darstellung des Aorten- oder Duktusbogens oder der abdominalen Gefäße wird eine sagittale oder schräge Aufnahme empfohlen.

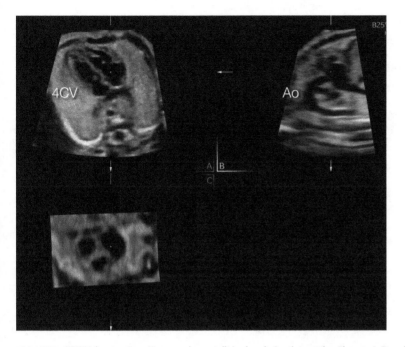

Abb. 19.2: STIC-Volumen eines Herzens, dargestellt in den drei orthogonalen Ebenen A, B und C. In (A) ist der Vierkammerblick (4CV) in der Diastole mit geöffneten atrioventrikulären Klappen deutlich zu erkennen, und in (B) ist der Aortenbogen (Ao) rekonstruiert.

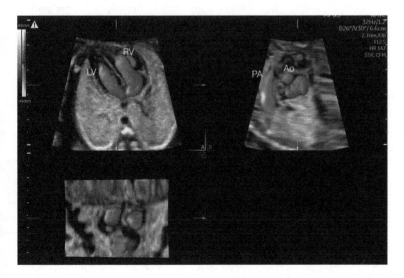

Abb. 19.3: STIC-Volumen im Farbdoppler in den drei orthogonalen Ebenen A, B und C. Die diastolische Phase des Herzzyklus ist im oberen linken Feld mit der Füllung des rechten (RV) und linken Ventrikels (LV) dargestellt. Die orthogonale Ebene im rechten oberen Feld zeigt auch den Fluss in der Aorta (Ao) und Pulmonalarterie (PA).

VCI-A: Normal   VCI-A: AVSD

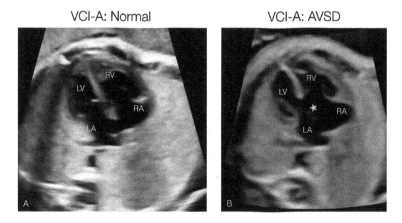

Abb. 19.4: Die elektronische Matrixsonde ermöglicht 4D-Untersuchungen in Echtzeit im Volume Contrast Imaging (VCI)-Modus der A-Ebene (VCI-A genannt). VCI-A bietet einen erhöhten Kontrast durch Verwendung einer dünnen 3D-Ultraschallschicht. Im linken Bild (A) ist ein normaler Vierkammerblick in der Diastole zu sehen, bei dem beide offenen atrioventrikulären Klappen deutlich zu erkennen sind. Das rechte Bild (B) zeigt ein Herz mit atrioventrikulärem Septumdefekt (AVSD), wobei der Defekt (Stern) gut zu erkennen ist. LA: linker Vorhof; LV: linker Ventrikel; RA: rechter Vorhof; RV: rechter Ventrikel.

4D-Aufnahme mit einem elektronischen Matrix-Schallkopf: Mit diesem Schallkopf kann eine 4D-Untersuchung fast in „Echtzeit" mit der Darstellung von 19–30 Volumina pro Sekunde durchgeführt werden. Das Ergebnis einer solchen 4D-Untersuchung kann im orthogonalen oder tomographischen Modus, aber auch in dem 3D-gerenderten Volumen abgebildet werden. Eine Kombination mit Farbdoppler ist möglich, aber die Bildrate ist oft zu niedrig. Im Gegensatz zu STIC/eSTIC kann bei Herzrhythmusstörungen 4D mit einer Matrixsonde eingesetzt werden. Die Kombination von 4D mit verschiedenen Wiedergabemodi wie Oberflächen-, Glass-Body-, Inversion-, oder Silhouette-Modus könnte diese Technik in Zukunft für neue Anwendungen interessant machen. Erwähnenswert ist die Kombination mit VCI-A (Abb. 19.4) (siehe Kap. 4 und Kap. 14), mit der anstelle eines großen 4D-Volumens ein kontrastreiches, sehr plastisches Bild als Ergebnis einer frei festlegbaren dünnen Schicht dargestellt wird.

19.3 Fetales Herz in 3D und STIC mit multiplanarer Rekonstruktion

Wie in der Einleitung beschrieben, besteht eine detaillierte Untersuchung des fetalen Herzens aus der Darstellung mehrerer benachbarter Schnittebenen, die die typischen Strukturen enthalten sollten. Diese Ebenen können auch aus einem aufgenommenen 3D-Volumen generiert und entweder im orthogonalen Modus (Abb. 19.2, 19.3), im Tomographie-Modus (Abb. 19.5–19.6) oder unter Verwendung ausgewählter Omniview-Schnitte (Abb. 19.7, 19.8) dargestellt werden. Darüber hinaus ermöglicht die Kombinati-

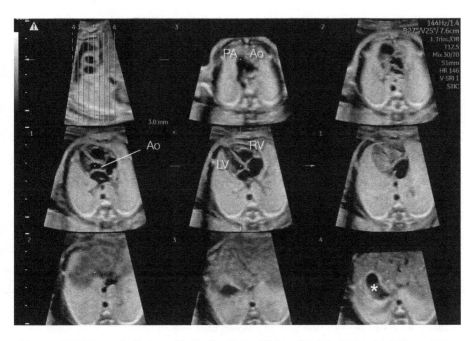

Abb. 19.5: STIC-Volumen im Tomographie-Modus mit verschiedenen Ebenen, wie Bauch mit Magen (Sternchen), Herz im Vierkammerblick und Aorta (Ao) mit Pulmonalarterie (PA) im oberen Mediastinum. LV: linke Ventrikel; RV: rechte Ventrikel.

on mit Farbdoppler die Beurteilung der Blutverhältnisse in Systole und Diastole in den Ventrikeln und großen Gefäßen (Abb. 19.6). Aus einem STIC-Volumen in guter Qualität kann jede beliebige Schnittebene rekonstruiert werden.

In einem STIC-Volumen wird ein einzelner hypothetischer Herzzyklus als Endlosschleife gespeichert. Bei Bedarf kann eine solche Schleife in Zeitlupe dargestellt und jederzeit angehalten werden, was eine detaillierte Analyse der jeweiligen Phase des Herzzyklus ermöglicht (Abb. 19.9).

Intrakardiale hämodynamische Veränderungen können besonders gut mittels STIC-Volumina, die in Kombination mit Farbdoppler aufgenommen wurden, analysiert werden (Abb. 19.6). Da das gesamte Herz in einem digitalen Volumendatensatz enthalten ist, kann jede Schnittebene („plane of interest") offline rekonstruiert werden. Auf diese Weise können die typischen Ebenen aus dem Volumen extrahiert und somit eine kardiale Untersuchung virtuell durchgeführt werden. Die extrahierten Bilder können in einem der multiplanaren Modi als einzelne (Abb. 19.9), orthogonale (Abb. 19.2), tomographische (Abb. 19.5, 19.6) oder Omniview-Ebenen (Abb. 19.7, 19.8) dargestellt werden. Die Qualität und der Kontrast der rekonstruierten Bilder in Grauskala können durch Hinzufügen von VCI- oder SRI-Programmen verbessert werden (siehe Kap. 4). Mit der neuesten Softwareversion ist es möglich, VCI auch auf Farbdoppler-Volumina

Diastole   Systole

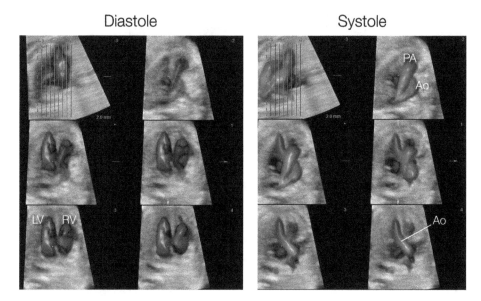

Abb. 19.6: Tomographie-Modus eines STIC-Herzvolumens im Farbdoppler. Da Farbdoppler den systolischen und diastolischen Fluss anzeigen kann, ist es oft schwierig, beide Ereignisse in einer Abbildung wiederzugeben. Daher haben wir uns dafür entschieden, dieselbe Abbildung während der Diastole (links) und der Systole (rechts) darzustellen, indem wir VCI mit einer Schichtdicke von 12 mm hinzugefügt haben. VCI im Farbdoppler ermöglicht in jeder Ebene eine räumlichere Darstellung des Blutflusses ähnlich wie im Glass-Body-Modus. Während die VCI in der Diastole keine zusätzlichen Informationen liefert, zeigt sie in der Systole die Überkreuzung von Pulmonalarterie (PA) und Aorta (Ao).

anzuwenden, wodurch die Farbe einen räumlicheren Aspekt erhält, wie Abb. 19.6 zeigt (siehe auch Kap. 4).

Abb. 19.10 bis 19.16 zeigen einige Beispiele von normalen und auffälligen Herzen in verschiedenen multiplanaren Darstellungsmodi.

STIC-Volumina können zur Simulation einer Herzuntersuchung verwendet werden. Der Untersucher kann dabei aktiv die typischen Schnittebenen herausarbeiten, um an Volumendatensätzen von Herzanomalien eine Diagnose zu stellen. Mehrere klinische Studien haben gezeigt, dass solche Volumendatensätze eine zuverlässige Offline-Diagnose einer Herzanomalie liefern und daher eine erneute Analyse des fetalen Herzens ermöglichen. Ferner können Volumendatensätze anonymisiert über das Internet an Experten übermittelt werden, um eine Zweitmeinung einzuholen. Aufgrund unserer Erfahrung sind wir der Meinung, dass die Verwendung von Volumendatensätzen für das Unterrichten der fetalen Echokardiographie mehr Lerneffekt bietet als nur die passive Demonstration von Bildern oder Videos.

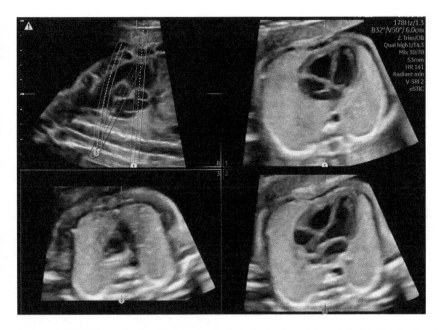

Abb. 19.7: STIC-Volumen im Omniview-Modus: In der Referenzebene (oberes Feld links) ist das Herz in einer sagittalen Einstellung zu sehen; die Omniview-Linien wurden auf typischen Ebenen platziert, die Vierkammerblick-Ebene (Ebene 1, oben rechts), die Fünfkammerblick-Ebene (Ebene 2, unten rechts) und die Dreigefäß-Trachea Blick Ebene (Ebene 3 unten links).

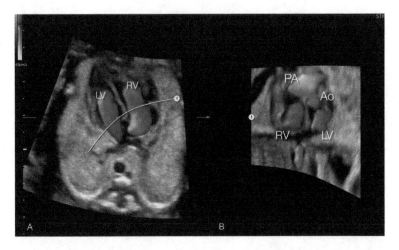

Abb. 19.8: STIC-Volumen im Omniview-Modus im Farbdoppler. In (A) wurde eine gekrümmte Linie gezeichnet und direkt vor den atrioventrikulären Klappen (AV) und den großen Gefäßen platziert. Der Effekt in (B) zeigt den Fluss über beide AV-Klappen im rechten (RV) und linken (LV) Ventrikel. Die großen Gefäße sind typischerweise so angeordnet, dass die Aorta (Ao) zwischen den beiden AV-Klappen eingebettet ist und die Pulmonalarterie (PA) vor der Aorta verläuft.

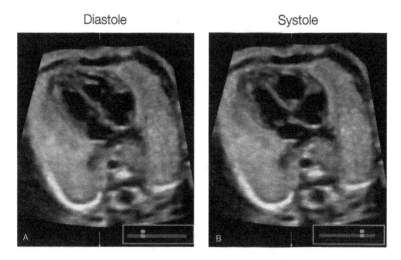

Abb. 19.9: STIC-Volumen mit Darstellung des Vierkammerblicks. Ein STIC-Volumen kann zur Auswahl einer beliebigen Phase des Herzzyklus verwendet werden und zeigt hier die Diastole mit offenen Klappen (A) und die Systole (B).

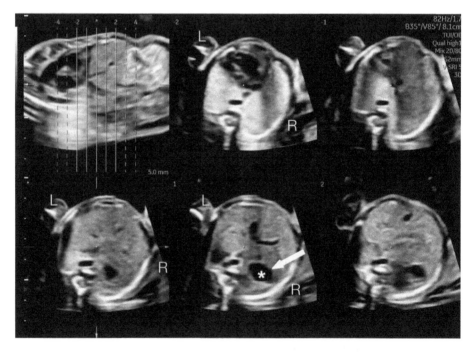

Abb. 19.10: 3D-Volumen im Tomographie-Modus zeigt einen Feten mit abdominalem Situs inversus mit Magen (Sternchen) auf der rechten Seite (Pfeil) und Herz auf der linken Seite, wobei die Herzachse nach links zeigt. L: links; R: rechts.

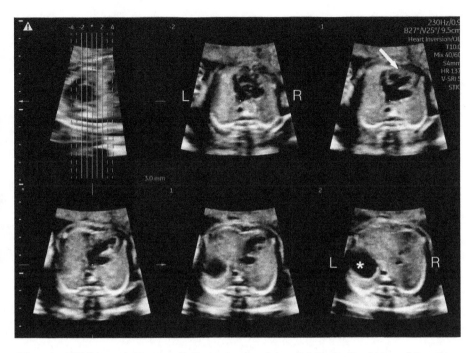

Abb. 19.11: STIC-Volumen im Tomographie-Modus, das einen Feten mit Dextrokardie mit Herz auf der rechten Seite (Pfeil) und Magen (*) auf der linken Seite zeigt, wobei die Herzachse nach rechts zeigt. L: links; R: rechts.

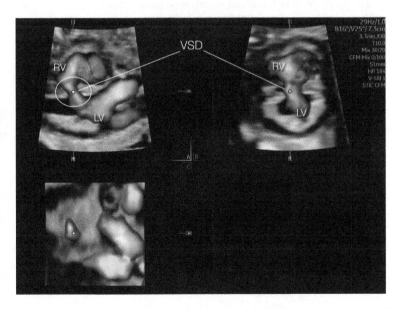

Abb. 19.12: Muskulärer Ventrikelseptumdefekt (VSD), dargestellt im 3D in orthogonalem Modus mit VCI in Farbe (Schicht 1 mm) . Der Punkt (im Kreis dargestellt) stellt den Schnittpunkt der drei Ebenen dar. Der Schnittpunkt liegt auf dem VSD in (A) (transversaler Blick auf Höhe des Vierkammerblicks) und ist in (B) (kurze Achse auf die Ventrikel) und (C) (anteriore Darstellung des Ventrikelseptums) zu sehen. LV: linker Ventrikel; RV: rechter Ventrikel.

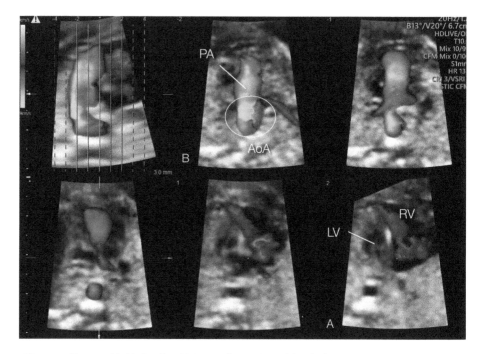

Abb. 19.13: Tomographie-Modus eines STIC-Herzvolumens im Farbdoppler bei einem Feten mit hypoplastischem Linksherzsyndrom (HLHS), der die charakteristischen Merkmale in einem Bild zeigt: Im Vierkammerblick in (A) ist der fehlende Fluss im linken Ventrikel (LV). Im oberen mittleren in Ebene (B) in der Dreigefäß-Trachea-Darstellung antegrader Fluss in der Pulmonalarterie (PA) (blau) mit Rückfluss im Aortenbogen (AoA) (rot).

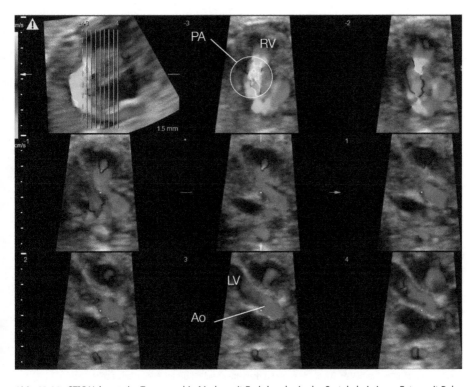

Abb. 19.14: STIC-Volumen im Tomographie-Modus mit Farbdoppler in der Systole bei einem Feten mit Pulmonalstenose. Die Aorta (Ao), die vom linken Ventrikel (LV) ausgeht, zeigt einen laminaren Fluss (blau), während der Blutfluss in der Pulmonalarterie (PA), die vom rechten Ventrikel (RV) ausgeht, einen turbulenten Aliasing-Blutfluss (Kreis) zeigt, der für eine Pulmonalstenose charakteristisch ist.

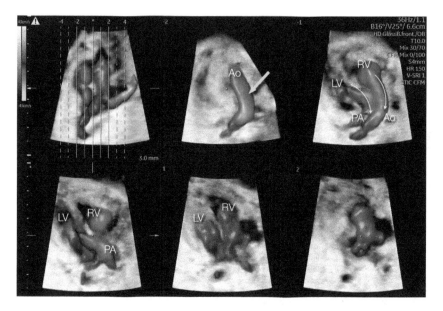

Abb. 19.15: STIC-Volumen im Tomographie-Modus mit Farbdoppler zeigt eine Transposition der großen Arterien bei diesem Feten. Dieses einzige Bild vereint alle notwendigen Informationen, einschließlich der aus dem linken Ventrikel (LV) abgehenden Pulmonalarterie (PA), der aus dem rechten Ventrikel (RV) abgehenden Aorta (Ao) und des parallelen Verlaufs von Ao und PA (Pfeile). Beachte im oberen Mediastinum die Aorta als einzelnes Gefäß (Pfeil), das in dieser Ebene als charakteristisches Zeichen dieser Anomalie zu sehen ist.

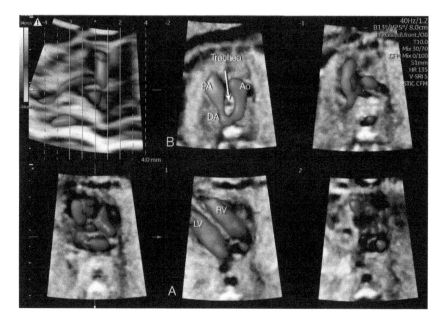

Abb. 19.16: STIC-Volumen im Tomographie-Modus mit Farbdoppler bei einem Feten mit rechtsseitigem Aortenbogen. Während der Vierkammerblick normal erscheint, mit Füllung sowohl des rechten (RV) als auch des linken (LV) Ventrikels in der Diastole (A), zeigt die Darstellung des Dreigefäß-Trachea-Blicks einen rechtsseitigen Aortenbogen (Ao) und eine linksseitige Pulmonalarterie (PA) mit Ductus arteriosus (DA) und der Trachea zwischen beiden (B).

19.4 Fetales Herz in B-Mode STIC mit Rendering

Oberflächen-Modus: Ähnlich wie beim Rendering anderer fetaler Strukturen (siehe Kap. 7) können auch Herzvolumina in verschiedenen 3D-Wiedergabe-Modi dargestellt werden, z. B. als Oberflächen-, Silhouette-, Minimum-, Inversion-Modus und andere (Abb. 19.17). Je nach Fragestellung kann sich das Oberflächen-Rendering auf die Darstellung der Wandoberfläche und des Lumens in den Ventrikeln konzentrieren, seltener auf die großen Gefäße. Der Oberflächen-Modus kann nach der STIC-Volumenaufnahme auf das fetale Herz angewendet werden, indem die Grenzfläche zwischen den Hohlräumen und den Herzwänden verwendet wird. Um eine ideale Darstellung der Herzhöhlen zu erreichen, sollte die Kameralinie innerhalb des Herzens, direkt unter dem Ursprung der Aortenklappe, platziert werden. Die Abb. 19.18 und 19.19 zeigen Schritt für Schritt, wie der Vierkammerblick im Oberflächen-Modus dargestellt wird. Ein seltener Ansatz besteht darin, die Rendering-Linie in den Vorhöfen oder in den Ventrikeln mit Blick auf die Klappen zu platzieren, um die Öffnungs- und Schließbewegungen der beiden atrioventrikulären Klappen darzustellen (Abb. 19.20). Eine weitere seltene Anwendung ist die Fokussierung auf die Aorten- oder Pulmonalklappe, um die Öffnungsbewegungen bei normalen und dysplastischen oder stenotischen Klappen darzustellen. Der Silhouette-Modus der Herzhöhlen kann durch die Aktivierung der Silhouette-Software erweitert werden, die die Ränder der Herzwände und -klappen hervorhebt (Abb. 19.17D). Damit kann der Oberflächen-Modus verwendet werden, um typische Ebenen des fetalen Herzens darzustellen und einen 3D-Eindruck zu vermitteln. Dies kann für Auffälligkeiten verwendet werden, die den Vierkammerblick betreffen. Abb. 19.17 zeigt ein normales Herz und im Vergleich dazu zeigen die Abb. 19.21 bis

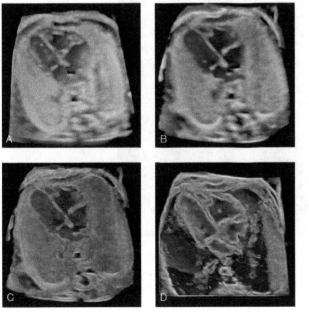

Abb. 19.17: Oberflächen-Modus-Rendering eines STIC-Volumens im Vierkammerblick in verschiedenen Darstellungsmodi. In (A) und (B) im Oberflächen-Modus mit verschiedenen Lichtquellen, während in (C) und (D) mit verschiedenen Stufen des Silhouette-Modus.

19.23 kardiale Anomalien mit einem auffälligen Vierkammerblick im 3D-Oberflächen-Modus.

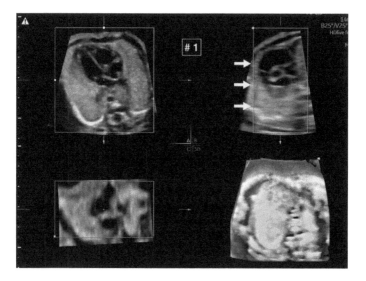

Abb. 19.18: Schritt-für-Schritt-Darstellung zum Rendern eines 3D- oder STIC-Volumens, das in der Ebene des Vierkammerblicks (VKB) im Oberflächen-Modus aufgenommen wurde. Nach der Volumenaufnahme wird das Rendering aktiviert und die Render-Linie ausgewählt (vorne/hinten) mit einem Blick vom oberen Mediastinum auf das Herz (kurze Pfeile).

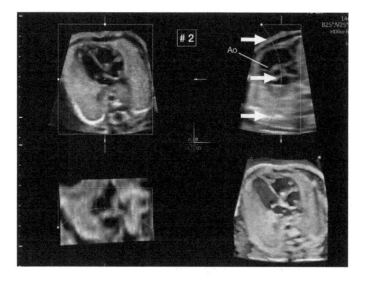

Abb. 19.19: Man reduziert in diesem zweiten Schritt die Größe der Renderbox, indem man die grüne Linie innerhalb des Herzens ausrichtet, idealerweise unterhalb der Aortenwurzel (Ao). Beachte, dass für den Vier-kammerblick (4KB) ein besseres Ergebnis erzielt werden kann, wenn eine gekrümmte Linie ausgewählt wird (Pfeile). Siehe Kapitel 3 für weitere Details.

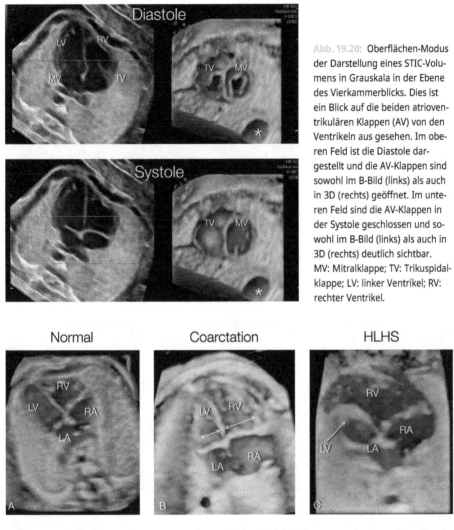

Abb. 19.20: Oberflächen-Modus der Darstellung eines STIC-Volumens in Grauskala in der Ebene des Vierkammerblicks. Dies ist ein Blick auf die beiden atrioventrikulären Klappen (AV) von den Ventrikeln aus gesehen. Im oberen Feld ist die Diastole dargestellt und die AV-Klappen sind sowohl im B-Bild (links) als auch in 3D (rechts) geöffnet. Im unteren Feld sind die AV-Klappen in der Systole geschlossen und sowohl im B-Bild (links) als auch in 3D (rechts) deutlich sichtbar. MV: Mitralklappe; TV: Trikuspidalklappe; LV: linker Ventrikel; RV: rechter Ventrikel.

Abb. 19.21: Oberflächen-Modus eines STIC-Volumens in Grauskala bei einem normalen Feten (A) und zwei Feten mit kleinem linken Ventrikel (B) bei Aortenisthmusstenose und (C) bei hypoplastischem Linksherzsyndrom (HLHS). LA: linker Vorhof; LV: linker Ventrikel; RA: rechter Vorhof; RV: rechter Ventrikel.

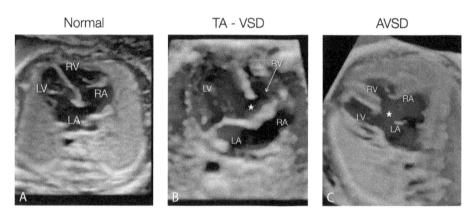

Abb. 19.22: Oberflächen-Modus eines STIC-Volumens bei einem normalen Feten (A) und zwei Feten mit komplexen Herzanomalien, in (B) mit Trikuspidalatresie und Ventrikelseptumdefekt und in (C) mit atrioventrikulärem Septumdefekt. Der Stern in (B) und (C) zeigt den Septumdefekt an. LA: linker Vorhof; LV: linker Ventrikel; RA: rechter Vorhof; RV: rechter Ventrikel.

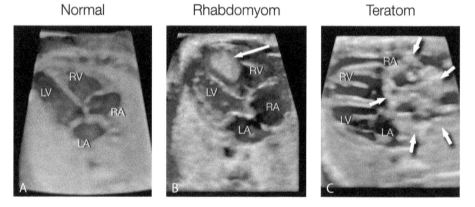

Abb. 19.23: Oberflächen-Modus eines STIC-Volumens bei einem normalen Feten (A) und zwei Feten mit Herztumoren (B) mit einem Rhabdomyom (langer Pfeil) und (C) mit einem intraperikardialen Teratom (mehrere kurze Pfeile).

Inversion-Modus und Silhouette: Mittels Inversion-Modus wird ein deutlich räumlicheres Abbild des Herzens dargestellt (Abb. 19.24). Der Inversion-Modus kann bei einer 3D-statischen oder bei einer STIC-Aufnahme Anwendung finden. Der Inversion-Modus wurde in Kapitel 10 ausführlich erläutert und methodisch am Herzen dort illustriert. Bei Anwendung auf das fetale Herz erscheinen flüssigkeitsgefüllte Räume, wie z. B. die Ventrikel, hell, während Herz- und Gefäßwände oder die Lunge verschwinden. Artefakte, die durch Schatten der fetalen Rippen und der Wirbelsäule entstehen können, lassen sich mit dem elektronischen Skalpell Magicut entfernen (Abb. 10.4). Insbesondere für den räumlichen Verlauf der Gefäße kann der Inversion-Modus eine große Hilfe sein. Die Abb. 10.2–10.4 in Kapitel 10 zeigen die Schritte zur anatomischen Darstellung eines berechneten Volumens des fetalen Herzens im Inversion-Modus. In Abb. 19.24 wird ein Blick von ventral auf zwei Herzen gezeigt: links ein normales Herz mit Kreuzung der großen Gefäße und im Vergleich dazu rechts ein Herz mit Transposition und parallelem Verlauf der großen Gefäße. Weitere Wiedergabe-Modi sind der Minimum- und der Silhouette-Modus: Während der Minimum-Modus (Kap. 9) heute weniger für das Herz verwendet wird, ist der kürzlich eingeführte erweiterte Silhouette-Modus vielversprechend, da er den Verlauf und die Form des Herzens und der großen Gefäße transparent darstellt (Abb. 19.25).

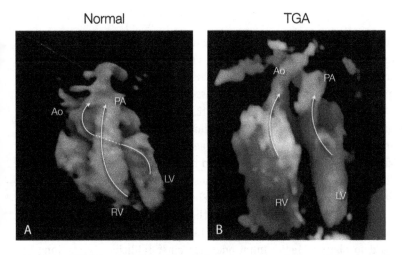

Abb. 19.24: STIC-Volumina bei zwei Feten im Inversion-Modus mit einem Blick von ventral auf ein normales Herz mit Kreuzung der großen Arterien in (A) und ein Herz mit Transposition der großen Arterien (TGA) in (B) mit parallelem Verlauf der großen Gefäße. Ao: Aorta; LV: linker Ventrikel; PA: Pulmonalarterie; RV: rechter Ventrikel.

Normal   TGA

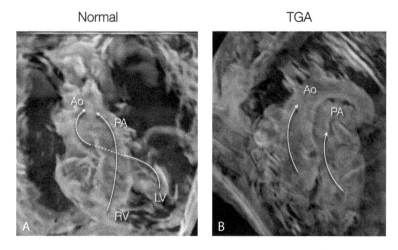

Abb. 19.25: STIC-Volumina bei zwei Feten im Silhouette-Modus, mit einem Blick von ventral auf ein normales Herz mit Kreuzung der großen Arterien in (A) und ein Herz mit Transposition der großen Arterien (TGA) in (B) mit parallelem Verlauf der großen Gefäße zeigen. Ao: Aorta; LV: linker Ventrikel; PA: Pulmonalarterie; RV: rechter Ventrikel.

19.5 Fetales Herz im Farbdoppler-STIC mit Glass-Body Rendering

Die Kombination von B-Bild und Farbdoppler bei einer STIC-Volumenaufnahme ermöglicht die Dokumentation von hämodynamischen Veränderungen während des Herzzyklus. Mit Farbdoppler (oder Power-Doppler, HD-Flow oder Slowflow-HD) aufgenommene kardiale STIC-Volumina können in dem Glass-Body-Rendering-Modus dargestellt werden, eine Technik, die bereits in Kapitel 12 ausführlich beschrieben wurde. Abb. 19.26 zeigt Schritt für Schritt wie der Vierkammerblick und die Kreuzung der großen Gefäße mit dem Glass-Body-Modus wiedergegeben werden. Diese Darstellungsarten ermöglichen es, den Blutfluss im Herzen und in den entsprechenden Gefäßen besonders deutlich abzubilden. Der Glass-Body-Modus ist zwar hilfreich in der Demonstration von Anomalien in der Vierkammerblick-Ebene (Abb. 19.27), sein Hauptvorteil liegt jedoch in der Darstellung des räumlichen Verlaufs und der Beziehung der großen Gefäße zueinander (Abb. 19.28, 19.29). Die besten Bilder erhält man entweder aus der Perspektive aus dem oberen Mediastinum oder aus einer seitlichen Darstellung des Herzens (Abb. 19.30).

Die STIC-Untersuchung des fetalen Herzens in der Frühschwangerschaft kann vor allem in Kombination mit Farb- oder HD-Flow-Doppler verwendet werden, wie in Abb. 19.31 dargestellt, da die 2D-Auflösung selten zuverlässig genug ist, um gute STIC-Bilder im B-Bild zu liefern. Siehe auch Kapitel 12.

Schritt für Schritt für Herzdarstellung in Glass-body-Modus

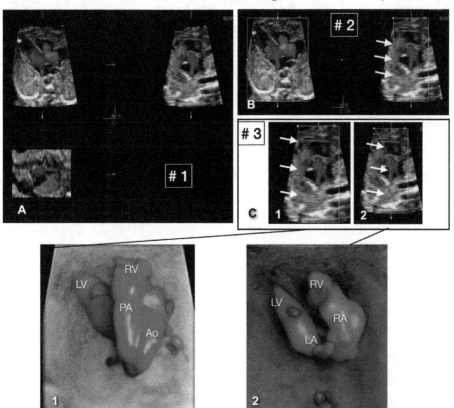

Abb. 19.26: Schritt-für-Schritt-Abbildung eines Farbdoppler-STIC-Volumens im Glass-Body-Modus. Schritt 1 ist die Akquisition des Volumens aus dem apikalen Vierkammerblick (4KB) (A). Schritt 2 ist die Aktivierung des Renderings im Glass-Body-Modus und die Auswahl von HD-Live (B). In diesem Schritt wird die Rendering-Richtung (gelbe Pfeile) als „vorne/hinten" ausgewählt, um einen Blick vom oberen Mediastinum auf das Herz zu erhalten. In Schritt 3 kann der Benutzer entscheiden, was in das endgültige gerenderte Bild aufgenommen werden soll, entweder 1) das gesamte Herz mit dem 4KB und den großen Gefäßen oder 2) nur der 4KB, indem er die gebogene Rendering-Linie unter die Aortenklappe setzt. Die Ergebnisse sind in den Feldern 1 und 2 unten dargestellt. Beispiele für Auffälligkeiten des Herzens sind in den nächsten Abbildungen zu sehen. Ao: Aorta; LA: linker Vorhof; LV: linker Ventrikel; PA: Pulmonalarterie; RA: rechter Vorhof; RV: rechter Ventrikel.

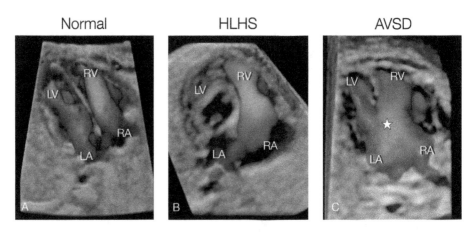

Abb. 19.27: STIC mit Farbdoppler und Glass-Body-Modus des Vierkammerblicks während der Diastole bei einem normalen Feten (A) und bei zwei Feten mit hypoplastischem Linksherzsyndrom (HLHS) bzw. atrioventrikulärem Septumdefekt (AVSD) (B). Beachte das Fehlen des diastolischen Blutflusses in den linken Ventrikel (LV) in (B) und den großen Septumdefekt (Stern) in (C). LA: linker Vorhof; RA: rechter Vorhof; RV: rechter Ventrikel.

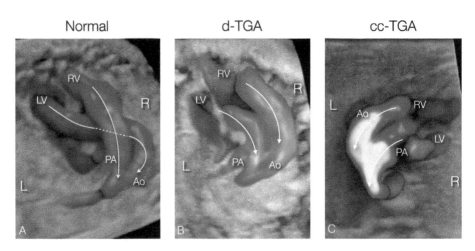

Abb. 19.28: STIC mit Farbdoppler und Glass-Body-Modus der großen Gefäße während der Systole bei einem normalen Feten (A) und bei zwei Feten mit dextro (d-TGA) (B) bzw. kongenital korrigierter Transposition der großen Arterien (cc-TGA) (C). Man beachte die Kreuzung von Aorta (Ao) und Pulmonalarterie (PA) in (A) sowie den auffälligen Ursprung und den parallelen Verlauf von Ao und PA in (B) und (C). Bei d-TGA liegt die Ao anterior und rechts von der PA, während sie bei cc-TGA links und anterior liegt. L: links; LV: linker Ventrikel; R: rechts; RV: rechter Ventrikel.

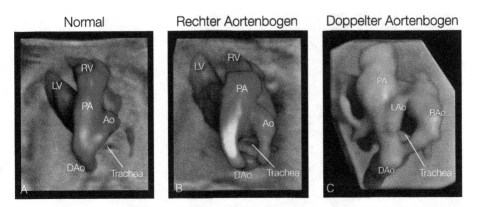

Abb. 19.29: STIC mit Farbdoppler und Glass-Body-Modus der großen Gefäße während der Systole bei einem normalen Feten (A) und bei zwei Feten mit einem rechten (B) bzw. doppelten Aortenbogen (C). Man beachte die Aorta (Ao) und die Pulmonalarterie (PA) mit einem Verlauf links der Trachea in (A), während die Trachea in (B) und (C) zwischen den Bögen liegt. Im Allgemeinen ist die Trachea in diesem 3D-Rendering-Modus nicht gut zu erkennen. Dao: Aorta descendens; LAo, Rao: linker und rechter Aortenbogen; LV: linker Ventrikel; RV: rechter Ventrikel.

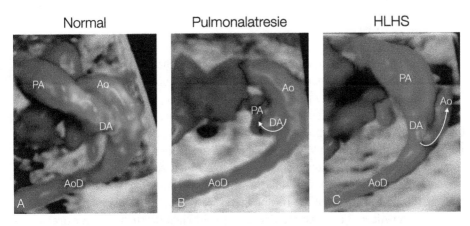

Abb. 19.30: STIC mit Farbdoppler und Glass-Body-Modus mit seitlichem Blick von links auf das Herz und die großen Gefäße. In (A) ist ein normales Herz mit der Kreuzung von Aorta (Ao) und Pulmonalarterie (PA) deutlich sichtbar. In (B) ein Herz mit Pulmonalatresie mit einem Rückfluss im geschlängelten Ductus arteriosus (DA) in die PA. In (C) ein Herz mit hypoplastischem Linksherzsyndrom (HLHS) mit deutlich sichtbarem Rückfluss (gebogener Pfeil) in der winzigen Ao (rot). AoD: Aorta descendens.

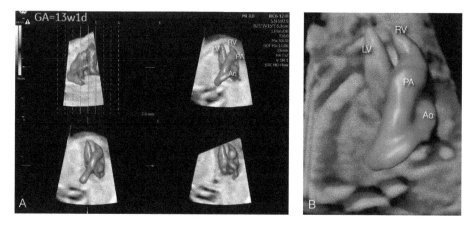

Abb. 19.31: Tomographie-Modus eines STIC-Herzvolumens im Farbdoppler mit 13 SSW. In (A) ermöglicht die VCI-Dicke von 6 mm einen Blick ähnlich dem Glass-Body-Modus mit Darstellung des Vierkammerblicks im Hintergrund und der Kreuzung der großen Gefäße im Vordergrund. In (B) wird dasselbe STIC-Volumen im Glass-Body-Modus dargestellt. Ao: Aorta; LV: linker Ventrikel; PA: Pulmonalarterie; RV: rechter Ventrikel.

19.6 Automatisierte Analyse von kardialen Volumina und Sono-VCAD

Das Potenzial von 3D/4D-Volumina geht über die räumliche Darstellung des Herzens und der großen Gefäßen oder die Offline-Bearbeitung von Herzvolumina hinaus. In den letzten Jahren wurden Anstrengungen unternommen, um die automatische Erkennung anatomischer Orientierungspunkte innerhalb eines Herzvolumens zu ermöglichen und die für eine Routineuntersuchung des Herzens erforderlichen Standardebenen automatisch aus einem Volumendatensatz zu extrahieren. Alfred Abuhamad (USA) war der erste, der die Automatisierung des fetalen Ultraschalls in 3D vorschlug und dieses Vorgehen beschrieb, das zunächst „Automated Multiplanar Imaging" genannt wurde. Daraus entwickelten die Ingenieure später Sono-VCAD für „Sonographic-Volume Computer-Aided Diagnosis" mit der tomographischen Darstellung von extrahierten kardialen Ebenen. Nach einer Volumenaufnahme (3D oder STIC) definiert der Untersucher auf dem Volumen einige spezifische Strukturen (Septum, Aorta descendens und andere), um die standardisierte Volumenorientierung zu bestätigen. Die Automatisierungssoftware extrahiert dann die konventionellen Diagnoseebenen aus dem Volumendatensatz. Es hat sich gezeigt, dass diese Technik die Untersuchung des fetalen Herzens vereinfacht und die Abhängigkeit vom Untersucher verringert. Ein ähnliches Vorgehen wurde später von einer anderen Gruppe mit dem Namen Fetales Intelligent Navigation Echocardiography (FINE) eingeführt. Obwohl viele Faktoren den Einsatz dieses Programms in der heutigen Routineuntersuchung einschränken, glauben wir, dass dies ein Schritt in Richtung der zukunftsträchtigen automatisierten Untersuchung ist, die eines Tages durch künstliche Intelligenz unterstützt werden könnte.

19.7 Andere Anwendungen der 3D/4D-Untersuchung des fetalen Herzens

Es würde den Rahmen dieses Buches sprengen, die vielen anderen Anwendungen von 3D auf das fetale Herz zu diskutieren. Dazu gehört die Berechnung von Volumina mittels VOCAL oder Sono-AVC, die interessanten Anwendungen für die Berechnung der Ejektionsfraktion und anderer Volumina bieten. Eine weitere Anwendung, die mit STIC kombiniert werden kann, ist die Berechnung eines M-Mode-Tracings, genannt STIC-M-Mode, die sowohl auf Grauskala- als auch auf Farb-STIC angewendet werden kann.

19.8 Fazit

Die 3D/4D-Untersuchung des Herzens hat die fetale Echokardiographie revolutioniert. Der Hauptvorteil ist sowohl die räumliche Darstellung des Herzens mit den großen Arterien als auch die Offline-Bearbeitung der Herzvolumina, um praktisch jede gewünschte Schnittebene zu rekonstruieren. Um den Einsatz von 3D und STIC am fetalen Herzen zu erweitern, sollten Anstrengungen unternommen werden, um die automatische Erkennung von Strukturen innerhalb eines Herzvolumens zu verbessern.

20.1 Einleitung

Die Einführung und breite Akzeptanz des Ersttrimester-Screenings zwischen 11 und 14 SSW hat zu einem starken Interesse am Ultraschall-Screening in der Frühschwangerschaft geführt. Der Einsatz hochauflösender transabdominaler und transvaginaler Schallköpfe hat ein neues Fenster für die Diagnose fetaler Fehlbildungen in der Frühschwangerschaft geöffnet. Für die Anwendung von 3D kann der Fet transabdominal untersucht werden (Abb. 20.1A), aber eine viel bessere Auflösung wird mit dem transvaginalen Ultraschall erreicht (Abb. 20.1B).

Im ersten Trimenon ist eine 3D-Darstellung des gesamten Feten mit Hilfe von Oberflächen- und anderen Wiedergabemodi möglich (Abb. 20.2–20.4), wie später in diesem Kapitel erläutert wird. Ab dem ersten sonographischen Nachweis der Herztätigkeit und bis zu 14 Schwangerschaftswochen (SSW) können der gesamte Embryo und Fet in vivo dargestellt werden, wie in den Abb. 20.3 und 20.4 zu sehen ist. Dank der hohen Detailauflösung der Schallköpfe ist eine detaillierte Untersuchung ausgewählter Organe wie Gehirn, Herz, Gesicht, Extremitäten und anderer Organe möglich geworden. Die in anderen Kapiteln besprochenen verschiedenen Rendering-Modi können auch in der Frühschwangerschaft verwendet werden. Alle Fälle in diesem Kapitel wurden transvaginal untersucht, was eine Voraussetzung für eine optimale 2D- und 3D-Bildauflösung ist.

Transabdominal   Transvaginal

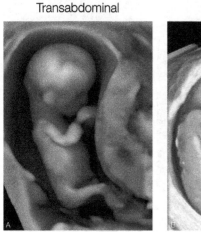 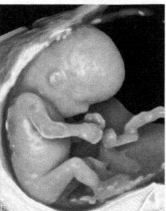

Abb. 20.1: 3D-Oberflächen-Modus von zwei Feten mit 12 SSW, untersucht mit einem transabdominalen (A) und einem transvaginalen (B) Schallkopf. Das Bild in (B) zeigt eine höhere Auflösung.

https://doi.org/10.1515/9783111251981-020

20.2 3D-Volumen-Rendering in der Frühschwangerschaft

Der Oberflächen-Modus ist der am häufigsten verwendete 3D-Rendering-Modus in der Frühschwangerschaft, da er eine vollständige Darstellung des sich entwickelnden Embryos und Feten ermöglicht (Abb. 20.3). Aktuelle Bilder des Embryos, die mit dem 3D-Oberflächen-Modus aufgenommen wurden, ähneln fotografischen Bildern und Zeichnungen aus der Embryologie (Abb. 20.4).

Bereits mit 11 SSW lassen sich die Integrität des Feten und die Proportionen von Kopf, Rumpf, Extremitäten und anderen Details zuverlässig darstellen. Die Abb. 20.2 und 20.3 zeigen Feten zwischen 11 und 13 SSW. Schwere Anomalien, die die Körperoberfläche betreffen, können sowohl von Fachkollegen als auch von Patienten sofort in 3D erkannt werden. Es ist jedoch Vorsicht geboten, wenn man sich ausschließlich auf 3D-Bilder verlässt, bevor man eine umfassende Beurteilung in der 2D-Untersuchung vornimmt. Die Abb. 20.3 bis 20.14 zeigen Beispiele für normale Feten und Feten mit verdickter Nackentransparenz (Abb. 20.5), Omphalozele (Abb. 20.6), Spina bifida (Abb. 20.7), Anenzephalie (Abb. 20.8), Gesichtsanomalien (Abb. 20.9, 20.10, 20.11) sowie Arm- (Abb. 20.12) und Beinfehlbildungen (Abb. 20.13). Abb. 20.14 zeigt, dass auch bei Feten mit Flüssigkeitsansammlungen im Körper, wie bei Zysten oder Megazystis, 3D in

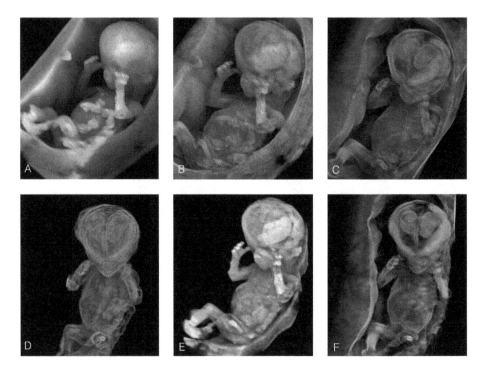

Abb. 20.2: Ein Fet nach einer transvaginalen Untersuchung mit Oberflächen-Modus (A) und verschiedenen Silhouette-Modus Einstellungen (B)–(F), die je nach den modifizierten Voreinstellungen Knochen, innere Organe oder Gehirnstrukturen hervorheben.

Kombination mit dem Silhouette-Modus angewendet werden kann. Mit anderen Worten kann der 3D-Ultraschall eine wichtige Rolle beim Ausschluss schwerer fetaler Fehlbildungen in der Frühschwangerschaft spielen, vor allem bei Patientinnen, die eine Vorgeschichte mit fetaler Anomalie haben.

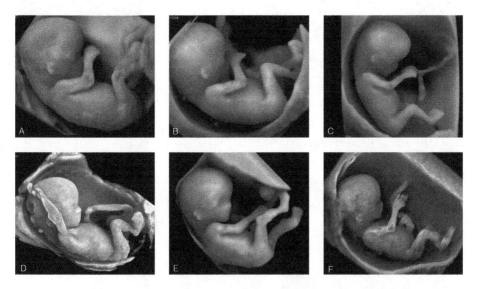

Abb. 20.3: Verschiedene Feten zwischen 11 und 13 SSW, die transvaginal mit dem 3D-Oberflächen-Modus untersucht wurden, zeigen die typische Lage des Feten, bei der sich die Arme in der Frühschwangerschaft häufig vor dem Gesicht befinden.

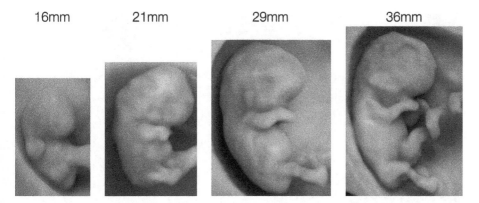

Abb. 20.4: Embryonalentwicklung zwischen 7 und 10 SSW im 3D-Oberflächen-Modus dargestellt, mit zunehmender Scheitel-Steiß-Länge.

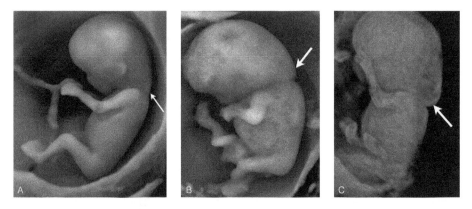

Abb. 20.5: 3D-Oberflächen-Modus eines seitlichen Blicks auf die Nackenregion (Pfeil), der einen normalen Feten in (A) und zwei Feten mit verdickter Nackentransparenz in (B) und (C) zeigt.

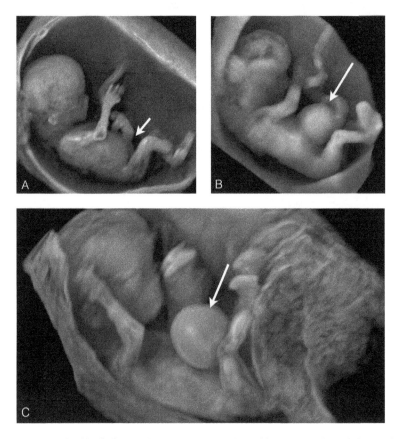

Abb. 20.6: 3D-Oberflächen-Modus eines Feten (A) mit geschlossener Bauchwand (kurzer Pfeil) und zwei weitere Feten mit einer Omphalozele in (B) und (C) (lange Pfeile).

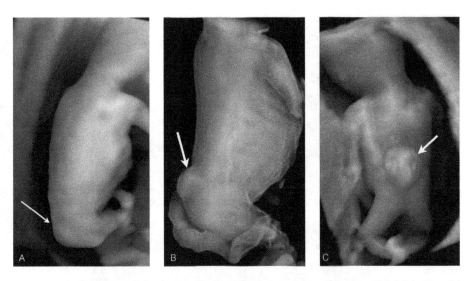

Abb. 20.7: 3D-Oberflächen-Modus der dorsalen Region eines Feten mit geschlossener Wirbelsäule (A) und zwei Feten mit offener Spina bifida mit einer kleinen (B) und einer großen (C) Myelomeningozele.

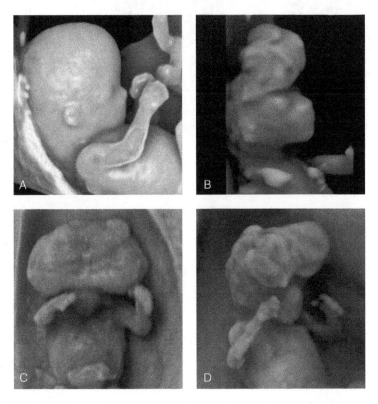

Abb. 20.8: Ein normaler fetaler Kopf (A) und im Vergleich dazu drei Feten (B), (C), (D) mit verschiedenen Formen einer Anenzephalie-Exenzephalie, dargestellt mit dem 3D-Oberflächen-Modus.

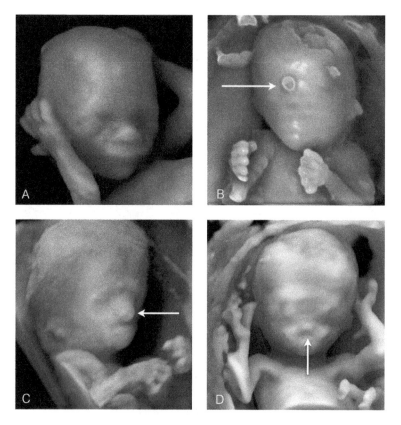

Abb. 20.9: Ein normales fetales Gesicht in (A) und im Vergleich drei Feten (B), (C), (D) mit unterschiedlichen auffälligen Gesichtern bei Holoprosenzephalie, dargestellt mit einem 3D-Oberflächen-Modus. In (B) hat der Fet einen Proboscis (Pfeil), in (C) eine Zebozephalie (Pfeil) und in (D) eine Medianspalte (Pfeil) und Hypotelorismus.

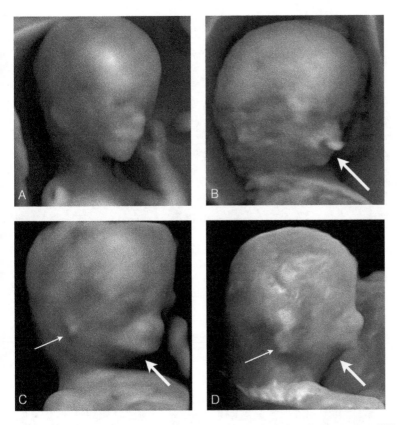

Abb. 20.10: Ein normales fetales Gesicht in (A) und im Vergleich dazu drei Feten mit auffälligen Gesichtern, dargestellt im 3D-Oberflächen-Modus. Der Fet in (B) hat eine bilaterale Lippen-Kiefer-Gaumen-Spalte. Der Fet in (C) hat das Treacher-Collins-Syndrom mit Mikrognathie und auffällige Ohren. Der Fet in (D) hat Trisomie 18 mit Mikrognathie und auffällige Ohren.

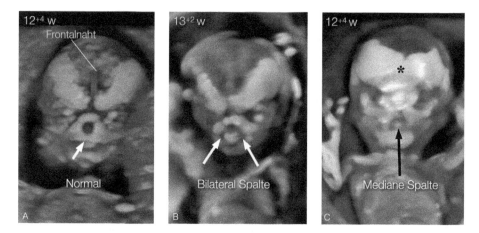

Abb. 20.11: Drei fetale Gesichter mit 12 und 13 SSW mit Hervorhebung der Gesichtsknochen mit Silhouette-Modus. In (A) normaler Fet mit intaktem Oberkiefer (kurzer Pfeil), in (B) mit bilateraler Spalte (lange Pfeile) und in (C) mit medianer Spalte (schwarzer Pfeil). Beachte in (A) und (B) die weit geöffnete Frontalnaht, die in (C) verschmolzen ist (*), wie sie typischerweise bei Feten mit Holoprosenzephalie zu finden ist.

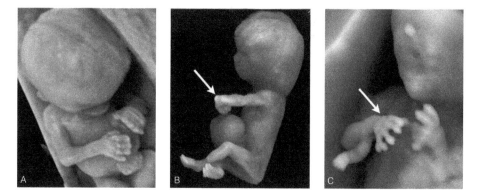

Abb. 20.12: Ein Fet mit einer normalen Hand in (A) und im Vergleich dazu zwei Feten mit auffälligen Händen (Pfeile) (B), (C), dargestellt im 3D-Oberflächen-Modus. Der Fet in (B) hat eine Radiusaplasie und Trisomie 18, während der Fet in (C) Polydaktylie und Trisomie 13 aufweist.

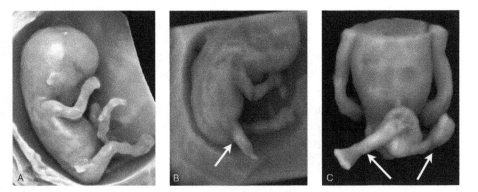

Abb. 20.13: Beine im Oberflächen-Modus. (A) Fet mit normalen Beinen, (B) Fet mit fehlentwickeltem Bein (Pfeil) in Verbindung mit einer kaudalen Regression und (C) auffällige Beinstellung bei gelähmten Beinen bei einer Arthrogryposis (Pfeile).

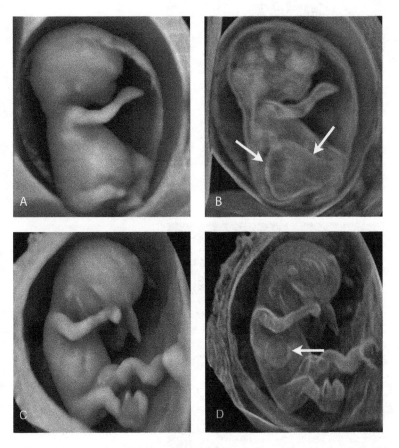

Abb. 20.14: In (A) und (B) Fet mit verdicktem Abdomen aufgrund einer Megazystis. In (A) ist der Fet im Oberflächen-Modus und in (B) im Silhouette-Modus dargestellt. Die Transparenz in (B) ermöglicht die Darstellung der dilatierten Blase (zwei Pfeile). Im unteren Feld in (C) ist ein normal aussehender Fet im Oberflächen-Modus zu sehen, aber eine intrahepatische Zyste (Pfeil) ist im Silhouette-Modus in (D) sichtbar.

Bei Mehrlingsschwangerschaften lassen sich die Feten und ihre umgebenden Strukturen gut darstellen. Monochoriale und dichoriale Zwillingsschwangerschaften haben unterschiedlich dicke Amnionmembranen (Abb. 20.15 und 20.16) und können gut unterschieden werden, aber die Diagnose ist im 2D-Ultraschall mit den Lambda- und T-Zeichen zuverlässiger. Für die werdenden Eltern ist ein Übersichtsbild von beiden Feten in 3D oft sehr wichtig. Ferner, kann 3D hilfreich sein, die Proportionen beider Feten zu vergleichen, vor allem bei einer selektiven Wachstumsrestriktion. 3D-Beispiele für anomale Zwillingsschwangerschaften, wie eine TRAP-Sequenz oder siamesische Zwillinge, sind in Abb. 20.17 dargestellt und können auf einen Blick erkannt werden.

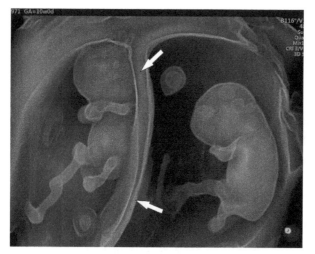

Abb. 20.15: Dichoriale diamniale Zwillingsschwangerschaft mit 10 Wochen mit einer dicken Trennmembran (Pfeile) zwischen den beiden Fruchthöhlen, dargestellt im Silhouette-Modus.

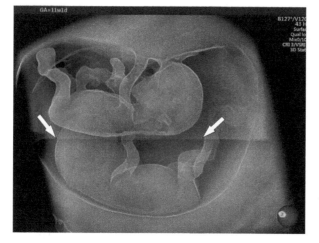

Abb. 20.16: Monochoriale-Diamniale Zwillingsschwangerschaft mit 11 Wochen mit einer dünnen Trennmembran zwischen beiden Höhlen, dargestellt im Silhouette-Modus.

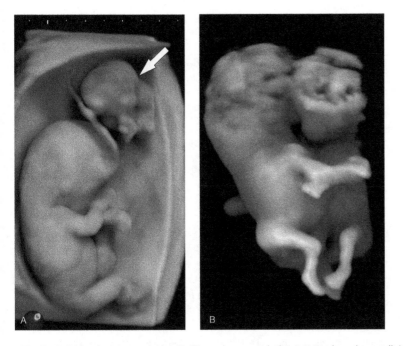

Abb. 20.17: Diskordante monochoriale Zwillingsschwangerschaft mit 11 Wochen, dargestellt im 3D-Oberflächen-Modus: In (A): Die Übersicht zeigt einen normalen Zwilling und einen parasitären Akardius Zwilling (Pfeil) als TRAP-Sequenz, wobei TRAP für Twin-Reverse-Arterial-Perfusion steht. (B): Typisches Bild eines Thorakopagus als eine Form von siamesischen Zwillingen.

Der Maximum-Modus wird in der Frühschwangerschaft wegen des geringeren Verknöcherungsgrades des fetalen Skeletts und der seltenen Diagnose von Skelettdysplasien nur sporadisch verwendet. Abb. 20.18 zeigt ein Beispiel mit dem Maximum-Modus bei der Darstellung der Wirbelsäule bei einem normalen und einem auffälligen Feten. Alternativ dazu kann der Silhouette-Modus, der die Knochen, z. B. des Schädels, hervorhebt, gute Informationen liefern, wie Abb. 20.11 zeigt.

Eine der interessantesten Anwendungen für 3D-Ultraschall in der Embryonal- und frühen Fetalperiode ist die Darstellung von Hirnstrukturen unter normalen und auffälligen Bedingungen (Abb. 20.19). Während der Minimum-Modus inzwischen nur selten verwendet wird, können der Inversion-Modus (Abb. 20.20) oder der neue Silhouette-Modus zur Darstellung des Ventrikelsystems in der Frühschwangerschaft (Abb. 20.19) verwendet werden (siehe Kap. 11). Wir glauben, dass dieser Ansatz in Zukunft mehr klinische Anwendung finden wird.

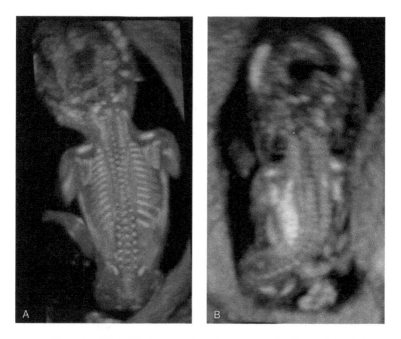

Abb. 20.18: Wirbelsäule im Maximum-Modus bei einem normalen Feten mit 13 Wochen (A) und bei einem Feten mit 12 Wochen (B) mit abgeknickter Wirbelsäule bei einer Body-Stalk-Anomalie.

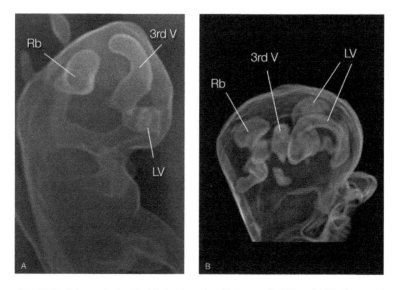

Abb. 20.19: Intrazerebrales Ventrikelsystem eines Embryos mit 8 (A) und 9 Wochen (B), dargestellt im Silhouette-Modus. Lateralventrikel (LV), 3. Ventrikel (3 rd V.), Rhombencephalon (Rb).

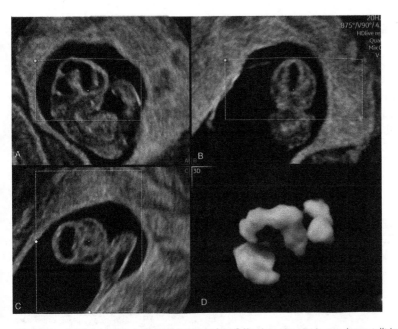

Abb. 20.20: Das intrazerebrale Ventrikelsystem eines 9 Wochen alten Embryos, dargestellt im Orthogonal-(A), (B), (C) und im Inversion-Modus (D).

20.3 Multiplanare Darstellung in der Frühschwangerschaft

Wenn in der Frühschwangerschaft ein hochauflösendes Bild benötigt wird, insbesondere für eine multiplanare 3D-Rekonstruktion, sollte die Volumenaufnahme transvaginal und mit einer hohen Auflösung vorgenommen werden. Da sich Embryonen und Feten nur selten in einer optimalen Position befinden, um alle notwendigen anatomischen Strukturen direkt in der gewünschten Ebene im 2D-Ultraschall darzustellen, kann die 3D-Volumenaufnahme mit Ebenen-Rekonstruktion eine große Hilfe sein. Die Darstellung der normalen Anatomie kann dann durch ein statisches 3D-Volumen mit multiplanarer, tomographischer oder Omniview-Rekonstruktion eines oder mehrerer Schnittbilder erreicht werden. Dieses Prinzip wurde bereits in den ersten Kapiteln dieses Buches erläutert.

Für einen guten Überblick kann der Untersucher die gesamte Anatomie des Feten in einem Bild darstellen, ähnlich wie bei der Verwendung im zweiten Trimenon. Eine andere Möglichkeit besteht darin, sich selektiv auf die Dokumentation einzelner anatomischer Regionen des Feten zu konzentrieren. Dazu kann die intrakraniale Anatomie gehören, wie in Abb. 20.21 gezeigt, oder die Gesichtsregion mit Augen, Nase mit Ober- und Unterkiefer. Abb. 20.22 zeigt ein Beispiel für einen normalen Feten und einen Feten mit Holoprosenzephalie im Tomographie-Modus. Eine wichtige Aufnahme könnte die Darstellung des Thorax und des Abdomens mit Dokumentation des Herzens und des Situs abdominalis mit Organen wie Magen, Leber und Nieren sein (Abb. 20.23).

Abb. 20.24 zeigt ein Beispiel für einen normalen Feten und einen Feten mit Zwerchfelldefekt in der Darstellung im multiplanaren Modus. Die Rekonstruktion einzelner Ebenen kann auch hilfreich in der Beurteilung der normalen und auffälligen hinteren Schädelgrube sein (Abb. 20.25–20.27). Für die fetale Gesichtsregion (Abb. 20.28) kann man die multiplanare Darstellung verwenden für die Dokumentation eines normalen Oberkiefers oder einer Kieferspalte. Bei verdickter Nackentransparenz oder bei einem Hygroma colli kann die multiplanare Rekonstruktion ein zuverlässiges Bild einer mediosagittalen Darstellung liefern, um den Schweregrad des Befundes zu dokumentieren.

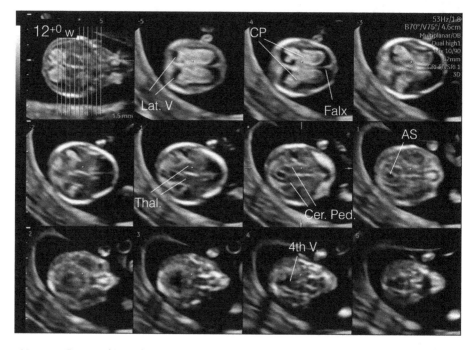

Abb. 20.21: Tomographie-Modus einer transversalen Darstellung eines fetalen Gehirns mit 12 SSW, die einen Überblick über die wichtigsten Merkmale des Gehirns in diesem Entwicklungsstadium gibt. Dazu gehören die großen bilateralen Plexus choroidei (CP), die Falx cerebri, die beiden Lateralventrikel (Lat.V.), die Thalami (Thal.), die Pedunculi cerebri (Cer.Ped.), der Sylvische Aquädukt und der vierte Ventrikel (4th V.).

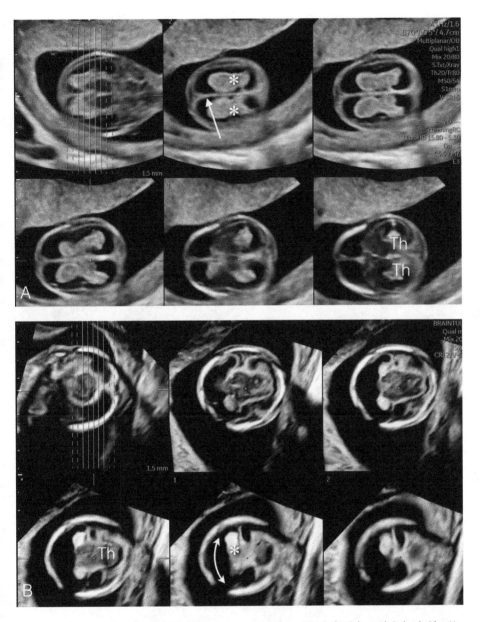

Abb. 20.22: Tomographie-Modus des Gehirns eines normalen Feten (A) mit der Falx cerebri, den beiden Hemisphären und bilateralen Plexus choroidei (*) trennt. Im Vergleich dazu zeigt die tomographische Darstellung des Gehirns eines Feten mit Holoprosenzephalie (B) die fehlende Falx cerebri mit fusionierten Ventrikel (Doppelpfeil), fusionierten Thalami (Th) und den Plexus choroidei (*).

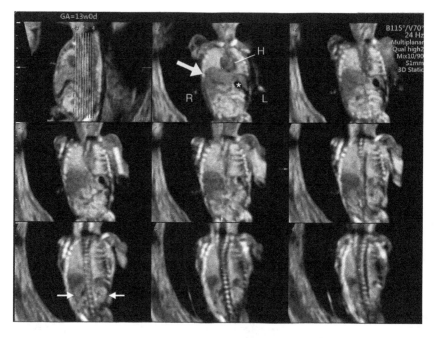

Abb. 20.23: Tomographie-Modus des Körpers eines 13 Wochen alten Feten mit Zwerchfell (gelber Pfeil), Lunge, Leber, Magen (Sternchen), Nieren (Pfeile) und linksseitiger Lage des Herzens. L: links; R: rechts.

Normal Rechtsseitige Zwerchfellhernie

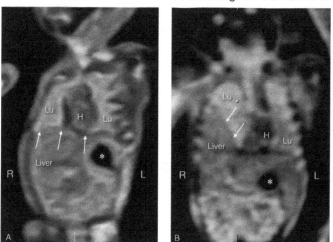

Abb. 20.24: Rekonstruierte Ebene im multiplanaren Modus von Thorax und Abdomen bei einem normalen Feten (A) und bei einem Feten mit einer rechtsseitigen kongenitalen Zwerchfellhernie. In (A) erkennt man das Zwerchfell (Pfeile), das die Leber von der Lunge (Lu) trennt, und das Herz (H) befindet sich in der Mitte. In (B) hingegen liegt die Leber oben rechts und das Herz ist leicht nach links verschoben. Das Sternchen zeigt den Magen an.

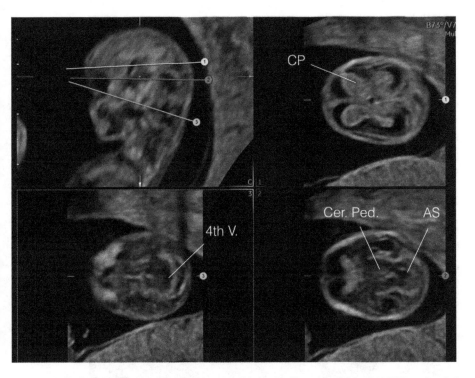

Abb. 20.25: Nach einer statischen 3D-Akquisition eines fetalen Kopfes von der Seite mit 11 SSW wurden drei Omniview-Linien gezeichnet, um die drei Blicke darzustellen: Linie 1 (gelb); die transventrikuläre Ebene mit den beiden Plexus choroidei (CP), Linie 2 (magentafarben), die eine Ebene auf der Höhe der pedunculi cerebri (Cer.Ped) mit dem Sylvischen Aquädukt (AS) darstellt, und Linie 3 (cyanfarben) auf der Höhe der hinteren Schädelgrube mit dem vierten Ventrikel (4th V).

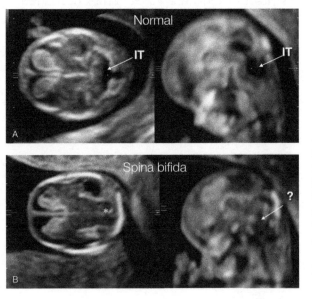

Abb. 20.26: Rekonstruierte Ebene im multiplanaren Modus eines normalen Feten (A) mit Darstellung der Fossa posterior mit intrakranieller Transparenz (IT) und bei einem Feten (B) mit offener Spina bifida mit Darstellung des Crash-Zeichens (Sternchen) und Fehlen von Flüssigkeit in der IT (?) aufgrund einer Kompression der Fossa posterior.

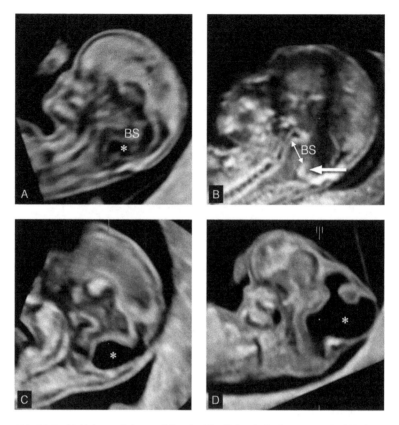

Abb. 20.27: Multiplanare Rekonstruktion der Mittellinie mit der Fossa posterior bei einem normalen Feten (A) und drei Feten (B), (C), (D) mit auffälliger Fossa posterior. In (A) sind die intrakranielle Transparenz (*) und der dünne Hirnstamm (BS) deutlich sichtbar. Der Fet in (B) hat eine offene Spina bifida mit fehlender Flüssigkeit in der Fossa posterior (Pfeil) und einem verdickten BS (Doppelpfeil). Fet (C) hat eine Chromosomenanomalie und einen erweiterten 4. Ventrikel (*), der einer Blakes-Pouch-Zyste ähnelt. Fet (D) hat einen stark dilatierten 4. Ventrikel (*) als sich entwickelnde Meningozele im Rahmen des Meckel-Gruber-Syndroms.

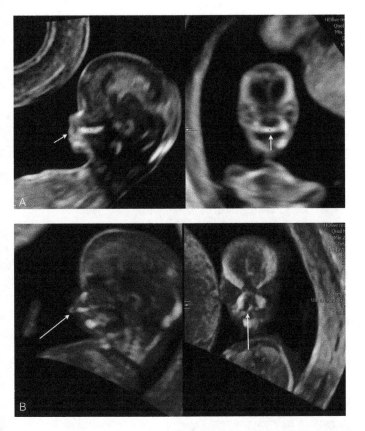

Abb. 20.28: Normales Gesicht und normaler Oberkiefer (kurze Pfeile) bei einem Feten mit 12 SSW (A) in orthogonaler Darstellung und in (B) bei einem Feten mit bilateraler Spalte (lange Pfeile) mit prämaxillarer Protrusion.

20.4 3D-Farbdoppler in der Frühschwangerschaft

Im ersten Trimenon können mit dem Farbdoppler die gleichen anatomischen Regionen wie im zweiten Trimenon untersucht werden. Anschließend kann die Verwendung von statischem 3D und STIC mit Farbdoppler kombiniert und das Volumen im multiplanaren Modus oder im 3D-Glass-Body-Modus dargestellt werden. Die Herausforderung bei der Untersuchung von Herz und Gefäßen in der Frühschwangerschaft besteht darin, dass sich der Fet während der Volumenaufnahme bewegt. Die Akquisition dauert mit Farbdoppler oft etwas länger als ohne, weshalb auch diese Methode seltener verwendet wird. Typische Bereiche von Interesse sind das Herz mit der Kreuzung der großen Gefäße. Abb. 20.29 zeigt ein normales Herz mit der Füllung der beiden Ventrikel in der Diastole und der Kreuzung der großen Gefäße in der Systole. Im Vergleich dazu zeigt Abb. 20.30 ein fetales Herz mit einem singulären Ventrikel und dem doppelten Ausgang (double outlet) und parallelem Verlauf der großen Gefäße. Andere Regionen, die für die Anwendung des 3D-Farbdopplers von Interesse sind, umfassen die Darstellung der normalen und auffälligen intraabdominalen Gefäße (Abb. 20.31), insbesondere des intrahepatischen Kreislaufs (Abb. 20.32A) oder, in jüngerer Zeit, des intrazerebralen Kreislaufs (Abb. 20.32B). Das Potenzial der Anwendung des Glass-Body-Modus im ersten Trimenon ist noch nicht ausgeschöpft. Andererseits zögern viele Anwender, den Farbdoppler in der Frühschwangerschaft einzusetzen. Bei bestimmten Indikationen und unter Berücksichtigung des ALARA-Prinzips (As Low As Reasonably Achievable), nach dem Prinzip so lange wie nötig und so kurz wie möglich, empfehlen wir jedoch seine Verwendung.

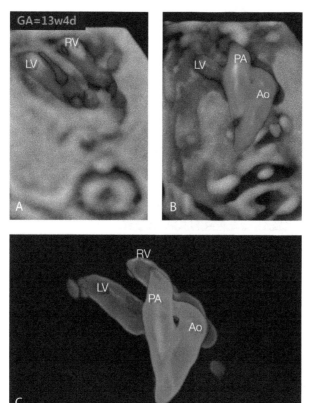

Abb. 20.29: STIC-Volumen eines normalen Herzens mit 13 SSW im Glass-Body-Modus mit Füllung des rechten (RV) und linken (LV) Ventrikels in der Diastole in (A). Bild (B) zeigt einen Blick aus dem oberen Mediastinum mit Kreuzung von Pulmonalarterie (PA) und Aorta (Ao) in der Systole. In (C) wurden die B-Bild Informationen entfernt und die Silhouette für Farbdoppler aktiviert, die die Füllung der vier Kammern und die Kreuzung der großen Gefäße zeigt.

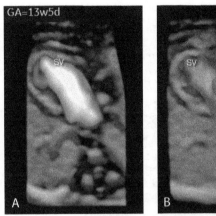
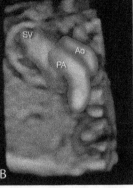

Abb. 20.30: STIC-Volumen eines fetalen Herzfehlers im Glass-Body-Modus, das in (A) einen Single Ventrikel (SV) in der Diastole und in (B) den auffälligen parallelen Verlauf von Aorta (Ao) und Pulmonalarterie (PA) zeigt.

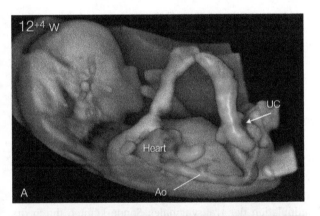

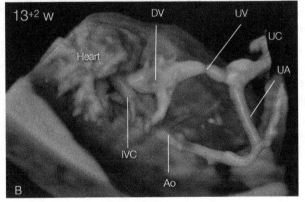

Abb. 20.31: 3D-Farbdoppler Glass-Body-Modus einer seitlichen Darstellung des Körpers. In (A) ist der komplette Fet mit Bauchwand, Nabelschnur sowie Herz und Aorta descendens deutlich zu erkennen. In (B) bei einem anderen Feten mit Vergrößerung der Bauchregion sind Nabelschnur (UC), Nabelarterie (UA) und Nabelvene (UV) zu sehen. Die Nabelvene führt über den Ductus venosus (DV) zusammen mit der Vena cava inferior (IVC) zum Herzen.

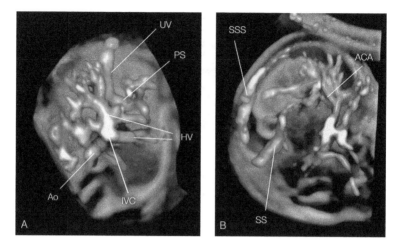

Abb. 20.32: 3D-Farbdoppler Glass-Body-Modus in 2 Feten mit 12 und 13 SSW. (A) zeigt eine kraniale Darstellung der intrahepatischen Gefäße mit der Nabelvene (UV) und dem Portalsinus (PS) im Hintergrund und den Lebervenen (HV) im Vordergrund. Bild (B) zeigt eine mediosagittale Darstellung der frühen Hirngefäße mit der A. cerebri anterior (ACA) und dem großen Sinus sagittalis superior (SSS) und dem Sinus rectus (SS). Ao: Aorta.

20.5 Fazit

Die 3D-Untersuchung hat die Untersuchung des frühen Embryos und Feten revolutioniert. Die Kombination von transvaginalem Ultraschall und 3D hat den großen Vorteil, dass man jede Ebene rekonstruieren und typische Darstellungen erhalten kann. Die Einschränkungen bei der Manipulation der transvaginalen Sonde können durch die Kombination mit multiplanarer 3D-Rekonstruktion und verschiedenen Arten der Volumenwiedergabe überwunden werden. Hochauflösende Bilder können wertvolle Informationen über den sich entwickelnden Embryo und Feten liefern. Insbesondere können die Gehirnstrukturen in ihrer embryologischen Entwicklung untersucht werden. Der äußere Blick auf den Feten unter normalen und auffälligen Bedingungen kann mit dem Oberflächen-Modus zuverlässig erreicht werden und ist ideal für die Darstellung der äußeren Strukturen wie Gesicht, Gliedmaßen und vordere Bauchwand, Rücken und andere Regionen. Die genaue Untersuchung von Embryo und Fet hat sich seit der Einführung des 3D-Ultraschalls stark verbessert.

Eine Literaturrecherche in PubMed Ende 2023 mit den Begriffen „3D, Ultraschall, Fetal"
ergab rund 1.800 Treffer. Es ist demnach nachvollzierbar, dass es in einem solchen
Buch unmöglich ist, eine umfassende Literaturliste einzubauen, zumal dieses Buch Pra-
xisorientiert konzipiert ist. Wir geben hier am Ende eine kurze Liste einiger Literatur-
quellen, einschließlich einiger Bücher und Zeitschriftenartikel, die teilweise oder vollständig sowohl technische als auch klinische Aspekte des 3D-Ultraschalls behandeln.

Monographien

Abu-Rustum RS. A Practical Guide to 3 D Ultrasound. London: CRC Press, Taylor & Francis Group, 2014.

Abuhamad A, Chaoui R. First Trimester Ultrasound Diagnosis of Fetal Abnormalities. Philadelphia, Lippincott
Wilkins; 2017.

Abuhamad A, Chaoui R. A Practical Guide to Fetal Echocardiography: Normal and Abnormal Hearts. 4th ed.
Philadelphia: Lippincott-Williams Wilkins, 2022.

Gembruch U, Hecher K, Steiner H. Ultraschalldiagnostik in Geburtshilfe und Gynäkologie, 3. Auflage, Heidelberg, Springer-Verlag, 2024.

Khurana A, Dahiya N. 3D and 4D Ultrasound: A text and atlas, Jaypee-JPB Delhi, 2004.

Kurjak A, Azumendi G. The Fetus in Three Dimensions: Imaging, Embryology and Fetoscopy. London: Taylor & Francis, 2007.

Lakshmy RS, Thasleem Z. First and mid trimester ultrasound diagnosis of orofacial clefts. An atlas and guide.
Heidelberg, Springer, 2021.

Levaillant JM, Bault J-P, Benoit B. Pratique de l´ échographie volumique-Echographie obstetricale. Paris: Sau-
ramps Medical, 2008.

Levaillant JM, Bault J-P, Benoit B, Couly G. Normal and abnormal fetal face atlas. Ultrasonographic features.
Heidelberg, Springer, 2017.

Malinger G, Monteagudo A, Pilu G, Paladini D, Timor-Tritsch I: Timor's Ultrasonography of the Prenatal Brain,
New York, McGraw-Hill, 2023.

Paladini D, Volpe P. Ultrasound of Congenital Fetal Anomalies: Differential Diagnosis and Prognostic Indica-
tors. London, 2023.

Rama Murthy BS. Imaging of fetal brain and spine. An atlas and guide. Heidelberg, Springer, 2019.

Tonni G, Sepulveda W, Wong A. Prenatal Diagnosis of Orofacial Malformations. Heidelberg, Springer, 2017.

Werner H, Tonni G, Lopes J. 3 D Physical and Virtual Models in Fetal Medicine: Applications and Procedures.
Heidelberg, Springer, 2023.

Artikel

Abuhamad A, Falkensammer P, Reichartseder F, Zhao Y. Automated retrieval of standard diagnostic fetal
cardiac ultrasound planes in the second trimester of pregnancy: a prospective evaluation of software.
Ultrasound Obstet Gynecol. 2008;31:30–36.

Abuhamad AZ. Standardization of 3-dimensional volumes in obstetric sonography: a required step for trai-
ning and automation. J Ultrasound Med. 2005;24:397–401.

Acar P, Dulac Y, Taktak A, Abadir S. Real-time three-dimensional fetal echocardiography using matrix probe.
Prenat Diagn. 2005;25:370–375.

Acar P, Hadeed K, Dulac Y. Advances in 3 D echocardiography: from foetus to printing. Arch Cardiovasc Dis.
2016;109:84–86.

https://doi.org/10.1515/9783111251981-021

Achiron R, Gindes L, Zalel Y, Lipitz S, Weisz B. Three- and four-dimensional ultrasound: new methods for evaluating fetal thoracic anomalies. Ultrasound Obstet Gynecol. 2008;32:36–43.

Benacerraf BR, Shipp TD, Bromley B. How sonographic tomography will change the face of obstetric sonography: a pilot study. J Ultrasound Med. 2005;24:371–378.

Benacerraf BR. Inversion mode display of 3 D sonography: applications in obstetric and gynecologic imaging. AJR Am J Roentgenol. 2006;187:965–971.

Benoit B, Chaoui R. Three-dimensional ultrasound with maximal mode rendering : a novel technique for the diagnosis of bilateral or unilateral absence or hypoplasia of nasal bones in second-trimester screening for Down syndrome. Ultrasound Obstet Gynecol. 2005;25:19–24.

Benoit B. The value of three-dimensional ultrasonography in the screening of the fetal skeleton. Childs Nerv Syst. 2003;19:403–409.

Campbell S, Lees C, Moscoso G, Hall P. Ultrasound antenatal diagnosis of cleft palate by a new technique: the 3 D "reverse face" view. Ultrasound Obstet Gynecol. 2005;25:12–18.

Carvalho JS, Axt-Fliedner R, Chaoui R, et al. ISUOG Practice Guidelines (updated): fetal cardiac screening. Ultrasound Obstet Gynecol. 2023;61:788–803.

Caspi Y, de Zwarte SMC, Iemenschot IJ, et al. Automatic measurements of fetal intracranial volume from 3 D ultrasound scans. Front. Neuroimaging. 2022;1:991–998.

Chaoui R, Kalache KD, Hartung J. Application of three-dimensional power Doppler ultrasound in prenatal diagnosis. Ultrasound Obstet Gynecol. 2001;17: 22–29.

Chaoui R, Heling KS, Karl K. Ultrasound of the fetal veins part 2: Veins at the cardiac level. Ultraschall Med. 2014;35:302–18–quiz319–21.

Chaoui R, Levaillant JM, Benoit B, et al. Three-dimensional sonographic description of abnormal metopic suture in second-and third-trimester fetuses. Ultrasound Obstet Gynecol. 2005;26:761–764.

Chaoui R, Heling KS, Kainer F, Karl K. (Fetal Neurosonography using 3-dimensional Multiplanar Sonography) (German). Z Geburtsh Neonatol. 2012;216:54–62.

Chaoui R, Heling K, Karl K. Ultrasound of the Fetal Veins Part 1: The Intrahepatic Venous System. Ultraschall Med. 2014;35:208–228.

Chaoui R, Hoffmann J, Heling KS. Three-dimensional (3 D) and 4 D color Doppler fetal echocardiography using spatio-temporal image correlation (STIC). Ultrasound Obstet Gynecol. 2004;23:535–545.

Chaoui R, Nicolaides KH. From nuchal translucency to intracranial translucency: towards the early detection of spina bifida. Ultrasound Obstet Gynecol. 2010;35:133–138.

Chaoui R, Heling KS. Grundlagen der 3D- und 4D-Echokardiographie beim Fetus unter Nutzung der Spatio-Temporal-Image-Correlation(STIC)-Software. Ultraschall Med. 2006;27:1–7.

Chaoui R, Heling KS. Three-dimensional ultrasound in prenatal diagnosis. Curr Opin Obstet Gynecol. 2006;18:192–202.

Chaoui R, Rake A, Heling KS. Drei- und vierdimensionale fetale Echokardiographie. Gynäkologe. 2006;39:15–24.

Chaoui R, Heling KS. New developments in fetal heart scanning: Three- and four-dimensional fetal echocardiography. Semin Fetal Neonatal Med. 2005;10:567–577.

Chaoui R, Abuhamad A, Martins J, Heling KS. Recent Development in Three and Four Dimension Fetal Echocardiography. Fetal Diagn Ther. 2020;47:345–353.

Chen SA, Ong CS, Hibino N, et al. 3 D printing of fetal heart using 3 D ultrasound imaging data, Ultrasound Obstet Gynecol. 2018;52:808–809.

Chen Z, Ma Y, Wen H, Liao Y, Li S . Sonographic demonstration of sulci and gyri on the convex surface in normal fetus using 3D-ICRV rendering technology Ultraschall Med. 2023;44:123–132.

Conturso R, Contro E, Bellussi F. Demonstration of the pericallosal artery at 11–13 weeks of gestation using 3 D ultrasound. Fetal Diagn Ther. 2015;37:305–309.

Dall'Asta A, Paramasivam G, Basheer SN, et al. How to obtain diagnostic planes of the fetal central nervous system using three-dimensional ultrasound and a context-preserving rendering technology. Am J Obstet Gynecol. 2019;220:215–229.

DeVore GR, Falkensammer P, Sklansky MS, Platt LD. Spatio-temporal image correlation (STIC): new technology for evaluation of the fetal heart. Ultrasound Obstet Gynecol. 2003;22:380–387.

DeVore GR, Polanco B, Sklansky MS, Platt LD. The "spin" technique: a new method for examination of the fetal outflow tracts using three-dimensional ultrasound. Ultrasound Obstet Gynecol. 2004;24:72–82.

Deng J. Terminology of three-dimensional and four-dimensional ultrasound imaging of the fetal heart and other moving body parts. Ultrasound Obstet Gynecol. 2003;22:336–344.

Espinoza J, Kusanovic JP, Goncalves LF, et al. A novel algorithm for comprehensive fetal echocardiography using 4-dimensional ultrasonography and tomographic imaging. J Ultrasound Med. 2006;25:947–956.

Espinoza J, Goncalves LF, Lee W, et al. The use of the minimum projection mode in 4-dimensional examination of the fetal heart with spatiotemporal image correlation. J Ultrasound Med. 2004;23:1337–1348.

Espinoza J, Lee W, Comstock C, et al. Collaborative study on 4-dimensional echocardiography for the diagnosis of fetal heart defects: the COFEHD study. J Ultrasound Med. 2010;29:1573–1580.

Frisova V, Srutova M, Hyett J. 3-D Volume Assessment of the Corpus Callosum and Cerebellar Vermis Using Various Volume Acquisition and Post-Processing Protocols. Fetal Diagn Ther. 2018;43:199–207.

Goncalves LF, Espinoza J, Romero R, et al. Four-dimensional ultrasonography of the fetal heart using a novel Tomographic Ultrasound Imaging display. J PerinatMed. 2006;34:39–55.

Goncalves LF, Romero R, Espinoza J, et al. Four-dimensional ultrasonography of the fetal heart using color Doppler spatiotemporal image correlation. J Ultrasound Med. 2004;23:473–481.

Heling KS, Chaoui R. The Use of the Minimum Mode in Prenatal Ultrasound Diagnostics – Possibilities and Limitations. J Turkish-German Gynecol Assoc. 2008;9:212–216.

Karl K, Heling KS, Chaoui R. Ultrasound of the Fetal Veins Part 3: The Fetal Intracerebral Venous System. Ultraschall Med. 2016;37:6–26.

Kim MS, Jeanty P, Turner C, Benoit B. Three-dimensional sonographic evaluations of embryonic brain development. J Ultrasound Med. 2008;27:119–124.

Kusanovic JP, Nien J, Goncalves, L, et al. The use of inversion mode and 3 D manual segmentation in volume measurement of fetal fluid-filled structures: Comparison with Virtual Organ Computer-aided AnaLysis (VOCAL). Ultrasound Obstet. Gynecol. 2008;31:177–186.

Lee W, Chaiworapongsa T, Romero R, et al. A diagnostic approach for the evaluation of spina bifida by three-dimensional ultrasonography. J Ultrasound Med. 2002;21:619–626.

Lee W, Goncalves LF, Espinoza J, Romero R. Inversion mode: a new volume analysis tool for 3-dimensional ultrasonography. J Ultrasound Med. 2005;24:201–207.

Leibovitz Z, Haratz KK, Malinger G, Shapiro I, Pressman C. Fetal posterior fossa dimensions: normal and anomalous development assessed in mid-sagittal cranial plane by three-dimensional multiplanar sonography. Ultrasound Obstet Gynecol. 2014;43:147–153.

Malho AS, Bravo-Valenzuela NJ, Ximenes R, Peixoto AB, Araujo Júnior E. Antenatal diagnosis of congenital heart disease by 3 D ultrasonography using spatiotemporal image correlation with HDlive Flow and HDlive Flow silhouette rendering modes. Ultrasonography. 2022;41:578–596.

Malinger G, Paladini D, Haratz KK, et al. ISUOG Practice Guidelines (updated): sonographic examination of the fetal central nervous system. Part 1: performance of screening examination and indications for targeted neurosonography. Ultrasound Obstet Gynecol. 2020;56:476–484.

Martinez-Ten P, Perez-Pedregosa J, Santacruz B, et al. Three-dimensional ultrasound diagnosis of cleft palate: "reverse face", "flipped face" or "oblique face" which method is best? Ultrasound Obstet Gynecol. 2009;33:399–406.

Merz E, Abramowicz J, Blaas HG, et al. 3 D imaging of the fetal face – Recommendations from the International 3 D Focus Group. Ultraschall Med. 2012;33:175–182.

Merz E, Pashaj S. Advantages of 3 D ultrasound in the assessment of fetal abnormalities. J Perinat Med. 2017;45:643–650.

Merz E, Welter C. 2 D and 3 D Ultrasound in the evaluation of normal and abnormal fetal anatomy in the second and third trimesters in a level III center. Ultraschall Med. 2005;26:9–16.

Michailidis GD, Papageorgiou P, Economides DL. Assessment of fetal anatomy in the first trimester using two- and three-dimensional ultrasound. The British journal of radiology. 2002;75:215–219.

Moeglin D, Talmant C, Duyme M, Lopez AC. Fetal lung volumetry using two- and three-dimensional ultrasound. Ultrasound Obstet Gynecol. 2005;25:119–127.

Paladini D, Vassallo M, Sglavo G, Lapadula C, Martinelli P. The role of spatio-temporal image correlation (STIC) with tomographic ultrasound imaging (TUI) in the sequential analysis of fetal congenital heart disease. Ultrasound Obstet Gynecol. 2006;27:555–561.

Paladini D, Volpe P, Sglavo G, et al. Transposition of the great arteries in the fetus: assessment of the spatial relationships of the arterial trunks by four-dimensional echocardiography. Ultrasound Obstet Gynecol. 2008;31:271–276.

Paladini D, Giovanna Russo M, Vassallo M, Tartaglione A. The "in-plane" view of the inter-ventricular septum. A new approach to the characterization of ventricular septal defects in the fetus. Prenat Diagn. 2003;23:1052–1055.

Paladini D, Sglavo G, Masucci A, Pastore G, Nappi C. Role of four-dimensional ultrasound (spatio- temporal image correlation and Sonography-based Automated Volume Count) in prenatal assessment of atrial morphology in cardiosplenic syndromes. Ultrasound Obstet Gynecol. 2011;38:337–343.

Paladini D, Malinger G, Birnbaum R, et al. ISUOG Practice Guidelines (updated): sonographic examination of the fetal central nervous system. Part 2: performance of targeted neurosonography. Ultrasound Obstet Gynecol. 2021;57:661–671.

Pashaj S, Merz E. Prenatal Demonstration of Normal Variants of the Pericallosal Artery by 3 D Ultrasound. Ultraschall Med. 2014;35:129–133.

Pilu G, Segata M, Ghi T, et al. Diagnosis of midline anomalies of the fetal brain with the three-dimensional median view. Ultrasound Obstet Gynecol. 2006;27:522–529.

Pilu G, Ghi T, Carletti A, et al. Three-dimensional ultrasound examination of the fetal central nervous system. Ultrasound Obstet Gynecol. 2007;30:233–245.

Platt LD, Devore GR, Pretorius DH. Improving cleft palate/cleft lip antenatal diagnosis by 3-dimensional sonography: the "flipped face" view. Journal of Ultrasound in Medicine. 2006;25:1423–1430.

Pooh RK. Neurosonoembryology by three-dimensional ultrasound. Semin Fetal Neonatal Med. 2012;17: 261–268.

Pooh RK, Kurjak A. Novel application of three-dimensional HDlive imaging in prenatal diagnosis from the first trimester. J Perinat Med. 2015;43:147–58.

Pooh, RK: Sonoembryology by 3 D HDlive silhouette ultrasound – what is added by the "see-through fashion"? J Perinat Med. 2016;44:139–48.

Ruano R, Benachi A, Aubry MC, Dumez Y, Dommergues M. Volume contrast imaging: A new approach to identify fetal thoracic structures. J Ultrasound Med. 2004;23:403–408.

Tonni G, Grisolia G, Sepulveda W. Second trimester fetal neurosonography: reconstructing cerebral midline anatomy and anomalies using a novel three-dimensional ultrasound technique. Prenat Diagn. 2014;34:75–83.

Tonni G, Pinto A, Bianchi A, Pisello M, Grisolia G: 3 D ultrasound angioscan with MV-Flow™: Enhancing fetal brain low-flow microvascular neuroimaging. J Clin Ultrasound. 2023;20:1–5.

Veronese P, Bogana G, Cerutti A, et al. A propective study of the use of fetal intelligent navigation echocardiography (FINE) to obtain standard fetal echocardiography views. Fetal Diagn Ther. 2017;41:89–99.

Vinals F, Munoz M, Naveas R, Giuliano A. Transfrontal three-dimensional visualization of midline cerebral structures. Ultrasound Obstet Gynecol. 2007;30:162–168.

Volpe P, Campobasso G, Stanziano A, et al. Novel application of 4 D sonography with B-flow imaging and spatio-temporal image correlation (STIC) in the assessment of the anatomy of pulmonary arteries in fetuses with pulmonary atresia and ventricular septal defect. Ultrasound Obstet Gynecol. 2006;28:40–46.

Wataganara T, Rekhawasin T , Sompagdee N, et al. A 10-Year Retrospective Review of Prenatal Applications, Current Challenges and Future Prospects of Three-Dimensional Sonoangiography. Diagnostics. 2021;11:1511–1526.

Werner H, Lopes J, Ribeiro G, et al. Three-dimensional virtual traveling navigation and three-dimensional printing models of a normal fetal heart using ultrasonography data. Prenat Diagn. 2019;39:175–177.

Xiong Y, Chen M, Chan LW, et al. Scan the fetal heart by real-time three-dimensional echocardiography with live xPlane imaging. Journal of Maternal-Fetal and Neonatal Medicine. 2012;25:324–328.

Yeo L, Romero R, Jodicke C, et al. Four-chamber view and "swing technique" (FAST) echo: a novel and simple algorithm to visualize standard fetal echocardiographic planes. Ultrasound Obstet Gynecol. 2011;37:423–431.

Yeo L, Romero R. Intelligent navigation to improve obstetrical sonography. Ultrasound Obstet Gynecol. 2015;47:403–409.

Yeo L, Luewan S, Romero R. Fetal intelligent navigation echocardiography (FINE) detects 98 % of congenital heart disease. J Ultrasound Med. 2018;37:2577–2593.

Stichwortverzeichnis

Printed in the USA
CPSIA information can be obtained
at www.ICGtesting.com
JSHW051435030624
64243JS00006B/196